これってホルモンのしわざだったのね

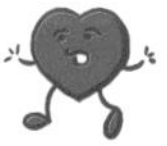

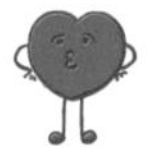

女性ホルモンと上手に付き合うコツ

婦人科医
松村圭子

池田書店

EPISODE.01

不調はぜんぶホルモンのしわざ？

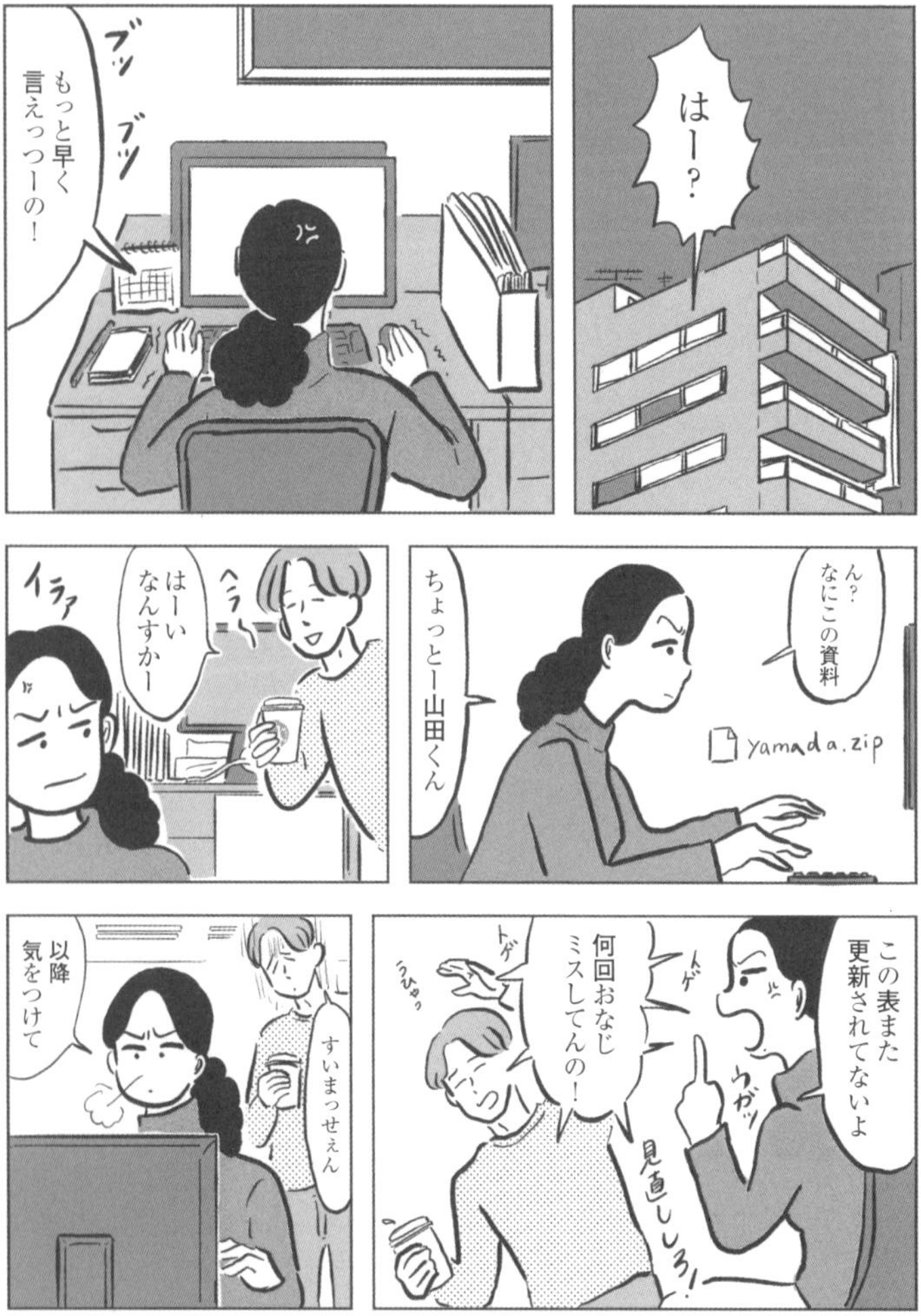

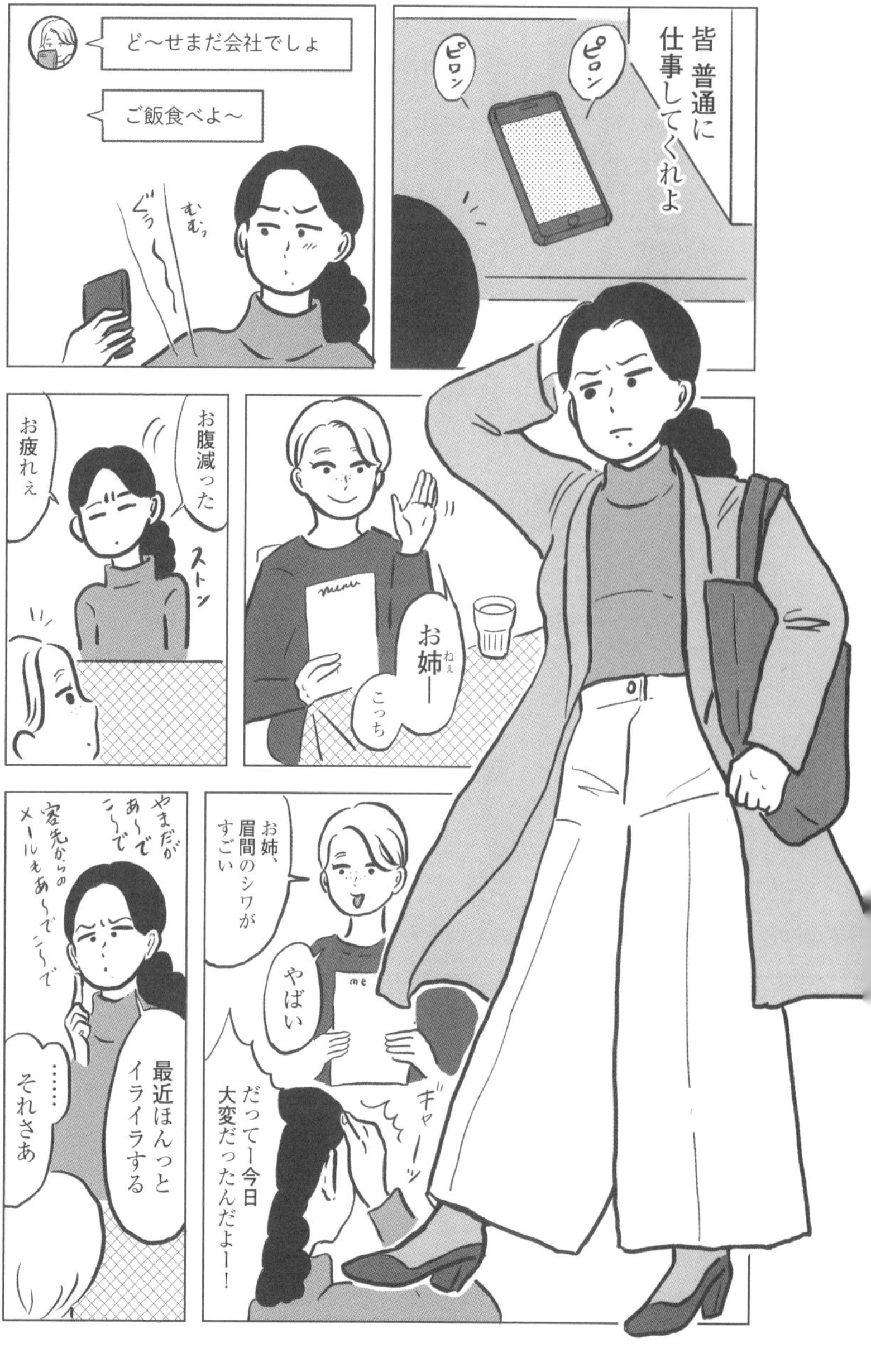
ピロン
ピロン
皆普通に仕事してくれよ
ど〜せまだ会社でしょ
ご飯食べよ〜
むむっ
ぐぅ
お姉《ねぇ》ーー
こっち
menu
お腹減った
お疲れぇ
ストン
お姉、眉間のシワがすごい
やばい
だって一今日大変だったんだよー！
ギャーッ
やまだがあ〜でこ〜で
客先からのメールもあ〜でこ〜で
最近ほんっとイライラする
……それさあ

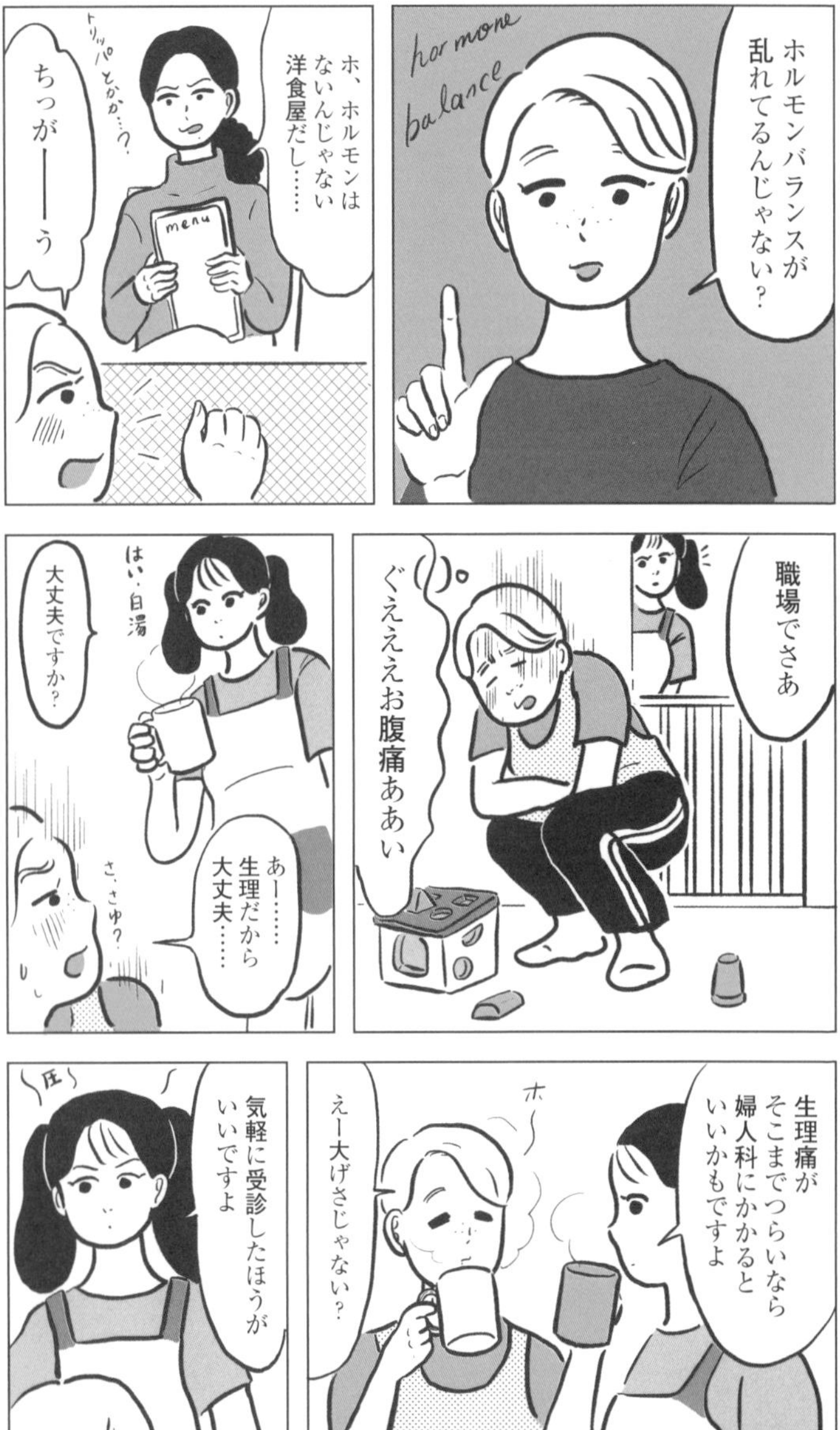
hormone balance
ホルモンバランスが乱れてるんじゃない？
ホ、ホルモンはないんじゃない洋食屋だし……
トリッパとかか…？
ちっが───う
職場でさあ
ぐえええお腹痛ああい
はい・白湯
大丈夫ですか？
あー……生理だから大丈夫……
さ、さゆ？
生理痛がそこまでつらいなら婦人科にかかるといいかもですよ
ホー
えー大げさじゃない？
圧
気軽に受診したほうがいいですよ

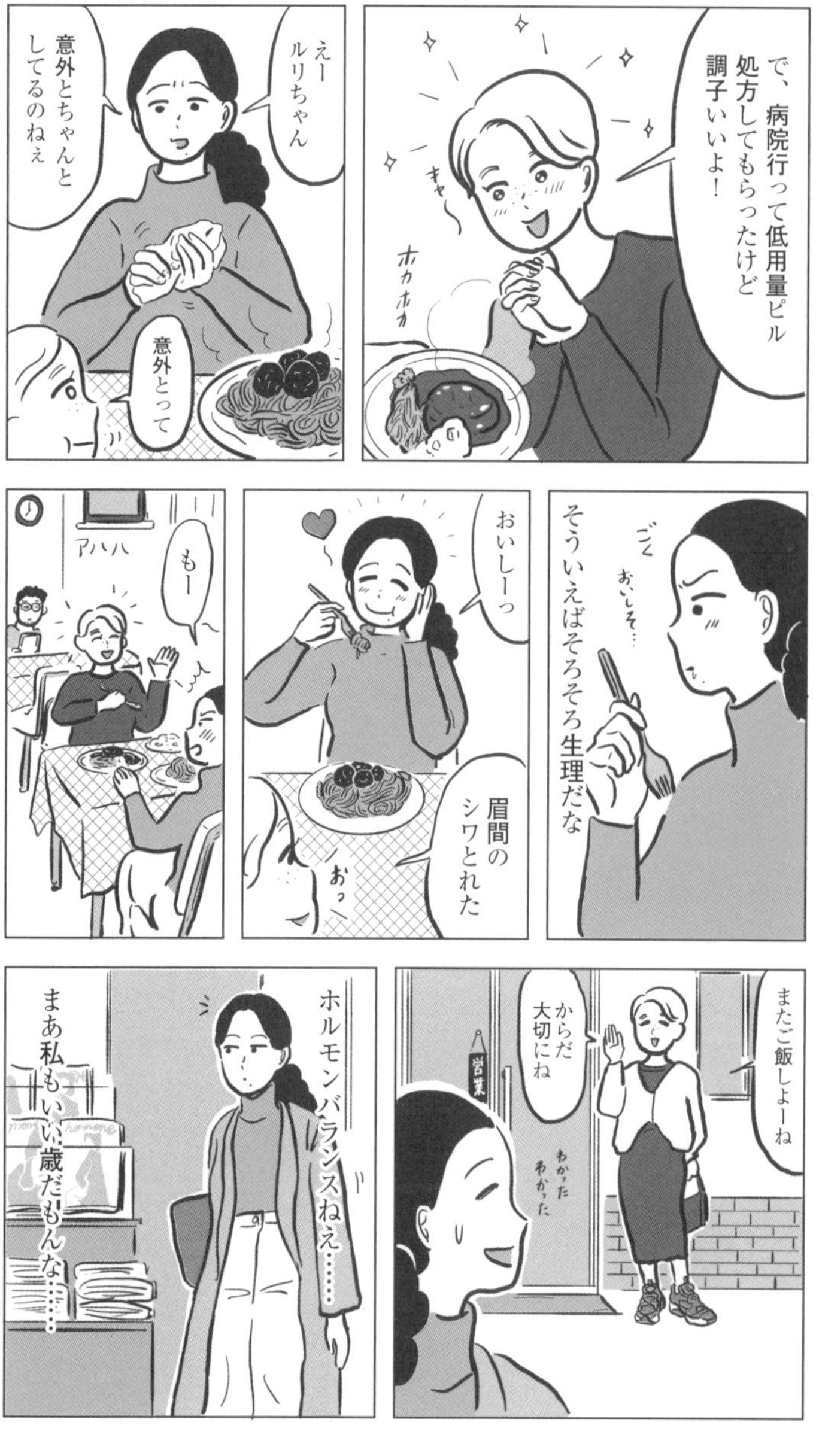
で、病院行って低用量ピル
処方してもらったけど
調子いいよ！
キャー
ホカホカ
えー
ルリちゃん
意外とちゃんと
してるのねぇ
意外とって
ごく
おいしそ…
そういえばそろそろ生理だな
おいしーっ
眉間の
シワとれた
おっ
アハハ
もー
またご飯しよーね
からだ
大切にね
営業
わかった
わかった
ホルモンバランスねぇ……
まあ私もいい歳だもんな……

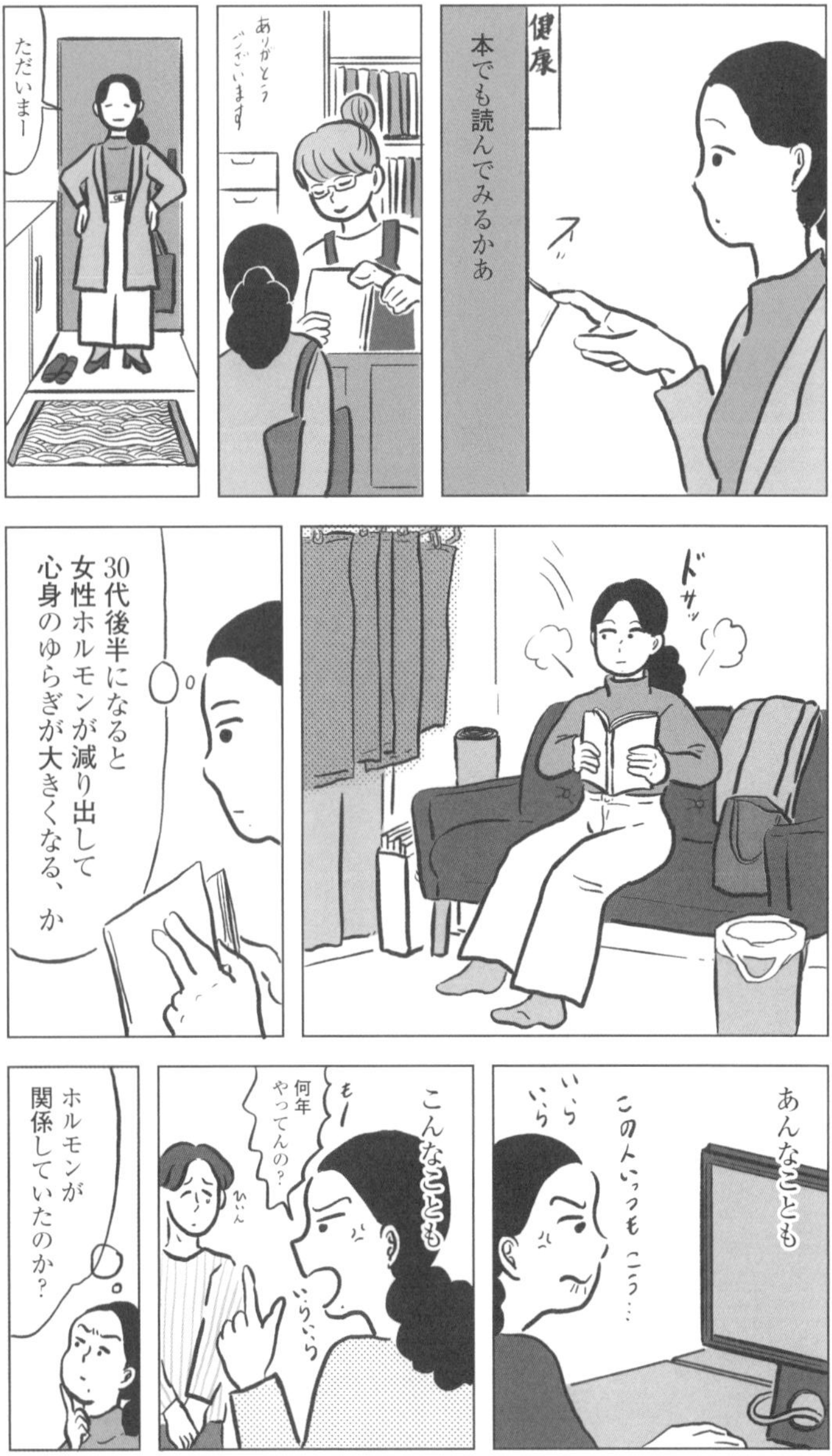
健康
本でも読んでみるかあ
ありがとうございます
ただいまー
ドサッ
30代後半になると
女性ホルモンが減り出して
心身のゆらぎが大きくなる、か
あんなことも
この人いっつもこう…
いらいら
こんなことも
もー
何年やってんの？
ひぃん
いらいら
ホルモンが
関係していたのか？

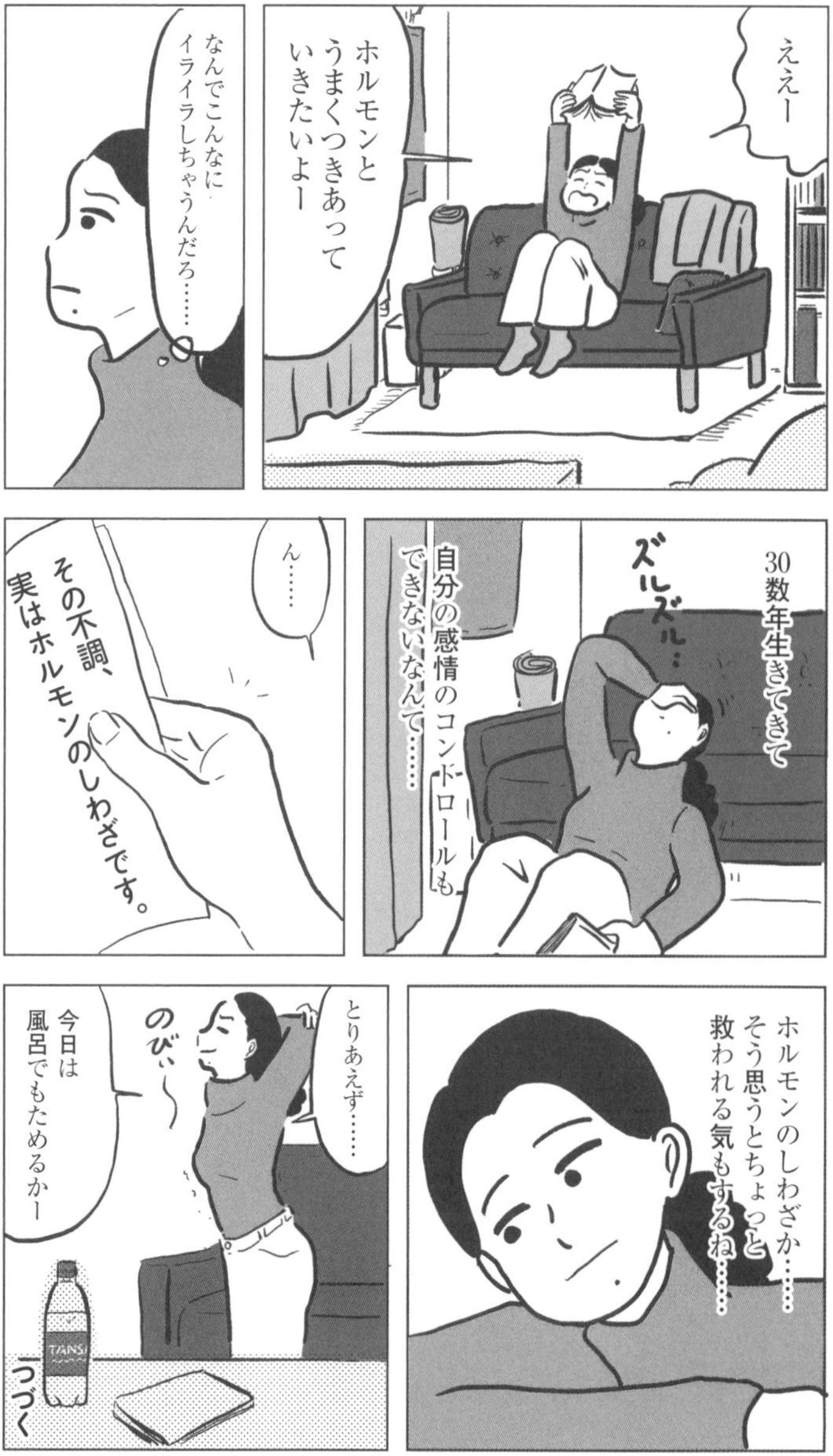
ええー
ホルモンとうまくつきあっていきたいよー
なんでこんなにイライラしちゃうんだろ……
30数年生きてきて
ズルズル…
自分の感情のコントロールもできないなんて……
ん……
その不調、実はホルモンのしわざです。
ホルモンのしわざか……そう思うとちょっと救われる気もするね……
とりあえず……
のびぃ～
今日は風呂でもためるかー
つづく

はじめに

「自分でもどうしたのかと思うほどイライラする」「ちゃんと寝ているはずなのに疲れがとれない」「マッサージに通っても肩こりがよくならない……」。病的な状態とはいえないまでも、いつもからだのどこかに不調を抱えつつ、日々をやり過ごしてはいませんか？

なんとか時間をつくって病院を受診し、検査をしてもまったく異常なし……。原因のわからない不調に日々悩まされている女性が今、とても増えています。

誰もが多かれ少なかれ、公私ともにさまざまなストレスを抱えて暮らしている現代。仕事で達成感を得たり、プライベートを充実させる一方で、知らず知らずのうちに少しずつストレスをため込み、少々の不調はあたりまえになってしまっていて、我慢したり見過ごしている人も少なくありません。

そのうえ、女性は月経周期の中でダイナミックに変動する女性ホルモンの波に影響を受けて、心とからだのバランスを乱してしまいがち。

どうか、あなたのからだが発するシグナルを見逃さないで。病気ではない、ただの不調だからとそのままにしてやり過ごしたり、諦めて日々過ごすのはもったいないこと。

からだが悲鳴を上げてしまう前に、まずはしっかり自分と向き合ってみましょう。

本書は、日常生活の中で起こりがちな、さまざまな不調の原因と、実践しやすい対策をわかりやすく簡潔にまとめています。不調ごとの対処法や改善策を知っておくことは、日々を心地よく過ごす一助になるはず。

さあ、気になる不調への対策にトライし、女性ホルモンによる〝ゆらぎ〟にゆさぶられるのではなく、うまく乗りこなして快適な日々を過ごしていきましょう！

成城松村クリニック院長　松村圭子

KEYWORD 1 FOR LADY

現代女性・生涯の月経回数が増加

生涯で経験する月経は450回

戦前、女性が生涯で経験する月経回数は約50回程度でした。しかし、働く女性が増えたことで出産回数が減少。現代女性の生涯月経回数は450回にものぼります。子宮が休まらないため、婦人科系のトラブルも増加しています。

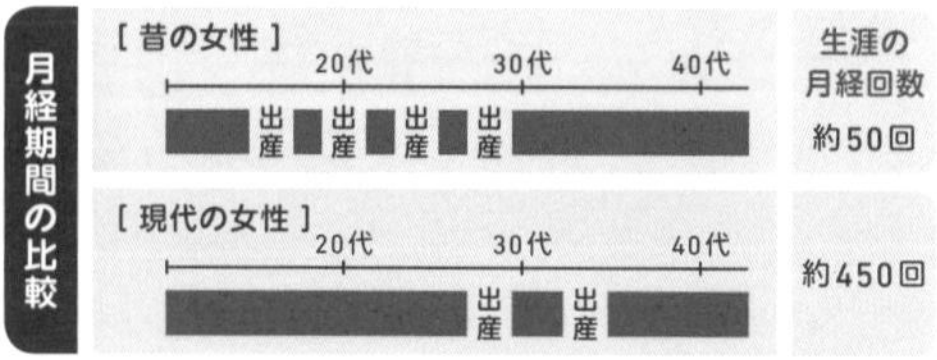
月経期間の比較
[昔の女性]
20代
30代
40代
出産
出産
出産
出産
生涯の月経回数
約50回
[現代の女性]
20代
30代
40代
出産
出産
約450回

出典：https://gynecology.bayer.jp/static/pdf/FLX170714.pdf

女性ホルモンを知るための

4つのキーワード

「生理」という言葉を口にすることすらためらっていた数年前。今では女性のからだについて広く理解するための試みも広まっています。女性のからだを知るためには、月経、そして女性ホルモンについて正しく理解することが大切です。

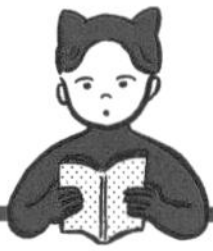

KEYWORD 2 FOR LADY

セルフケアで不調を未然に防ぐ

ちょっとした不調はセルフケアで解消

忙しく働く女性は、少しの不調なら見て見ぬふりをしがち。女性の不調は女性ホルモンの乱れからくるものが多く、そこには生活習慣が大きく関係しています。からだからのお疲れサインである不調を無視せず、今からできるセルフケアを。

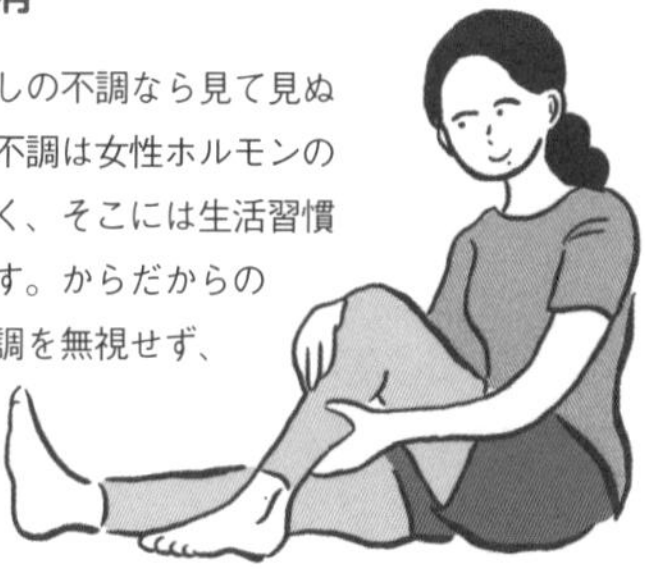

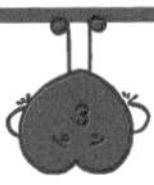

KEYWORD 3 FOR LADY

QOLを高めるための婦人科

婦人科をもっと身近なものに

多くの女性にとって、婦人科は病気になってから行く場所ですが、本来最も身近なものであるべき場所です。「ピルは避妊具」というのは過去の話で、今や※QOL向上のために低用量ピルを飲む時代。生活をよりよくするためにも、婦人科に気軽にかかって相談を。

※Quality Of Lifeの略。生活の質を指す。

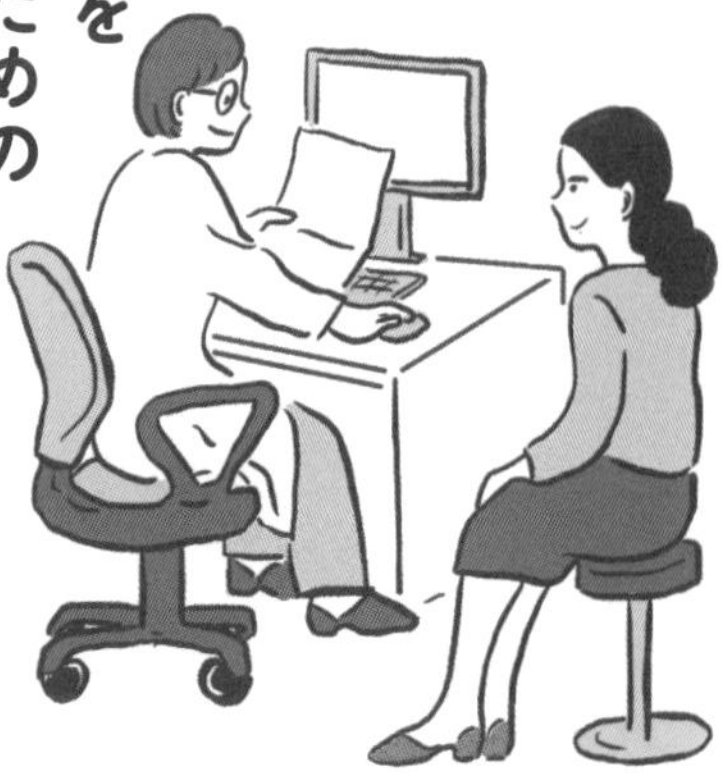

KEYWORD 4 FOR LADY

生理アイテムの多様化

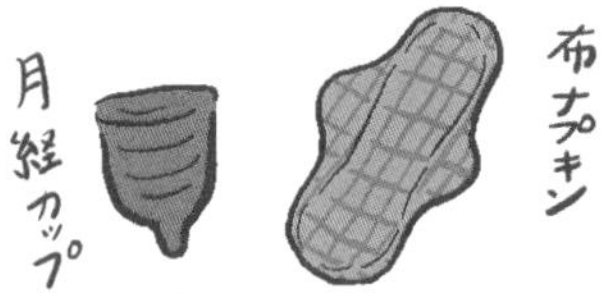

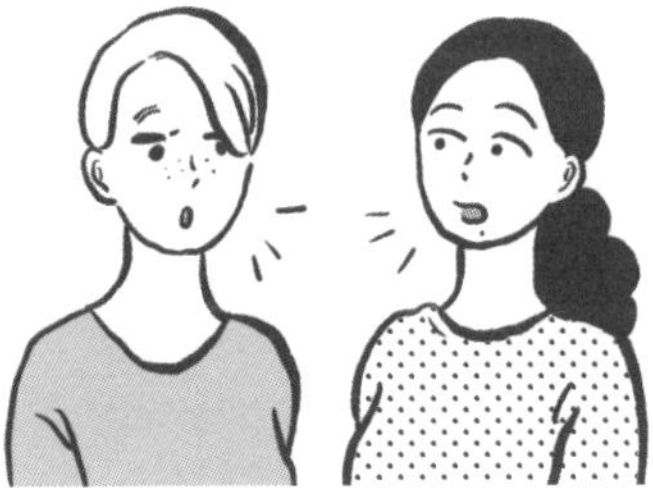

1つのものに縛られない生活を

一般的なナプキンだけでなく、オーガニックコットンナプキン、布ナプキン、※月経カップなど、生理用品も多様化しています。多くの人が使っているものを使う必要はなく、自分に合ったものを好きに選び、月経期をより快適に過ごすことが大切です。

※膣内に直接挿入し、経血をためるシリコン製のカップ。経血を6～8時間ためておける。

月経でわかる！

あなたのホルモンバランスチェック

ホルモンバランスの乱れは月経の状態からも判断することができます。心とからだに不調を感じる人は、まずは自分の月経状態を確認してみて。

一般的な月経を知ろう

経血量	期間	周期
20〜140mℓ	3〜8日	24〜38日

20〜140mℓってどれくらい？

20mℓ
＝

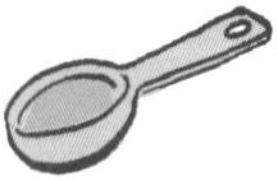

大さじ
約1.5杯

140mℓ
＝

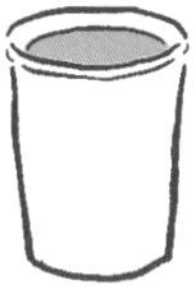

紙コップ
約1杯

または

1サイクルで
＝

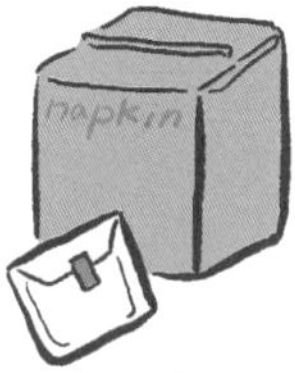

昼用ナプキン
1パック程度

注意したい
月経4つのポイント

月経時に注意したいポイントをピックアップ。
月経に不安がある人は確認してみましょう。
意外と見過ごしているかも。

POINT 1 周期で見る

- 39日以上月経がこない
- 23日以内に月経がくる

POINT 2 状態で見る

- レバー状のかたまりが出る
- 色が真っ赤、またはドス黒い

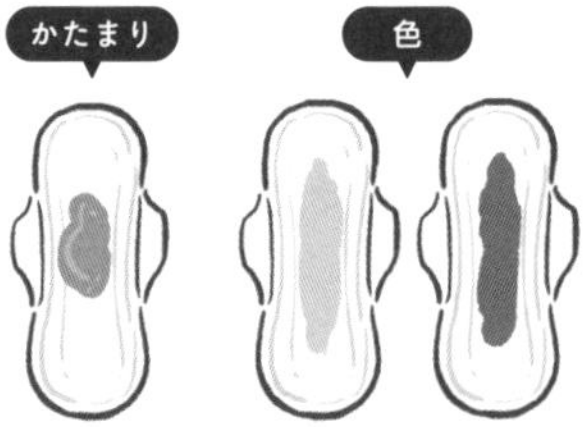

POINT 3 量で見る

- 昼用ナプキンが1時間もたない
- 昼用ナプキンを1日に1回替える程度で済む

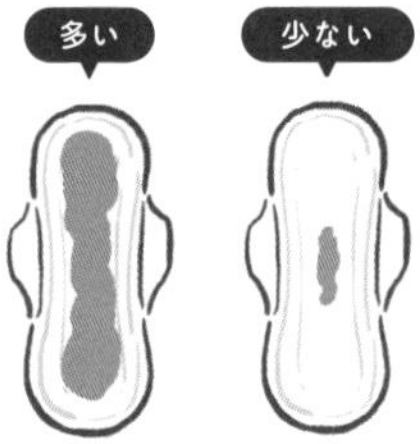

POINT 4 期間で見る

- 2日以内で終わる
- 9日以上続く

CONTENTS

CHAPTER 1
女性の不調、実はホルモンのしわざだった

CHAPTER 2
こころとからだのゆらぎと、その整え方

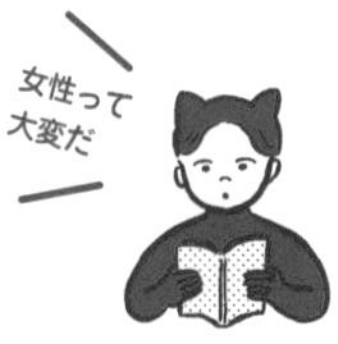

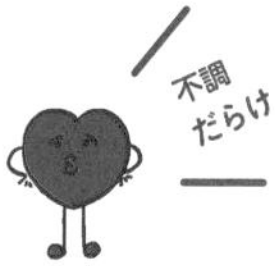

こころのゆらぎ

CHAPTER

3 婦人科系にまつわる悩み

CONTENTS

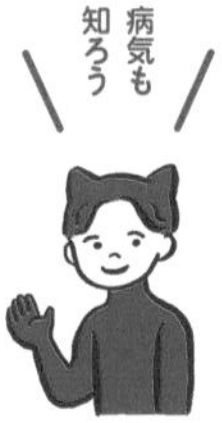

CHAPTER

4 知っておきたい女性の病気

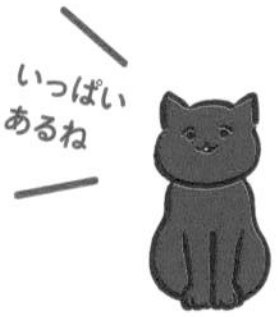

CHAPTER

1

For lady

女性の不調、実はホルモンのしわざだった

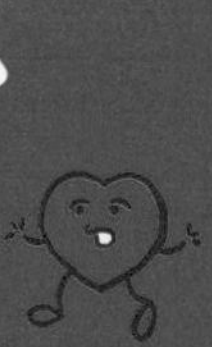

TOPIC

幸せ・不調・女性らしさはホルモンなしでは語れない

そもそもホルモンってどんなもの？

ホルモンとはからだの機能を一定に保つための化学物質。心を落ち着かせるセロトニン、眠りを誘うメラトニンなど、１００種以上のホルモンがあります。

いずれのホルモンも分泌量はごくわずか。女性ホルモンの1つであるエストロゲンの分泌量は、思春期から閉経までの約40年間でティースプーン1杯程度です。

ほんのちょっとの量でからだに作用する〝繊細かつダイナミック〟なものなので、ホルモンは多すぎても少なすぎても本来の働きができず、時には不調を引き起こすことも。必要なタイミングに必要な量がバランスよく分泌されることが重要です。

女性ホルモンは女性の人生に大きく影響する

女性のからだにとって大切な働きをしているのが、エストロゲンとプロゲステロンという2つの女性ホルモンです。

エストロゲンは女性らしさと健康を保つためのもので、からだを妊娠しやすい状態にしたり、バストをふっくらさせたり、骨や血管を丈夫にします。

プロゲステロンは、受精卵が着床しやすいように子宮内膜をふかふかにし、赤ちゃんを育むために水分や栄養をため込むなど、妊娠維持の働きをします。

女性ホルモン

［卵胞ホルモン］

エストロゲン

丸みを帯びた女性らしいからだをつくり、妊娠しやすい状態にするホルモン。肌や髪の新陳代謝を活発にする働きもあるため、別名〝美のホルモン〟と呼ばれる。動脈硬化を抑えたり、骨を丈夫にする働きもある。

［黄体ホルモン］

プロゲステロン

別名〝母のホルモン〟。受精卵の着床を助け、食欲をアップさせる。また、子宮内の血流をよくし、基礎体温を上げて妊娠を維持する働きをする。

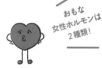

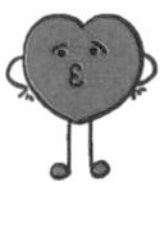

TOPIC

ホルモンの分泌、実は〝脳〟から？

女性ホルモンは脳と卵巣の連携プレーで分泌される

一般的にホルモンは内分泌腺《ないぶんぴつせん》というところでつくられます。その内分泌腺に「ホルモンを出しなさい」と指令を送っているのは〝脳〟です。

女性ホルモンの流れで説明してみましょう。まず、脳の視床下部から指令が出ます。その指令を脳の下垂体が受け取り、卵巣を刺激するホルモンを出します。その刺激ホルモンを卵巣が受け取ると女性ホルモンが分泌されるというしくみです。

卵巣の状態は常に脳へフィードバックされ、脳はその情報をもとに女性ホルモンを出すタイミングや量をコントロールしています。

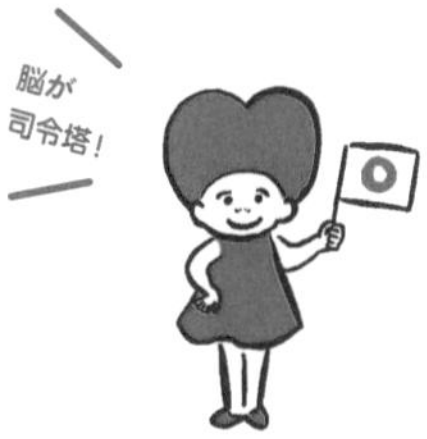

[女性ホルモン分泌のしくみ]

❶ 視床下部

【分泌されるホルモン】

●**性腺刺激ホルモン放出ホルモン**(GnRH)
下垂体からのホルモン分泌を促進・抑制し、ホルモン量を調節する。

❷ 下垂体

【分泌されるホルモン】

●**卵胞刺激ホルモン**(FSH)
卵胞を成長させエストロゲンを分泌させる。

●**黄体形成ホルモン**(LH)
卵胞を黄体に変化させるように働く。

●**プロラクチン**(乳汁分泌ホルモン)
出産後に増加し、乳汁の分泌を促しつつエストロゲンを抑制する。

❸ 卵巣

【分泌されるホルモン】

●**エストロゲン**(卵胞ホルモン)
卵胞とは、卵子を包む袋のようなもの。エストロゲンは、卵胞刺激ホルモンによって刺激された卵胞から分泌される。

●**プロゲステロン**(黄体ホルモン)
黄体とは、※排卵のあとで卵胞が変化したもの。プロゲステロンを分泌し、妊娠の成立や維持に役立つ。

❹ 子宮

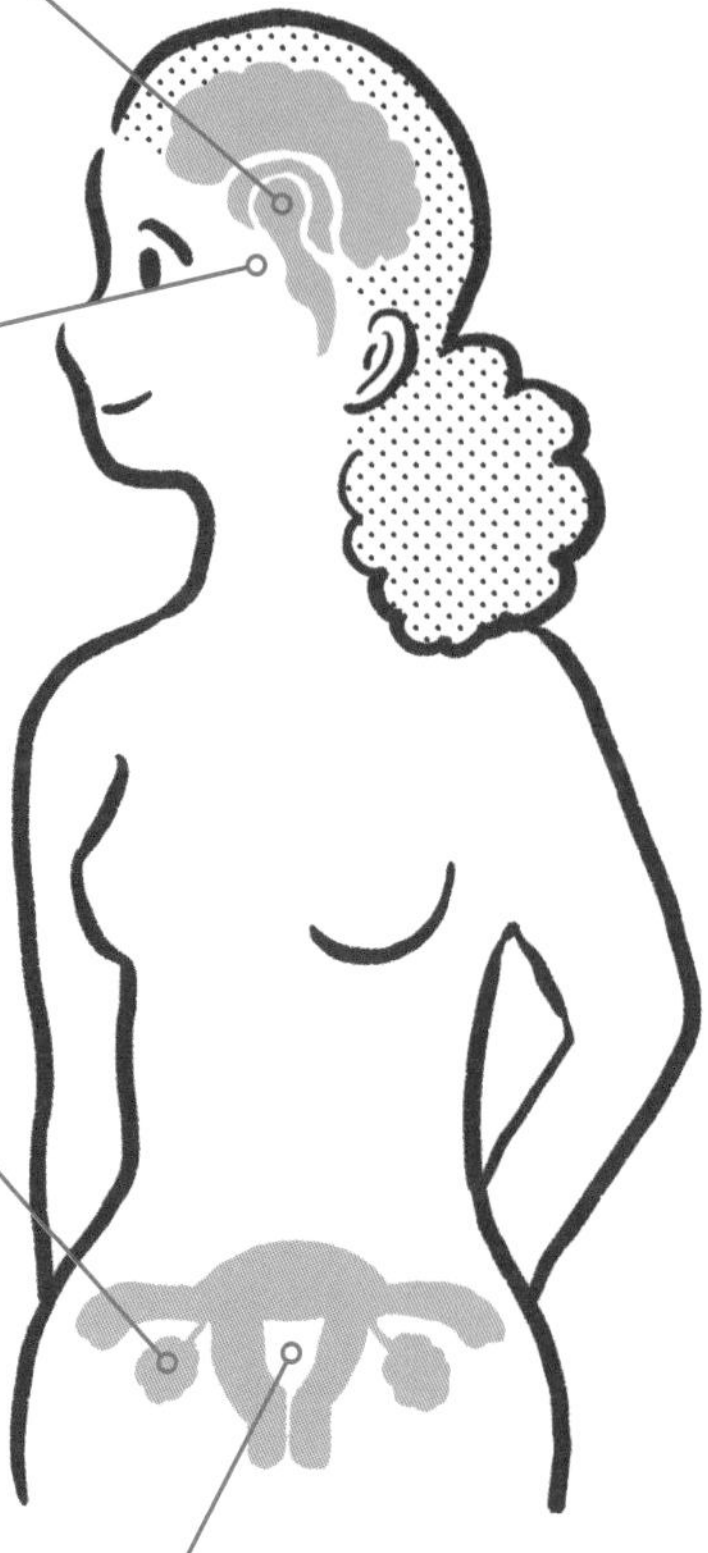

※排卵とは、1か月に1回、卵巣から卵管(卵子や精子、受精卵の通り道)に向けて卵子が放出されることを指す。

TOPIC

女性ホルモンの波が心とからだにゆらぎを生む

女性ホルモンの分泌には波がある

女性ホルモンの分泌量は月経周期にあわせて変化します。正常な周期は24～38日以内で、さらに月経期・月経後・排卵後・月経前の4段階に分けられます。

月経期はエストロゲンもプロゲステロンも少ない状態。月経後は排卵に備えてエストロゲンが増えていきます。排卵後はピークを迎えたエストロゲンが一旦減り、プロゲステロンが増加しはじめます。月経前は前半でプロゲステロンがピークを迎え、次の月経が近づくにつれてエストロゲンもプロゲステロンも減っていきます。

女性ホルモンは月経周期の中で増えたり減ったりしていて、グラフにすると波のようになります。その波が私たちの心とからだにゆらぎをもたらし、自力ではコントロールしにくい不調となって現れるのです。各段階には次のような特徴があります。

波は女性の心とからだにさまざまな変化をもたらす

【月経期】　体温が下がって血行不良になり、冷えや頭痛などが起こりやすくなります。下腹部痛（月経痛）がひどくなる人も多いでしょう。なんとなく重だるく、やる気が出なくて、気分はどんより……。お肌も乾燥しがちです。

【月経後】　新陳代謝がよくなって肌はツヤツヤに。免疫力もやる気もアップしてアグレッシブになる時期です。ポジティブな心でストレスにも強くなります。

【排卵後】　皮脂の分泌が活発になるので吹き出物が出やすい時期。手足もむくみやすくなり、便秘になる人も。

【月経前】　とにかくイライラしたり、ひどく落ち込んだり、心が不安定になります。頭痛、肩こり、腰痛などにも悩まされ、肌にはシミができやすい時期です。

＼ 心もからだも大きくゆらぐ ／

女性の1か月とホルモンの変化

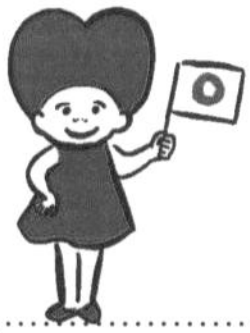

ニュートラル期	イライラ期
排卵後	月経前

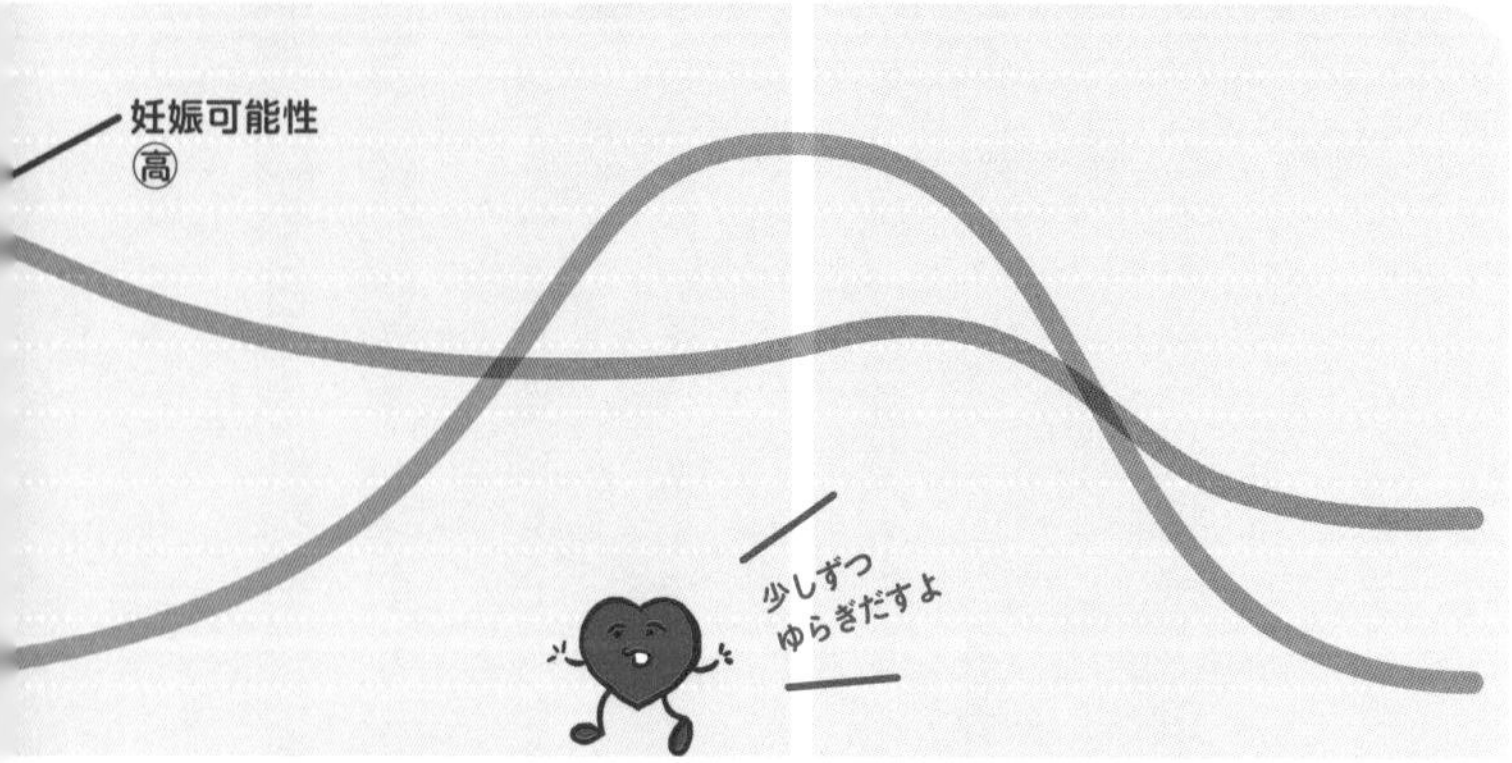

ニュートラル期（排卵後）	イライラ期（月経前）
● むくみや便秘が出始める ● 吹き出物が出やすくなる	● むくみ　● 便秘 ● 肩こり　● 腰痛 ● 頭痛など
● のんびりモードから少しずつ不安定になる	● イライラ ● 落ち込み ● とにかく不安定になる

1か月の中でも大きく変化する女性ホルモン。
波のゆれ動きを知れば、体調の変化は予測可能。
ホルモン分泌の変化を知り、不調の波に備えましょう。

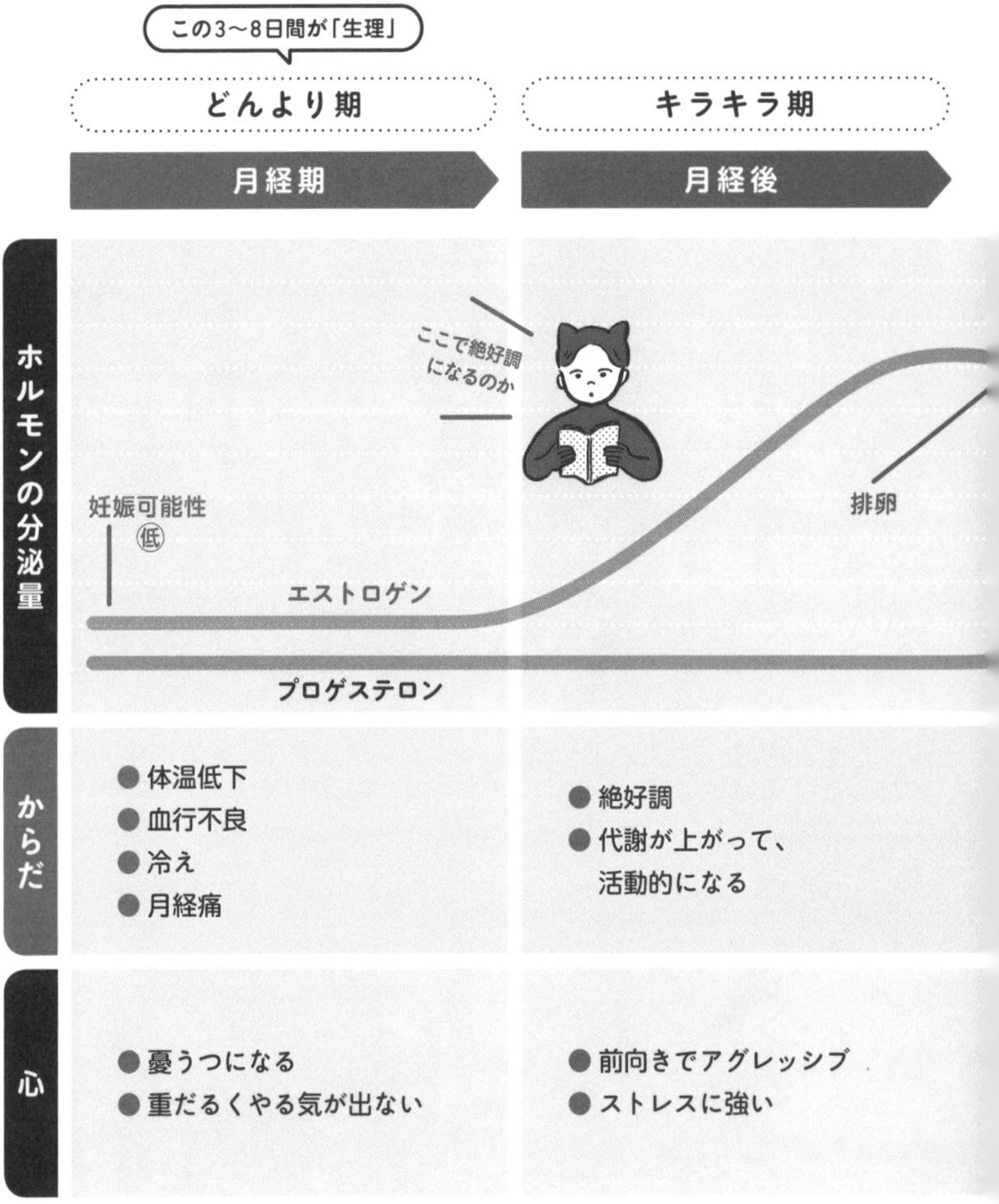
この3～8日間が「生理」
どんより期
キラキラ期
月経期
月経後
ホルモンの分泌量
ここで絶好調になるのか
妊娠可能性
㊦
排卵
エストロゲン
プロゲステロン
からだ
体温低下
血行不良
冷え
月経痛
絶好調
代謝が上がって、活動的になる
心
憂うつになる
重だるくやる気が出ない
前向きでアグレッシブ
ストレスに強い

＼ 人生単位でも大きな波がある ／

女性の一生とホルモンの変化

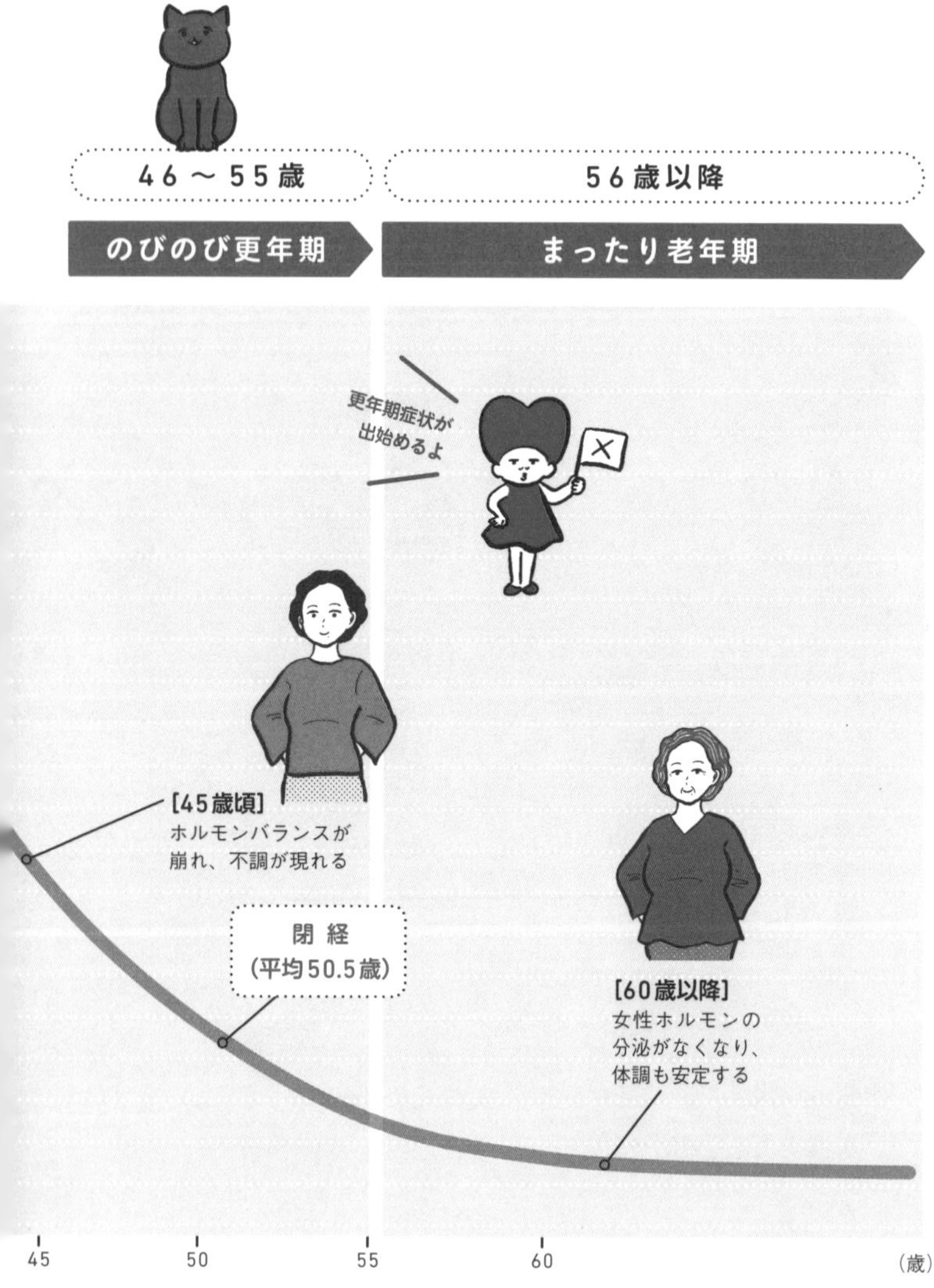

46〜55歳
56歳以降
のびのび更年期
まったり老年期
更年期症状が出始めるよ
[45歳頃]
ホルモンバランスが崩れ、不調が現れる
閉経
(平均50.5歳)
[60歳以降]
女性ホルモンの分泌がなくなり、体調も安定する
45
50
55
60
(歳)

今度は女性の一生で見てみましょう。
1か月の中でさえ大きな波があるのに、一生の中でも
大きな変化が。不調の種類もステージごとに変化します。

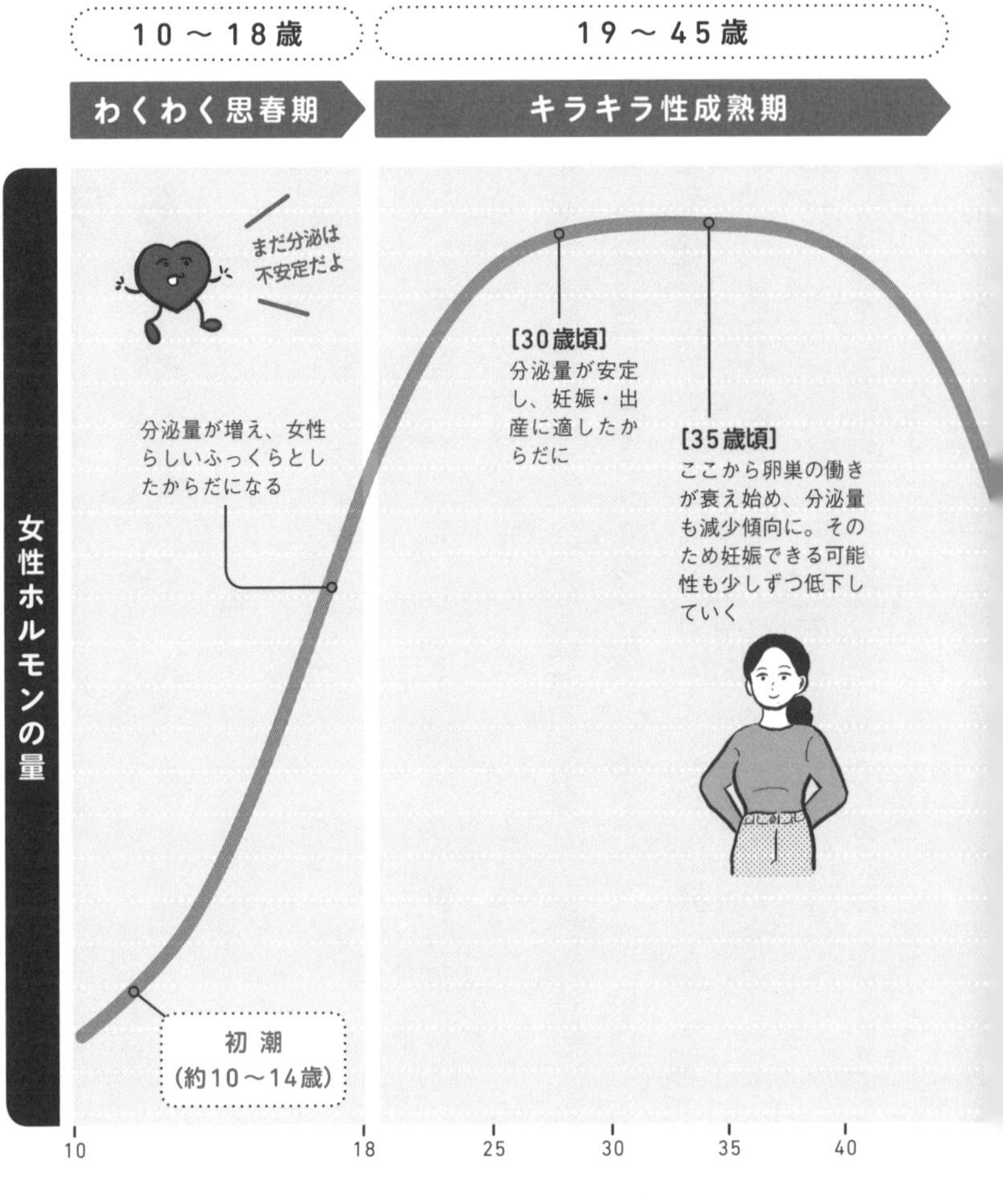
10～18歳
わくわく思春期
19～45歳
キラキラ性成熟期
女性ホルモンの量
まだ分泌は
不安定だよ
分泌量が増え、女性
らしいふっくらとし
たからだになる
初潮
(約10～14歳)
[30歳頃]
分泌量が安定
し、妊娠・出
産に適したか
らだに
[35歳頃]
ここから卵巣の働き
が衰え始め、分泌量
も減少傾向に。その
ため妊娠できる可能
性も少しずつ低下し
ていく
10
18
25
30
35
40

TOPIC

ゆらぎの原因はホルモンバランスの乱れ

ホルモン分泌と自律神経は〝司令塔〟がおなじ

女性ホルモンの分泌には脳の視床下部が関わっていることを20ページで説明しました。この視床下部はホルモンだけでなく自律神経もコントロールしています。

自律神経とは、私たちが生きていくための活動（呼吸・体温・心拍などの調節）に欠かせない神経で、交感神経と副交感神経の2つから成り立っています。

交感神経はアクセル、副交感神経はブレーキのようなもので、からだの機能をアクティブにする必要がある昼間は交感神経が優位に働き、睡眠をとってからだを休ませる夜間は副交感神経が優位に働く、というのが本来のバランスです。

自律神経が乱れると ホルモンバランスも崩れる

私たちの健康は「自律神経・ホルモン・※免疫」の3本柱で支えられています。どれか1つでもうまく機能しないと、ほかの2つに影響して健康を損ねます。なかでも自律神経と女性ホルモンは司令塔がおなじということもあって、どちらかが乱れると、もう片方もたちまち崩れます。

　自律神経はストレスに弱いため、女性ホルモンにとってもストレスは大敵ということになります。

※細菌やウイルスなどからからだを守る抵抗力のこと。

健康
免疫
ホルモン
自律神経

健康って
バランスが命！

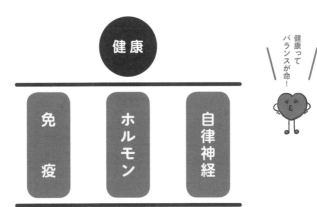

健康を支える3つの柱。どれか1つでも崩れると、たちまち健康は失われていくことに。

COLUMN

極端な糖質制限は女性ホルモンに悪影響？

ご飯やパンなど糖質の多い食品の摂取量を減らす「糖質制限」。糖質を制限すると、からだは蓄えている脂肪をエネルギーに変えようとするのでダイエット効果が高いと話題ですが、やり過ぎは女性ホルモンのバランスに影響します。糖質を極端にカットすると、心身にかかるストレスが増大し、自律神経が乱れてしまいます。自律神経と女性ホルモンは一心同体のようなもの。もれなく女性ホルモンも乱れて、月経不順になったり、髪のツヤがなくなったり、女性にとってうれしくないことが起こりやすいのです。糖質は幸せホルモンのセロトニンをつくるのに必要なものでもあるので、糖質が不足するとイライラしやすくなります。体重が落ちて、数字には満足するかもしれませんが、健康的なダイエットとはいえなさそうです。自律神経も女性ホルモンも乱すことなく健康にダイエットしたいなら、過度な糖質カットよりもタンパク質をバランスよくとって代謝を上げつつ、適度な運動を心がけましょう。

CHAPTER

2

For lady

こころとからだの
ゆらぎと、
その整え方

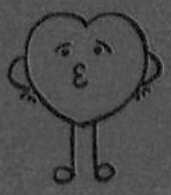

CHAPTER2の使い方

ここからは、女性が抱えがちな不調を1つひとつ
取り上げ、解消法を解説していきます。
参考にしながら自分に合うものを見つけてください。

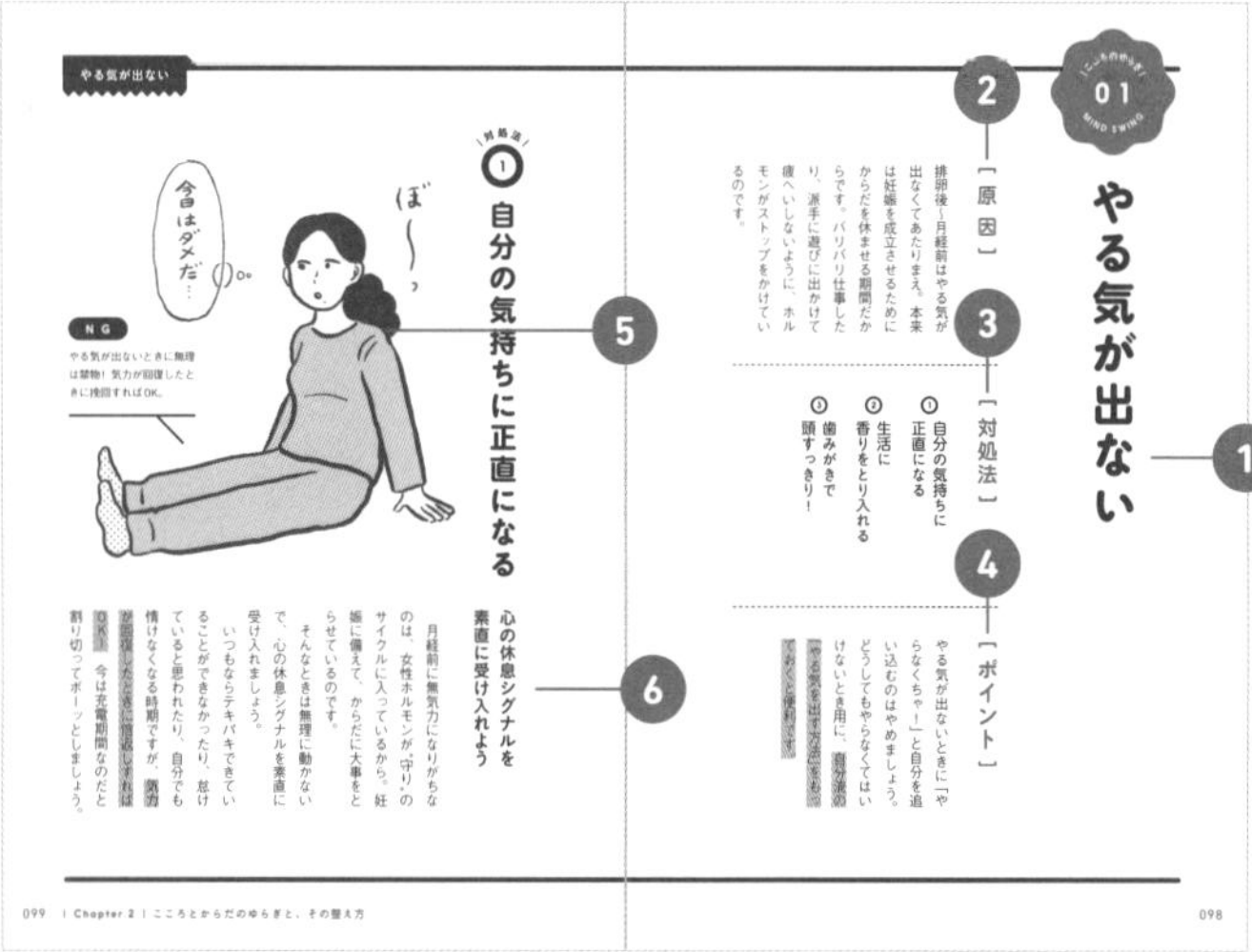

❶ 不調

不調の種類をできるだけ詳細に取り上げています。

❷ 原因

不調を引き起こす原因について、簡単にわかりやすく解説しています。

❸ 対処法

不調を解消するための対処法をまとめています。

❹ ポイント

不調に対する考え方や対処法のポイントをまとめています。

❺ 図解

対処法の効果や方法をイラスト図解して、さらにわかりやすくなるようにしています。

❻ 解説

対処法で不調が改善する理由や、どのように対処法を行うのかについての詳細をまとめています。

| EPISODE.02 |

からだのゆらぎ

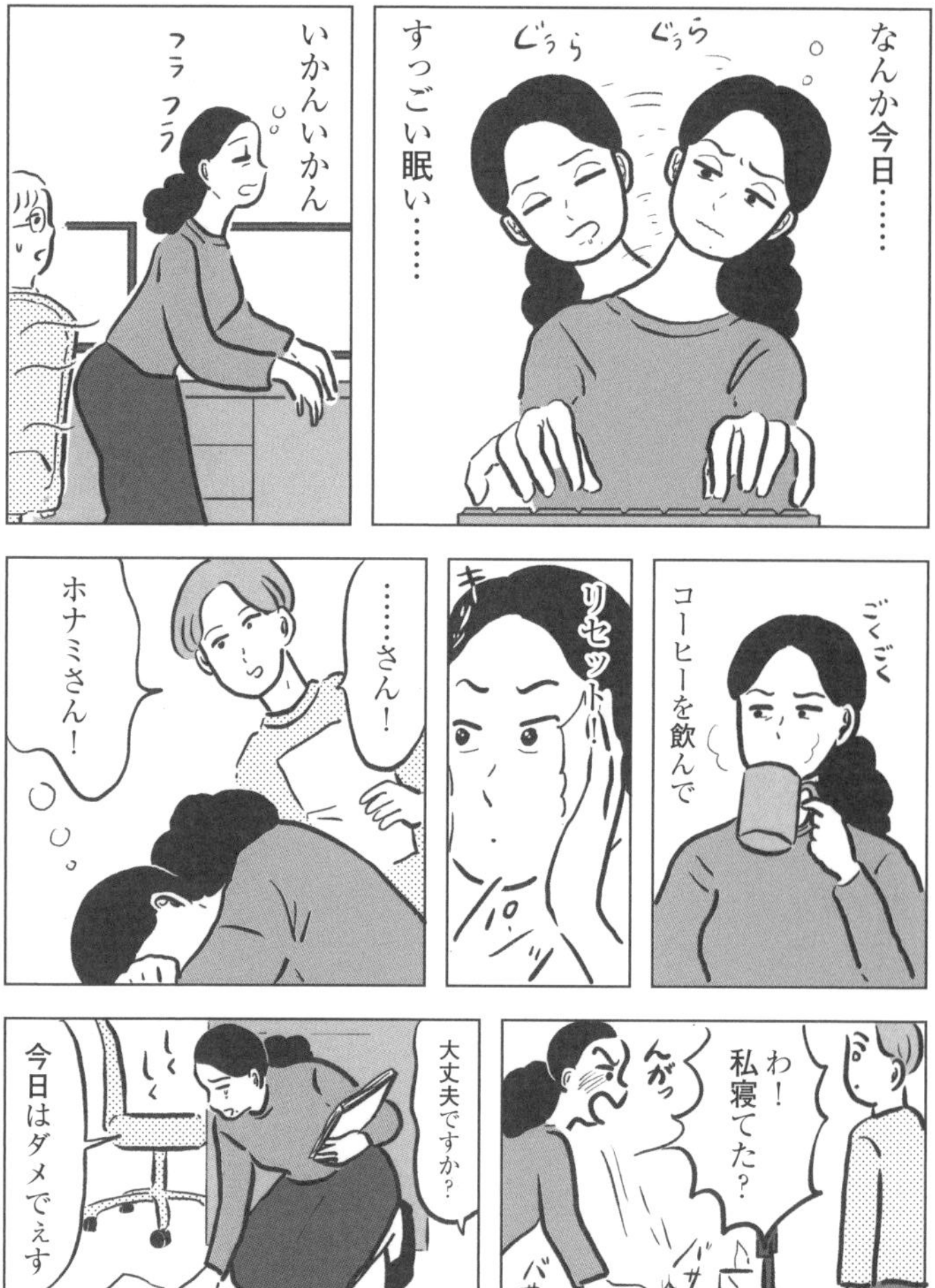

なんか今日……
ぐぅら
ぐぅら
すっごい眠い……
いかんいかん
フラ フラ
ごくごく
コーヒーを飲んで
リセット!!
……さん!
ホナミさん!
わ!
私寝てた?
んがっ
バサ
バサ
大丈夫ですか?
しく
しく
今日はダメでぇす

BODY
からだのゆらぎ
SWING

女性ホルモンの波とからだのゆらぎの関係

からだの変化に敏感な人ほど、ホルモンの波もキャッチする

女性の魅力と健康づくりに欠かせない女性ホルモン。それらは分泌量と周期によって、時に不快な症状を引き起こすことがあります。

例えば、月経前は無性に眠くなったり、肌が荒れたり。月経期は頭や腰が痛くなったり、手足がキンキンに冷えたり。お医者さんに相談するほどの深刻な症状ではないけれど、なんだかしんどい……。そう、いわゆるプチ不調というものです。

女性ホルモンの分泌量は月経周期の中で増えたり減ったりします。この波のような動きを敏感にキャッチする人ほど、不調が現れやすいようです。

月経周期とリンクする不調はホルモンが機能している証拠

女性ホルモンのエストロゲンとプロゲステロンがリズムをもって分泌されていれば、月経は規則的に起こります。プチ不調が月経周期にあわせてやってくるなら、それは女性ホルモンが正しく働いている証拠ともいえるのです。

自分の月経周期である「マイパターン」を知れば、プチ不調に悩まされやすい時期にも気づけます。不調に振り回されず、うまくつきあう方法を見つけましょう。

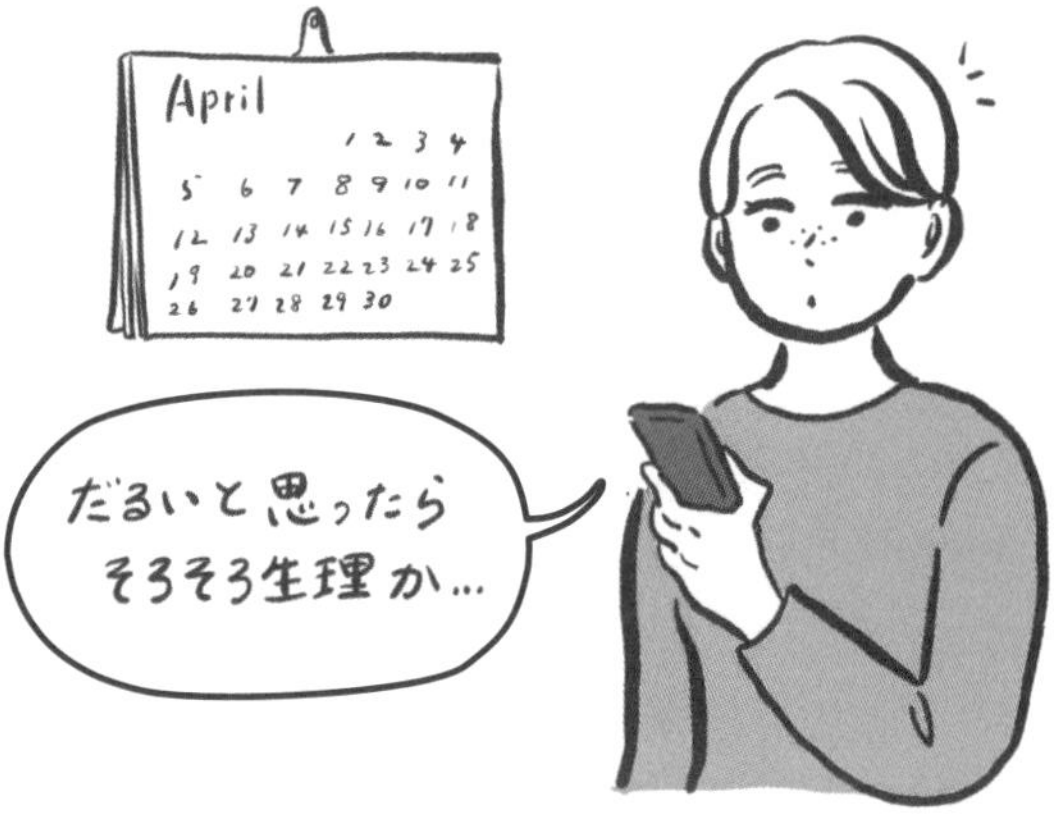

からだのゆらぎ 01 BODY SWING

いつも眠い・眠れない

【原因】

月経前はプロゲステロンの働きで体温が上がります（19ページ）。本来、夜には体温が下がり睡眠に適したからだになりますが、月経前は体温が下がりにくくなるため寝つきも悪くなり、睡眠の質も落ちて日中に眠くなります。

【対処法】

① 眠るための環境をつくる
② おやすみストレッチをする
③ スマホ・パソコンは寝る1時間前まで
④ ぬるめの湯船に浸かる
⑤ 我慢せず昼寝する

【ポイント】

月経前に眠くなるのは「からだを休ませて！」という女性ホルモンからのサイン。できれば我慢しないで眠たいときに寝るのがベストです。それが無理なら、どうしたら夜に質のいい眠りをキープできるかを考えましょう。

《 あなたの睡眠の質をチェック 》

睡眠は、美も健康も手に入れられる最高のリカバリー法。
でもたくさん眠ればよいわけではありません。
質のいい眠りがとれているか、チェックしてみましょう。

- □ 眠る直前までスマホやパソコンを触っている
- □ ベッドに入っても30分以上眠れない
- □ 夜中に目が覚めてしまう
- □ 寝覚めが悪く、二度寝、三度寝をしてしまう
- □ 寝起きなのにからだがだるく、重い感じがする
- □ 日中、何度も睡魔に襲われる
- □ 休日は寝だめに徹している
- □ 眠りにつく時間が不規則
- □ 睡眠時間が日によってバラバラ

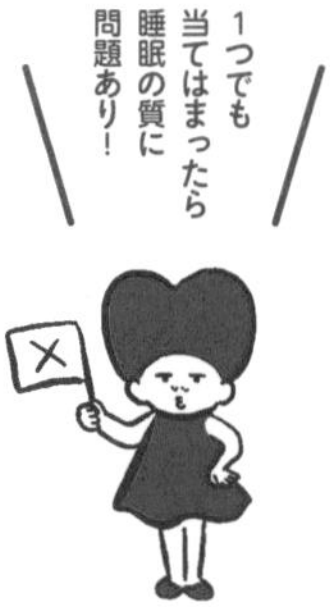
1つでも
当てはまったら
睡眠の質に
問題あり!

対処法 1

眠るための環境をつくる

パジャマを着る

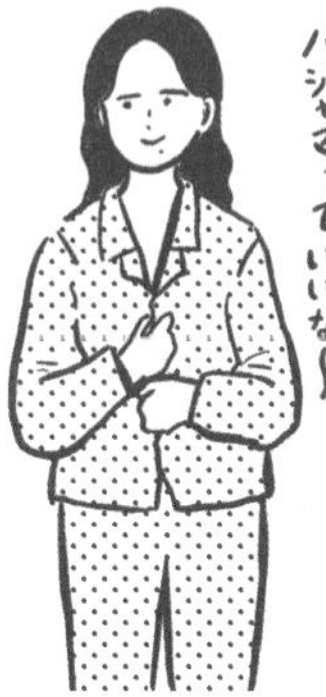

入眠儀式として、ルームウェアからパジャマに必ず着替えること。肌ざわり、通気性、吸湿性のいい素材が◎。

しっかり寝返りが打てるように、首を自然なカーブに保てる厚みで、頭が沈み込まない硬さの枕を選ぶ。

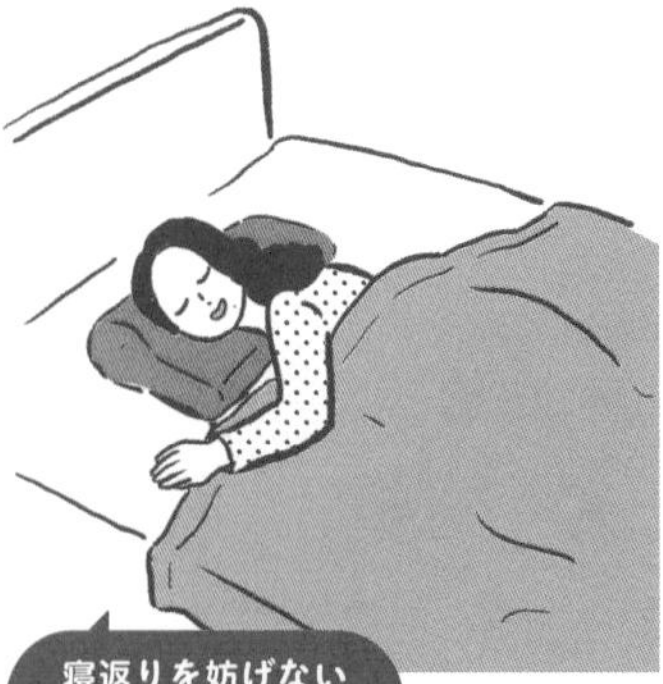

寝返りを妨げない枕を選ぶ

脳のリラックスで睡眠の質もアップ

眠るときの環境を見直すことは、睡眠の質アップへの第一歩。おやすみ前は脳をリラックスさせることが第一条件です。

ベッドまわりは物を減らして、目から入る情報量を減らします。照明はおだやかな光を選ぶこと。毎晩パジャマに着替えて「これを着たら寝る合図」と脳に覚えさせると、パジャマに着替えるだけでからだは睡眠の準備を始めます。さらに自分のからだにあった枕を選んで寝返りをサポートすれば、朝までぐっすり眠れるようになります。

いつも眠い・眠れない

間接照明を使う

白々した光は交感神経を刺激するのでNG。眠りにつくときは暖色の間接照明でおだやかな光を演出してみて。

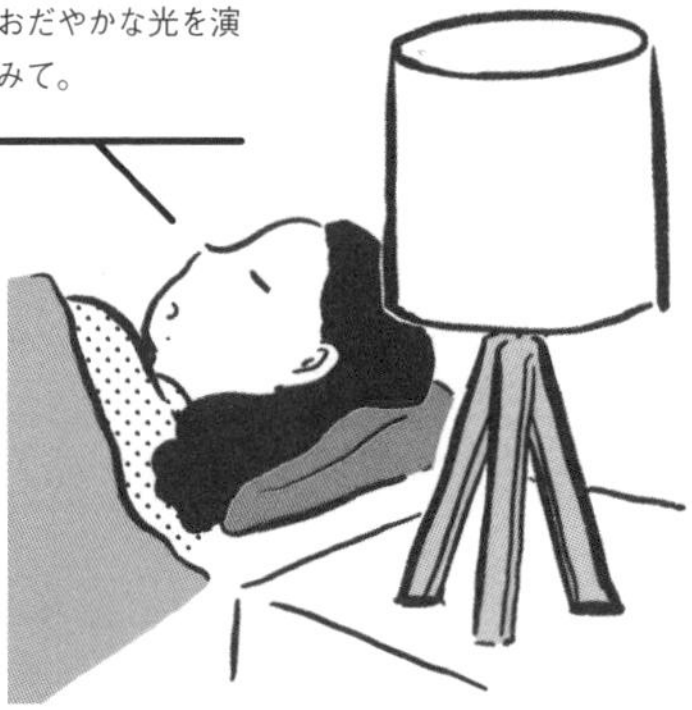

眠くなるまでベッドに入らない

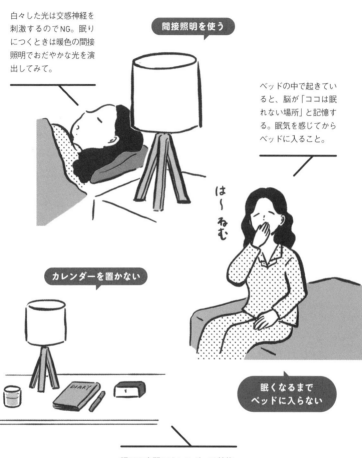

ベッドの中で起きていると、脳が「ココは眠れない場所」と記憶する。眠気を感じてからベッドに入ること。

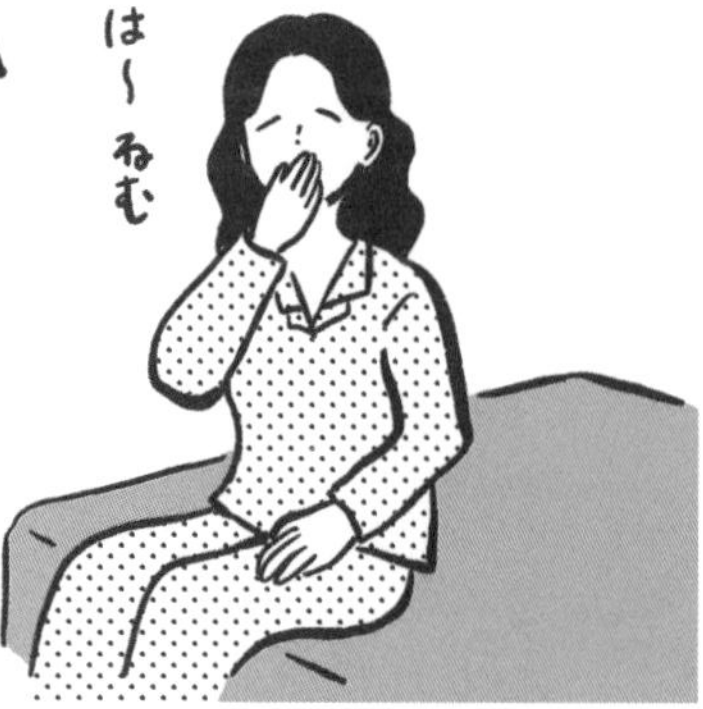

カレンダーを置かない

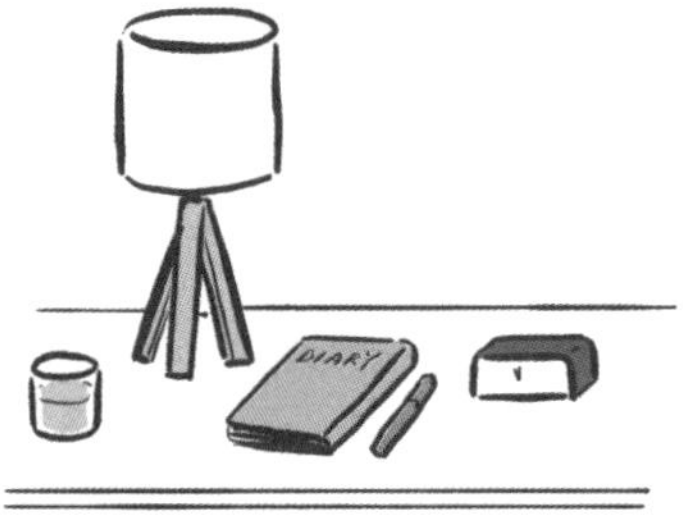

眠りの空間にカレンダーは禁物。予定やイベントを想い起こさせる＝脳がリラックスできない状態に。

対処法

2 おやすみストレッチをする

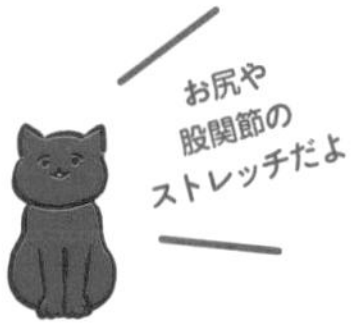

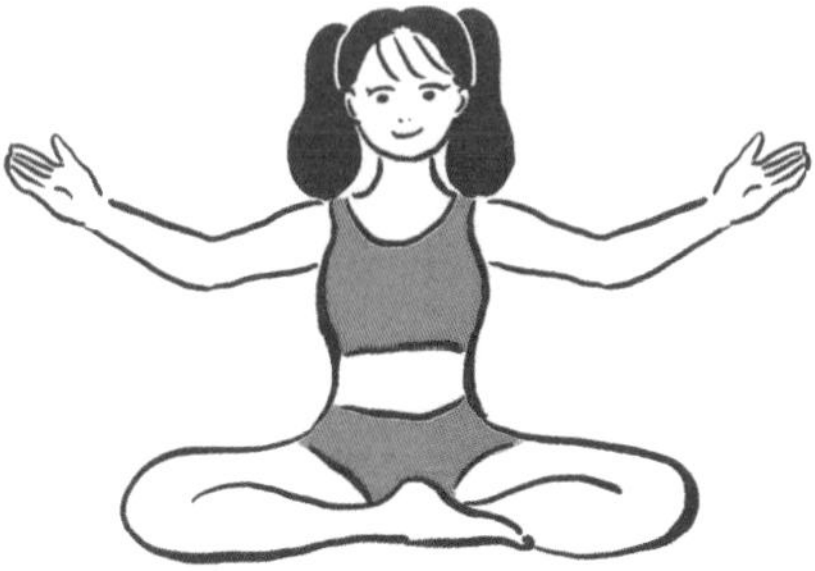

あぐらをかいて背筋を伸ばす。息をゆっくり吸いながら両腕を左右に広げて胸を開き、視線は少し上へ。

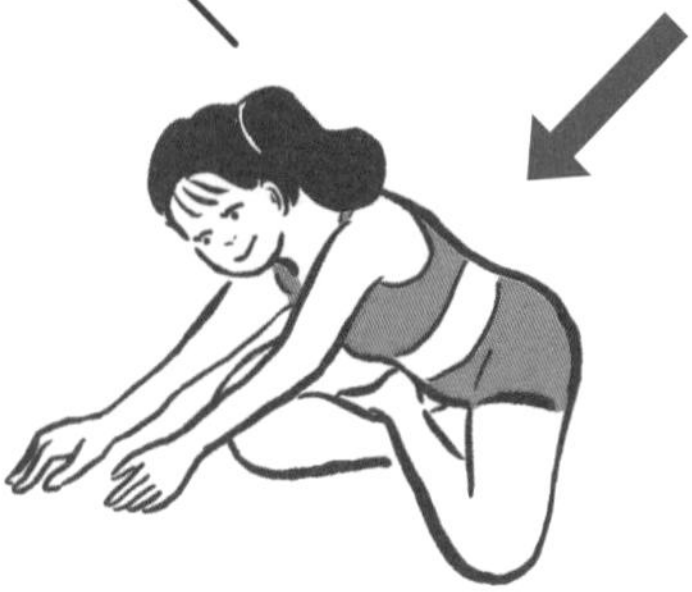

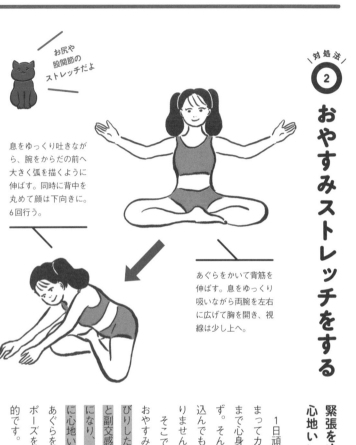

息をゆっくり吐きながら、腕をからだの前へ大きく弧を描くように伸ばす。同時に背中を丸めて顔は下向きに。6回行う。

緊張をゆるめて心地いい眠りへつなげる

1日頑張ったからだは凝り固まってカチコチ。頭も冴えたままで心身ともに緊張モードのはず。そんな状態でベッドに飛び込んでも、熟睡できるはずがありません。

そこでおすすめしたいのが、おやすみ前のストレッチ。のんびりした動作でからだをほぐすと副交感神経（28ページ）が優位になり、気分が落ち着いて自然に心地いい眠気がやってきます。

あぐらをかくなど、骨盤が開くポーズを取り入れるとより効果的です。

対処法 3

スマホ・パソコンは寝る1時間前まで

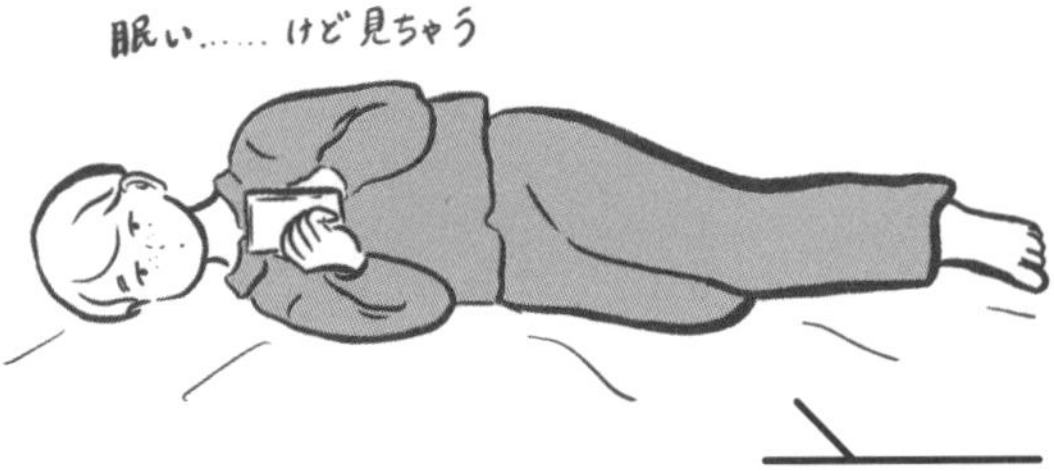
眠い……けど見ちゃう

NG

ベッドに寝転びながらのスマホはNG! スマホはベッドに入る前に手放すこと。

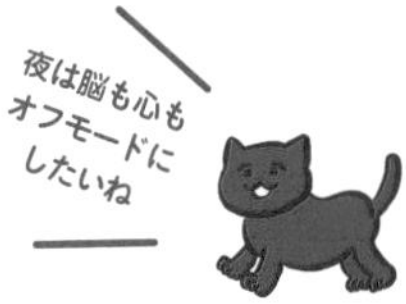
夜は脳も心もオフモードにしたいね

MINI COLUMN

ブルーライトを軽減！「Night Shift」を活用して

iPhoneには、ブルーライトを軽減する「Night Shift」という機能がついています。コントロールセンター⇒「明るさ調整アイコン」長押し⇒「Night Shift」オン/オフで設定可能。

ブルーライトは眠りの天敵！

スマホやパソコンなどから出ているブルーライトは、体内時計を狂わせます。

質のいい睡眠に欠かせないのが"眠りのホルモン"と呼ばれるメラトニン。メラトニンには体温を下げて眠りに誘う働きがあるのですが、ブルーライトを浴びるとメラトニンの分泌が抑えられてしまうのです。ブルーライトに限らず、まぶしい光は交感神経（28ページ）を刺激して脳を興奮させます。スマホやパソコンを使うのは寝る1時間前までにしておきましょう。

対処法 4

ぬるめの湯船に浸かる

GOOD

ベッドに入る90分前までに38〜39度くらいのぬるめのお風呂に20〜30分浸かると、スムーズに眠れる。

NG

寝る直前に42度以上の熱いお風呂に浸かると、交感神経が優位になって目が冴えてしまうので気をつけて！

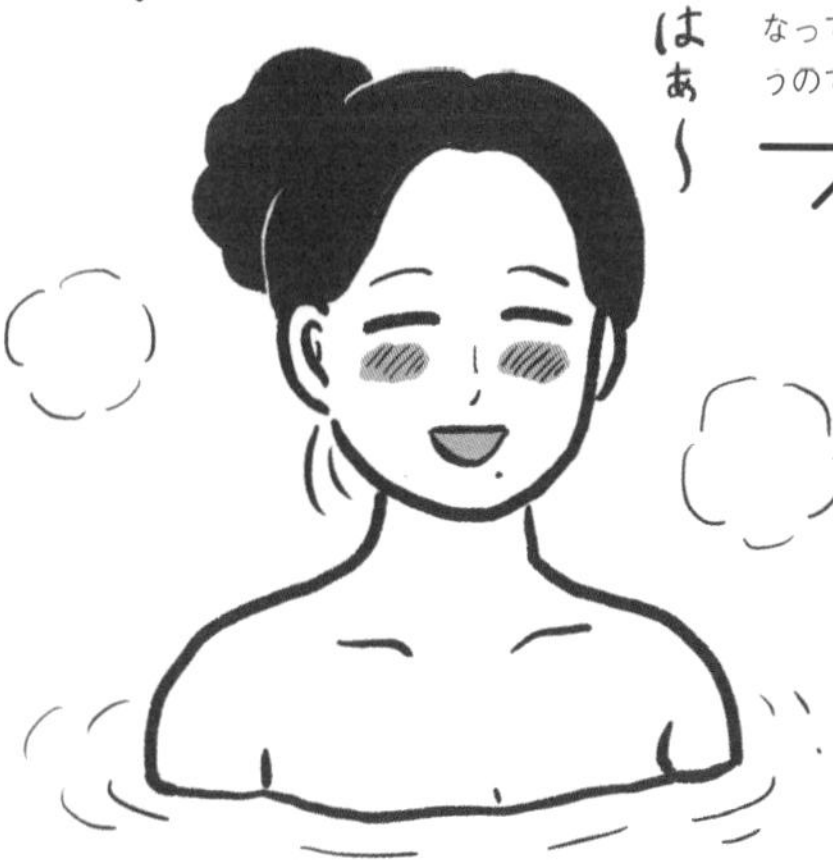

入浴は就寝90分前までに済ませるのがベスト

人は眠りに入るとき、皮膚温度（手足の表面温度）を上げて放熱し、深部体温（からだの中の温度）を一気に下げようとします。この入眠スイッチはお風呂に入ることでもオンにできます。湯船に浸かって体温が上がると、入浴後は深部体温が急降下するからです。

眠りの質をよくするには、ベッドに入る90分前までに38〜39度くらいのぬるめのお湯に20〜30分浸かると◎。ただし、寝る直前の熱いお風呂は交感神経を刺激するので逆効果です。

対処法 5

我慢せず昼寝する

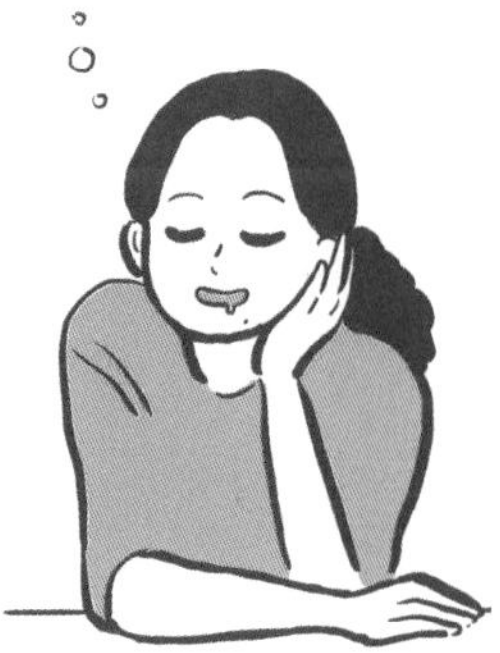

NG

日中に長時間寝てしまうと、夜の睡眠にさしつかえが。昼寝は30分以内にとどめて。

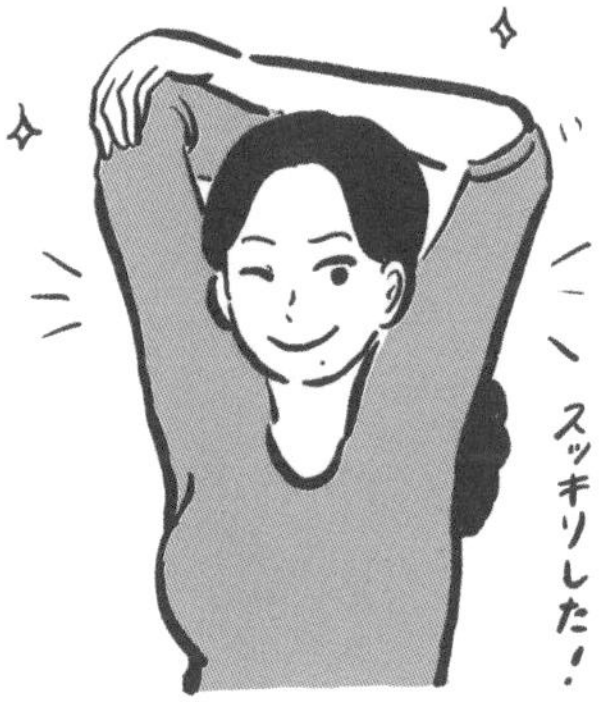

GOOD

起きたらすぐに伸びをして。血流がアップしてさらにスッキリ◎。

どうにも眠いときは我慢しないのが吉

月経前はプロゲステロンの影響で体温が上がり、日中はうとうと、夜は目が冴えて寝不足に陥りがち。どうしようもない睡魔に襲われることもあります。そんなときはいっそのこと寝てしまうのがおすすめ。ただし、眠気を解消するのに効果的な昼寝は30分以内。

そのままぐっすり眠ってしまったら……と不安な場合は寝る前にコーヒーを飲みましょう。カフェインが20分後くらいに作用してきて、ちょうどいい目覚ましになります。

からだのゆらぎ
02
BODY SWING

疲れやすい

【原因】

月経期はプロゲステロンが減少するので体温が下がります（25ページ）。そのため、からだが冷えて血行が悪くなったり、経血が失われることで貧血のような状態になったりして、からだが疲れやすくなります。

【対処法】

① 体温を上げて疲れとさようなら

② たんぱく質と鉄分をとる

【ポイント】

プロゲステロンの分泌を活発にして妊娠の準備をしていたからだが、その必要がなくなったことを察してホルモン量を一気に下げるのが月経期。その急激なホルモンの変化がからだを疲れやすくします。

対処法 1

体温を上げて疲れとさようなら

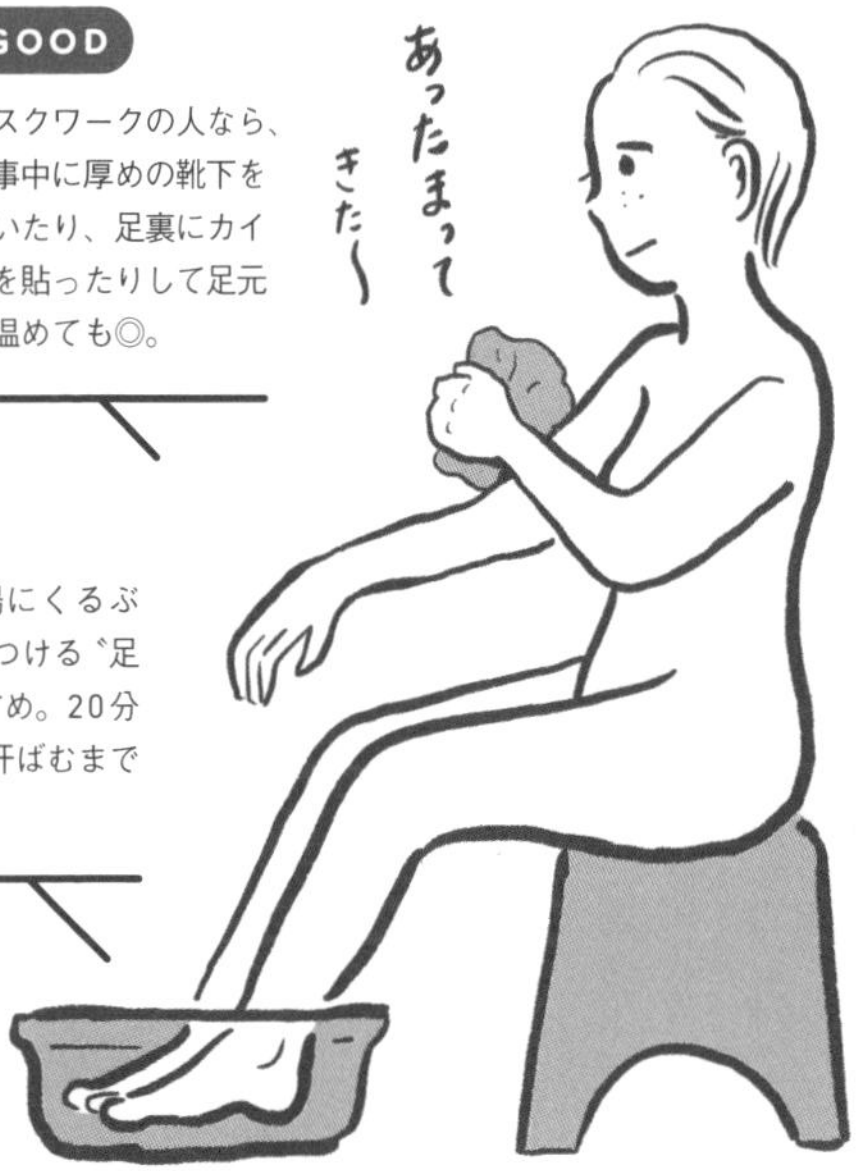

GOOD

デスクワークの人なら、仕事中に厚めの靴下を穿いたり、足裏にカイロを貼ったりして足元を温めても◎。

41度のお湯にくるぶしの上までつける〝足浴〟がおすすめ。20分以上、額が汗ばむまで行って。

足元を温めるのが体温アップに効果的

疲労回復には湯船に浸かってからだを温めるのが1番。血行をよくし、心をリラックスさせる副交感神経（28ページ）が優位な状態にします。時間がない場合は足浴でもOK！　洗面器やバケツなどに41度くらいのお湯をはり、くるぶしの上までしっかりつけます。20分以上、額にうっすら汗をかくくらいまで行いましょう。

足首には太い血管があるため、効率よく血液が温められて1分ほどで全身をめぐり、すばやく体温を上げてくれます。

対処法 2

たんぱく質と鉄分をとる

［ 目標摂取量 ］

鉄分	たんぱく質
10.5mg／日	50g／日
↓	↓
小松菜に換算すると 380g分	鮭の切り身に換算すると 2.8切れ分

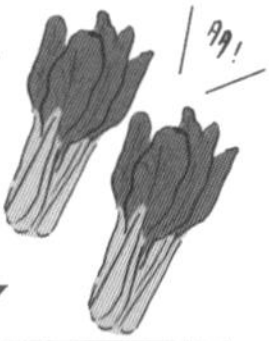

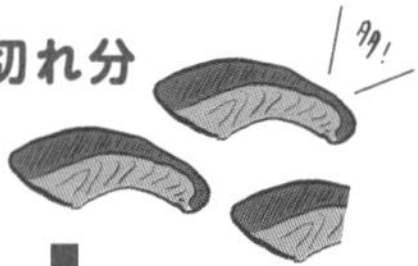

不足すると……
からだがだる重くなり、めまいや立ちくらみなどの体調不良が起こりがち。髪がパサつくことも。

不足すると……
免疫力が落ちて風邪をひきやすいからだに。筋肉も減って基礎代謝が低下するので太りやすくなる人も。

食事改善で月経期のお疲れモードを解消

月経期の冷えからくる疲れには、高たんぱくな食事がおすすめです。たんぱく質は筋肉のもととなる栄養素。しっかり摂取すれば、基礎代謝（エネルギー）を上げてくれます。基礎代謝が上がると体温も上がり、血のめぐりがよくなって疲れも解消されます。

月経期の貧血からくる疲れには、鉄分が有効です。鉄分を多く含む食材は煮干し、小松菜、レバーなど。鉄製のフライパンや鍋での調理も、わずかながら鉄分をとることができます。

[いつもの食事に一品プラス]

たんぱく質

朝食
＋
牛乳

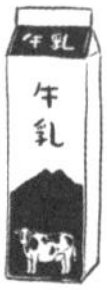

6.6g／コップ1杯

昼食
＋
ゆで卵

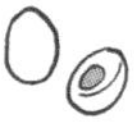

6～8g／1個

夕食
＋
豆腐

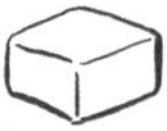

5～7g／3分の1丁

ほかにも……

焼鮭 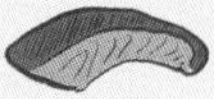 18g／1切れ

牛肉（ヒレ） 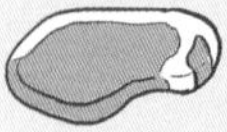 21g／100g

鉄 分

朝食
＋
ほうれん草のおひたし

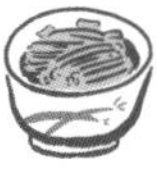

2mg／100g

昼食
＋
煮干しチップ

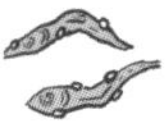

1.8mg／10g

夕食
＋
ひじきの煮物

2.8mg／5g

ほかにも……

牛レバー 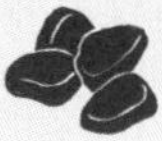 4g／100g

小松菜 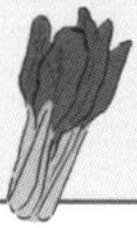 2.8mg／100g

からだのゆらぎ 03 BODY SWING

冷え

【原因】

月経期はプロゲステロンの減少とともに体温が下がるので、からだが冷えやすい時期です（25ページ）。経血や水分とともに熱もからだの外へ出ていくため、冷えがさらに促されてしまいます。

【対処法】

① 足じゃんけんで足先の血行を促進

② 内臓を温めて体内から冷えを改善

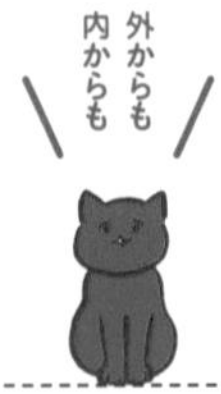

【ポイント】

冷えたからだをそのまま放っておくと、内臓の働きが悪くなり、免疫力が低下します。また、血行不良は月経不順や不眠、肩こり、頭痛などの不調も引き起こすので、あらゆる方法でからだを温めましょう。

対処法 1

足じゃんけんで足先の血行を促進

GOOD

足の指がうまく動かせない人は、グーパーをくり返すだけでも効果あり。

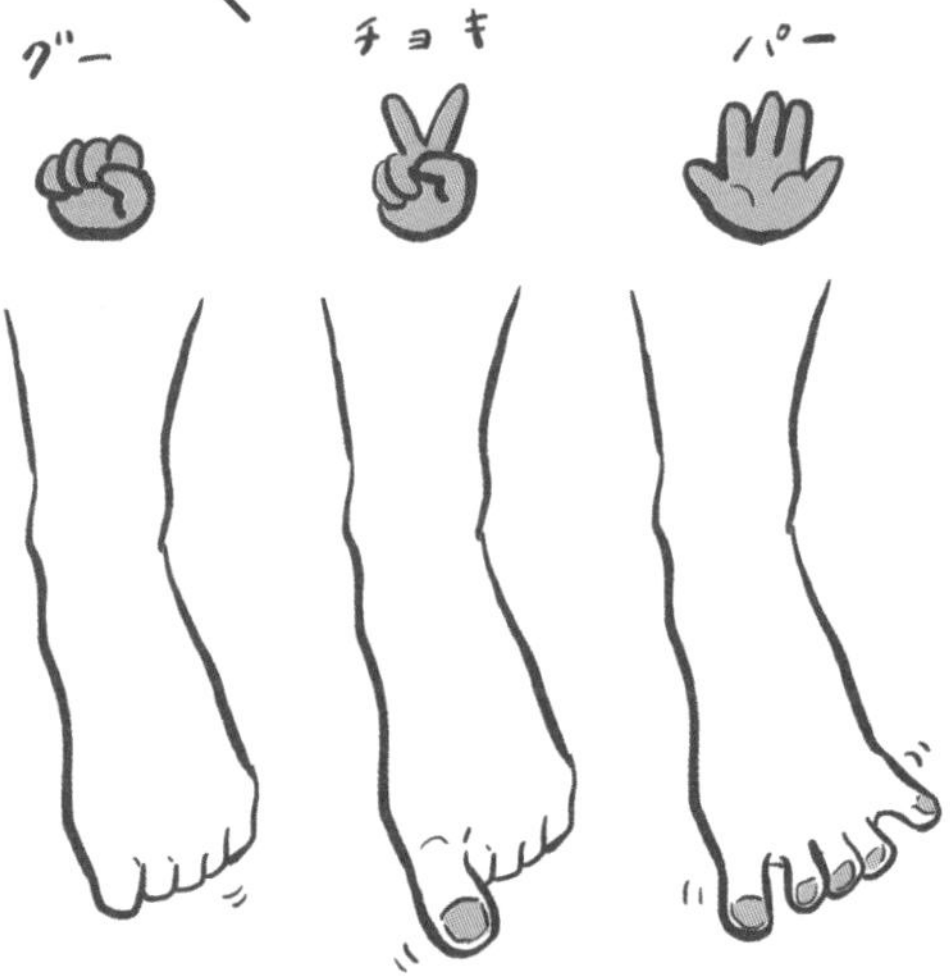

グーチョキパーをくり返すだけでOK

〝末端冷え性〟が女性に多いのは、男性にくらべてポンプの役割を果たす筋肉量が少なく、末端に血液が行きわたりにくいから。月経でも熱を失うため、とにかく冷えやすいのです。

末端冷え性におすすめなのが〝足じゃんけん〟です。足指すべてをぎゅっと丸める(グー)、グーの形から親指だけを立ち上げる(チョキ)、足指すべてを思い切り開く(パー)。この動きを足先がぽかぽかしてくるまで行いましょう。一緒に足首も回すと、さらに血行がよくなります。

対処法 2

内臓を温めて体内から冷えを改善

内臓冷えはこんな人

- □ 脇の下よりお腹のほうが冷たい
- □ 胃腸が弱い
- □ よく風邪をひく
- □ 平熱が低い（36度以下）
- □ 冷たい飲み物が好き
- □ コーヒーや紅茶をよく飲む

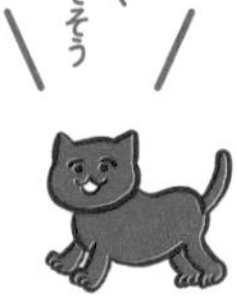

“内臓冷え”はホルモンバランスの大敵

冷えの種類はさまざまです。お腹まわりや内臓が冷えてしまう“内臓冷え”は、自覚症状が出にくい冷えの1つ。脇の下とお腹を同時に触ったときに、お腹のほうが冷たく感じたら、内臓が冷えています。内臓冷えの人は普段から平熱が低く、風邪をひきやすかったりします。冷たい飲み物をよく飲むといった習慣もあるようです。

内臓冷えでは卵巣も冷えている可能性があり、女性ホルモンがうまく分泌されないことによる不調を招きやすくなります。

[内臓を温めるコツ]

❶ 白湯を飲む

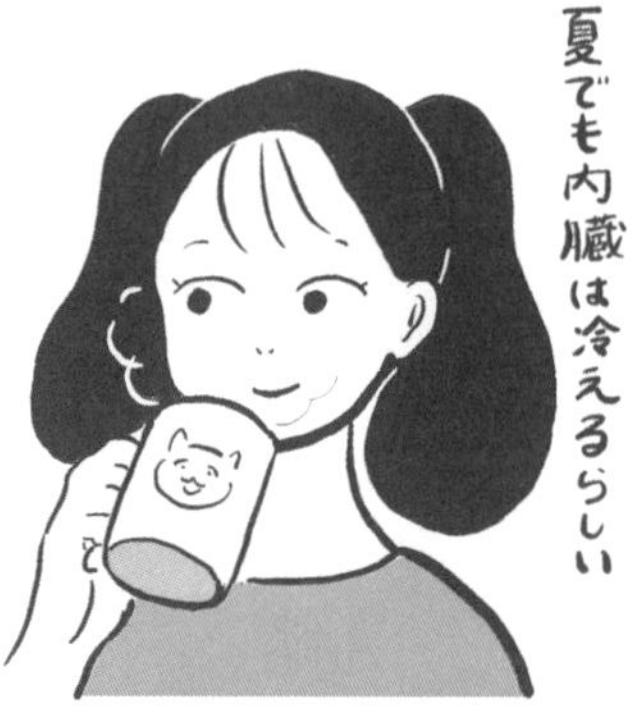
夏でも内臓は冷えるらしい

白湯とは一度沸騰させたお湯を50度くらいに冷ましたもの。胃腸をじんわり温めて活発にし、代謝を促す。

❷ ショウガをとる

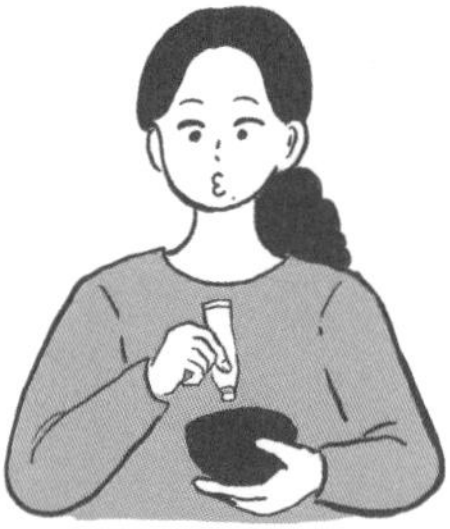

加熱したショウガの“ショウガオール”という辛味成分が血流を活発にしてくれる。味噌汁に入れてとっても◎。

❸ カイロを貼る

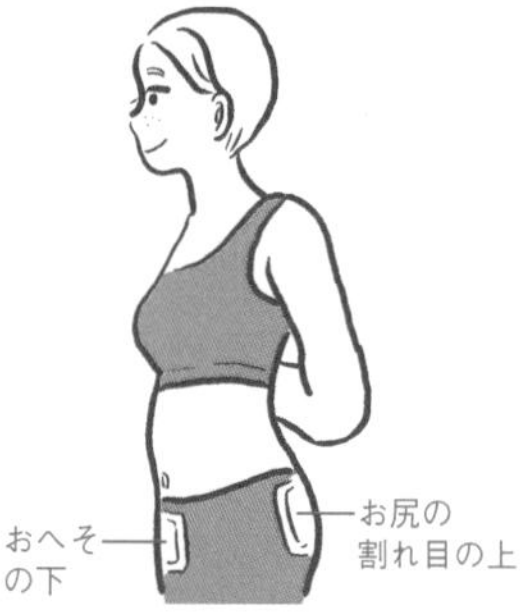
おへその下
お尻の割れ目の上

下腹部やお尻など、大きな筋肉がある部分にカイロを貼ると、効率よくからだ全体を温められる。

からだのゆらぎ 04 BODY SWING

痩せない

【原因】

排卵後〜月経前の妊娠を成立させる時期は、プロゲステロンの働きが高まって栄養分や水分をからだにため込みやすくなるため、体重が増える傾向にあります（24ページ）。

【対処法】

① 視界から体重計を排除する
② 食べたいものは食べる
③ 黒い食材で代謝アップ

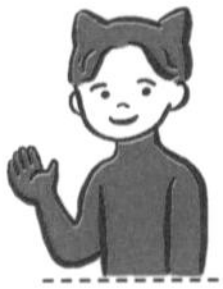

【ポイント】

この時期に体重が増えるのは、女性ホルモンが正常に働いている証拠ともいえるので、月経前の体重増加に振り回されないように。ダイエットをするなら月経期は避けて、月経後に行うようにしましょう。

対処法 1

視界から体重計を排除する

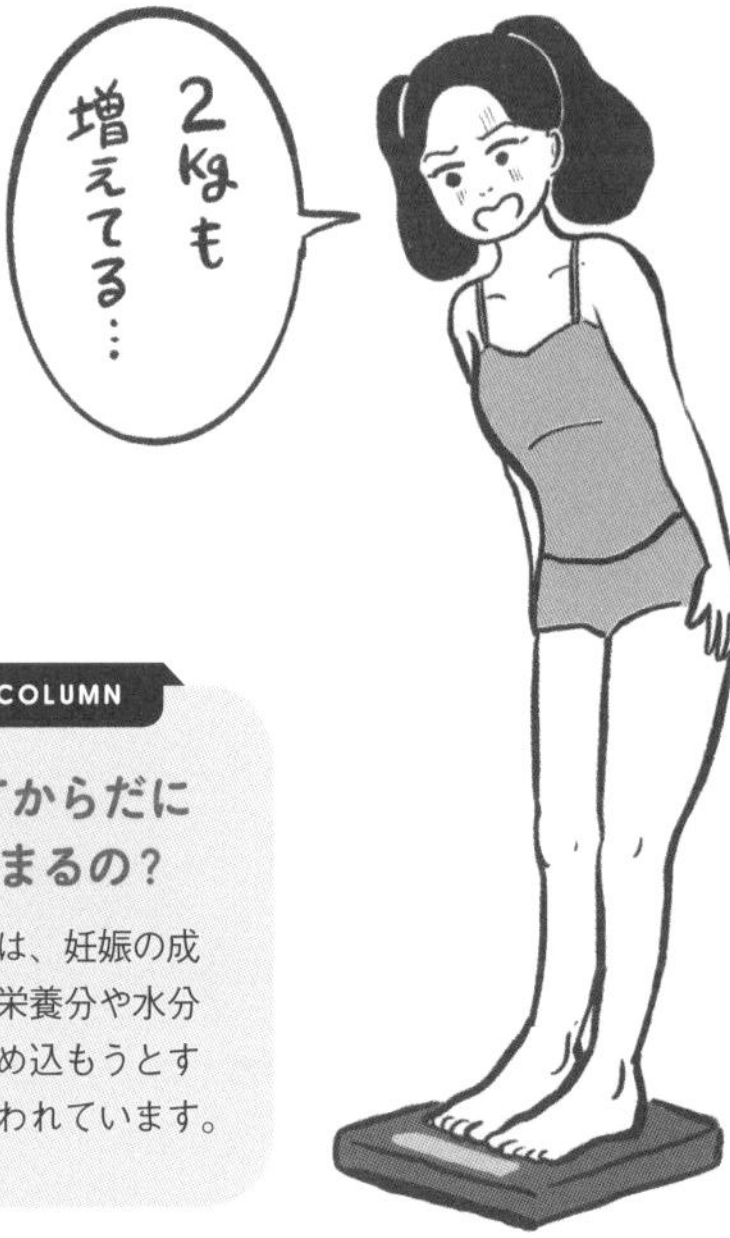

MINI COLUMN

どうしてからだに水がたまるの？

排卵後からは、妊娠の成立に向けて栄養分や水分を体内にため込もうとするためといわれています。

月経前の体重増加は女性ホルモンの働き

食欲が止まらない。下半身がむくんでいる。そんな悩みが出やすいのは、決まって月経が始まる10日前くらいから。それもそのはず、女性のからだでは排卵後〜月経前にかけて、水分をため込もうとするからです。むくみで体重が2〜3kg増える人もいるほど。

こうしたからだの変化は女性ホルモンが正常に働いている証拠ともいえます。体重は増えて当然。体重計には乗らないで、見えないところにしまってしまいましょう。

対処法

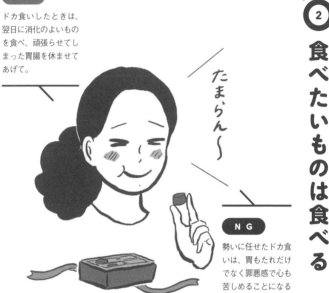

2

食べたいものは食べる

GOOD

ドカ食いしたときは、翌日に消化のよいものを食べ、頑張らせてしまった胃腸を休ませてあげて。

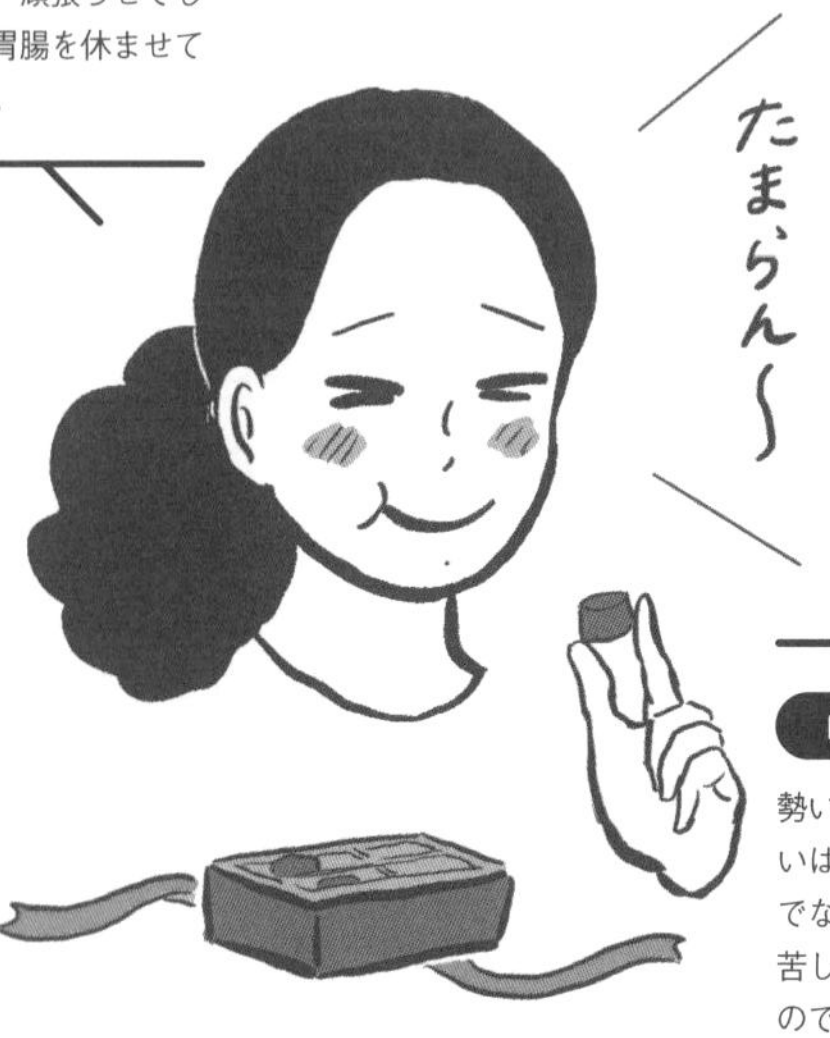

NG

勢いに任せたドカ食いは、胃もたれだけでなく罪悪感で心も苦しめることになるので注意。

我慢のぶんだけ反動がくる

排卵後〜月経前の食欲増進は、女性ホルモンの正常な働きととらえ、我慢しないで食べたいものを食べてOK。無理やり我慢した反動でドカ食いすることのほうが、よっぽどからだに悪影響です。甘いものが欲しくなったら高級チョコレートを1粒食べるなど、心を満足させる食べ方で乗りきりましょう。

排卵後〜月経前に食べ過ぎたぶんは、月経後に帳尻をあわせられるから大丈夫！ 月経後は食欲を抑えるエストロゲンが増え、痩せやすくなります。

対処法 3

黒い食材で代謝アップ

[黒い食材とその効果]

【効　果】

- 免疫力アップ
- 代謝アップ
- 血行促進
- 過食予防

【食　材】

- 黒ごま
- ひじき
- 昆布
- 玄米
- 黒糖
- 黒酢
- きくらげ
- わかめ
- 黒豆
- 全粒粉パン
- 十割そば

など

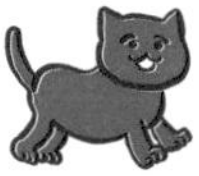

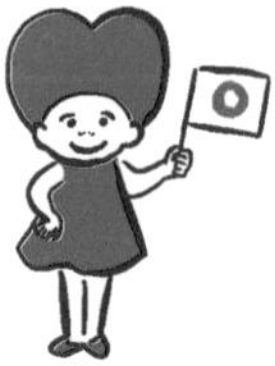
白ご飯を食べるときは
黒ごまをふりかけたり、
コンビニで買うパンを
全粒粉のパンに変えたり
してみてね

代謝をアップさせる黒い食材を食べましょう

食欲が増進する排卵後〜月経前は、からだの代謝を高める食材をとりましょう。おすすめは黒ごまや黒豆などの黒い色をした食材です。玄米や全粒粉パンなどの精製していない〝地黒〟な食材も◎。

黒い食材は豊富な食物繊維で腸内環境を整えてくれます。腸内環境が整うと、からだのすみずみまで栄養が行きわたり代謝が上がります。

代謝アップとともに体温や免疫力が上がり、食べても太りにくいからだになります。

＼からだのゆらぎ／
05
BODY SWING

むくみ

【原因】

排卵後～月経前には、プロゲステロンの働き（24ページ）でむくみが強く出ることがあります。それ以外には、運動不足や塩分のとり過ぎなど、生活習慣に原因があるとも考えられます。

【対処法】

① カリウムをとって余分な水分を流す
② 塩の代わりに酢を使う
③ ウォーキングをする

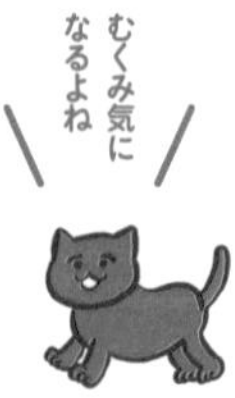

【ポイント】

月経前は女性ホルモンの働きで普段よりからだに水分がたまるため、女性なら誰でもむくみます。ただでさえ女性はポンプの働きをする筋力が弱いので、血行不良からむくみがち。日頃から適度な運動と塩分控えめの食事を心がけましょう。

対処法 1

カリウムをとって余分な水分を流す

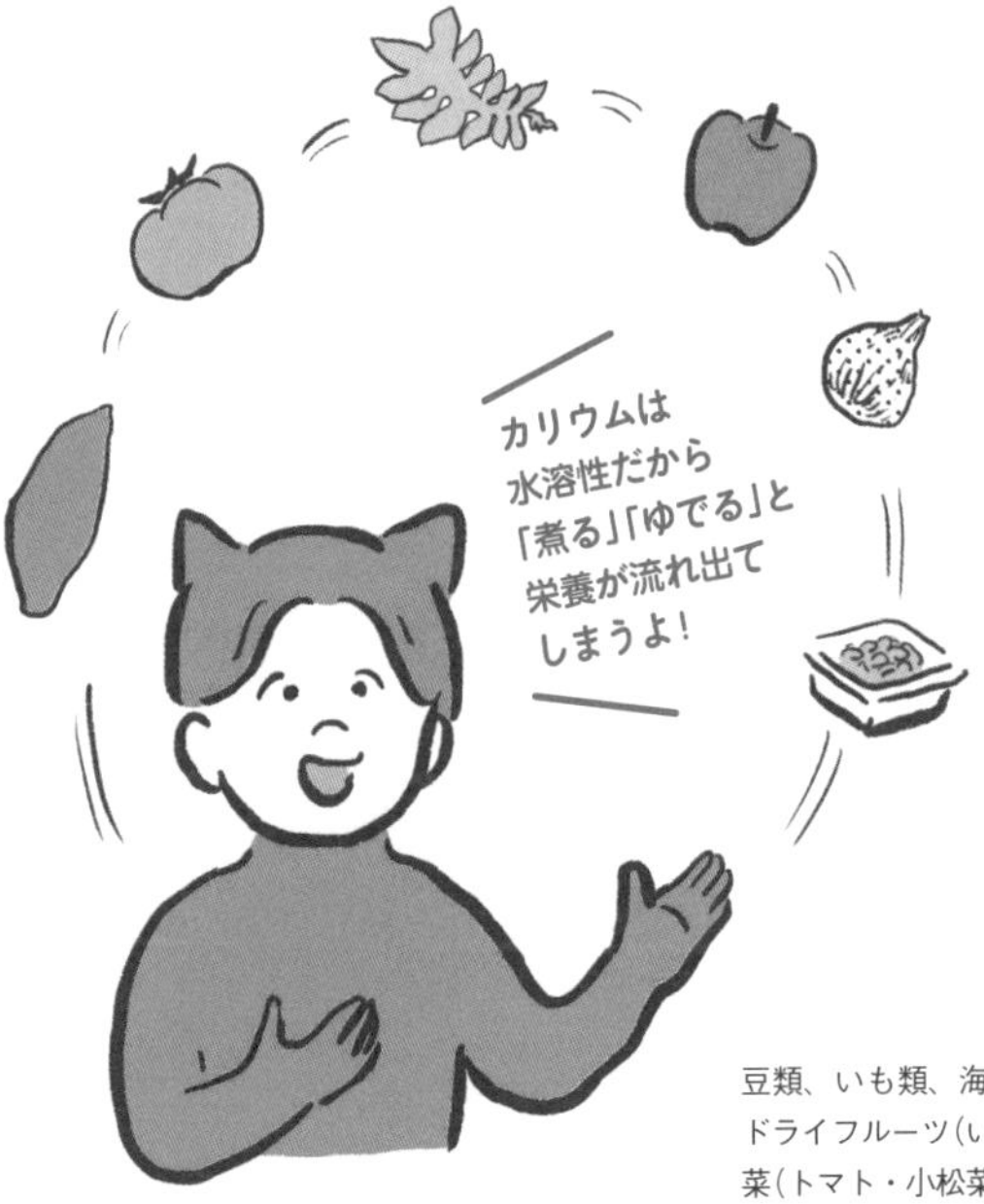
カリウムは
水溶性だから
「煮る」「ゆでる」と
栄養が流れ出て
しまうよ！

豆類、いも類、海藻類、果物、ドライフルーツ（いちじく）、野菜（トマト・小松菜）がおすすめ。

カリウムには利尿作用がある

からだがむくんでいると感じたときは、積極的にカリウムをとるようにしましょう。カリウムには利尿作用があるので、体内の余分な水分を尿としてからだの外へ出す働きがあります。

カリウムが豊富な食べ物は、小松菜、りんご、バナナなど。砂糖が控えめなものなら小豆のスイーツも◎。

カリウムは水に溶けやすいので、生食できるものはそのままで、調理するなら焼く、蒸す、レンジ加熱がおすすめ。

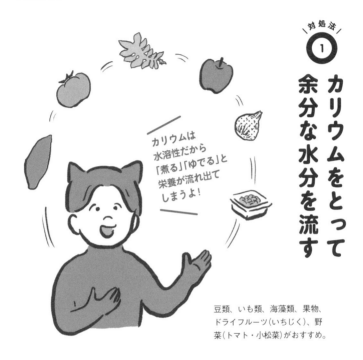

対処法

2

塩の代わりに酢を使う

［ 酢が合う食材は？ ］

塩やしょうゆを減らして酢（米酢、穀物酢、バルサミコ酢など）でおいしく減塩！

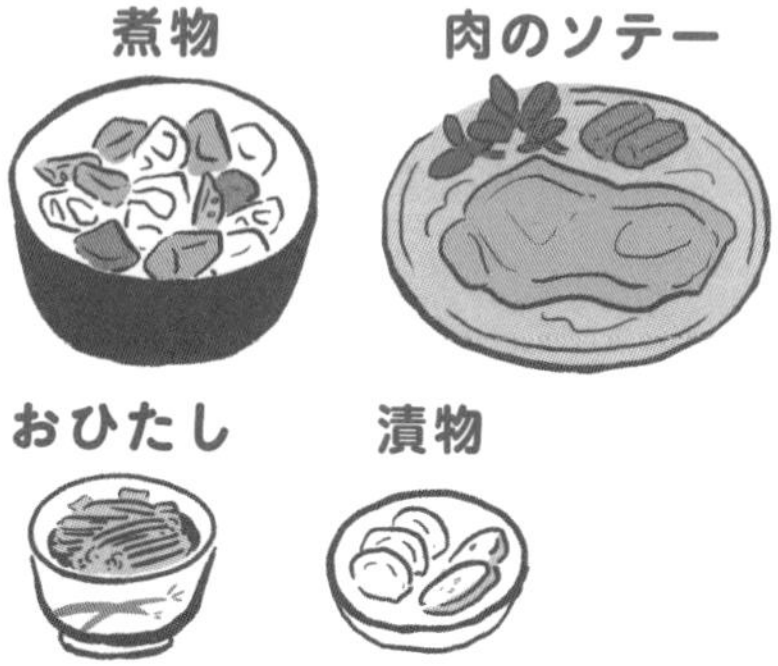

MINI COLUMN

ラーメン1杯は1日分の塩分

厚生労働省がすすめる女性の1日の塩分量は6.5g。これはラーメンをスープまで飲みきったときの塩分量とほぼおなじです。調味料、加工食品、パンなどにも隠れ塩分がたっぷり。現代人は気づかないうちに塩分をとり過ぎています。

塩やしょうゆを減らして お酢でむくみ解消！

私たちの食卓は塩分の多い食品であふれています。塩分はからだに水分を抱え込む性質があり、むくみにつながることもあるので、とり過ぎは要注意。

そこでおすすめなのが、塩やしょうゆの代わりに〝酢〟を使う減塩法。焼き魚には米酢、肉のソテーにはバルサミコ酢を仕上げにかけてみましょう。野菜は穀物酢で漬けてピクルスにすればドレッシング要らず。

お酢には腸内環境を整える作用もあるので、減塩しながらからだの代謝アップもできます。

対処法 3

ウォーキングをする

GOOD

スピードの目安は、隣の人とギリギリおしゃべりできるくらい。ちょっと息が上がるくらいがベスト！

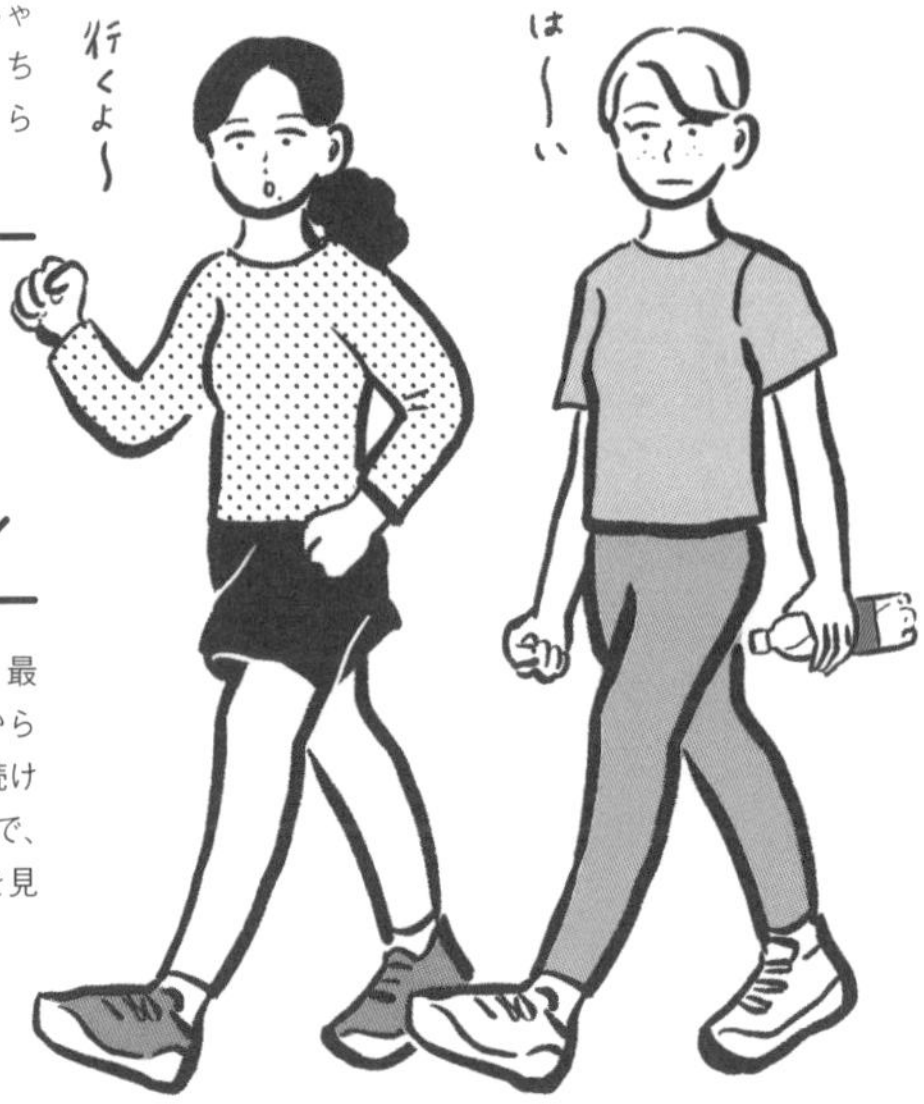

1日30分が理想。最初は週3日くらいから始めてみると◎。続けることが大事なので、無理のないペースを見つけて。

代謝が上がればむくみも改善される

運動不足で筋力が落ちていると、血液の循環が悪くなって代謝も下がります。代謝が下がると水分をからだの外に出す作用も弱まるため、顔や手足がむくみやすくなるのです。

手軽に始められる運動といえばウォーキング。少し息が上がるくらいのペースで、できればコースの途中に階段や坂道などを入れると◎。1日30分が理想です。10分×3回の細切れでもかまいません。会社帰りに1駅分歩いて帰るだけでもいいので地道に毎日続けましょう。

からだのゆらぎ 06 BODY SWING

肌の乾燥

【原因】

肌が乾燥するのは、コラーゲンを生成して肌の新陳代謝を促すエストロゲンが減ることが大きく影響しています。エストロゲンが減るとコラーゲンの生成も抑えられ、肌のハリや弾力が失われやすくなり、カサカサになります。

【対処法】

① 寝ても覚めても保湿に徹する

② からだの水分不足に注意

③ アロマオイルで肌を修復

【ポイント】

肌が乾燥しているときは、からだの内側・外側のどちらからも潤わせてあげましょう。水をしっかり飲み、洗顔後は十分に保湿を。化粧水は惜しまずたっぷり使えるものを選びましょう。

対処法 1

寝ても覚めても保湿に徹する

[保湿のポイント]

GOOD

化粧水はたっぷり使う。高価なものを少しずつ使うより、惜しみなく使える価格帯のものでケアしたほうが◎。

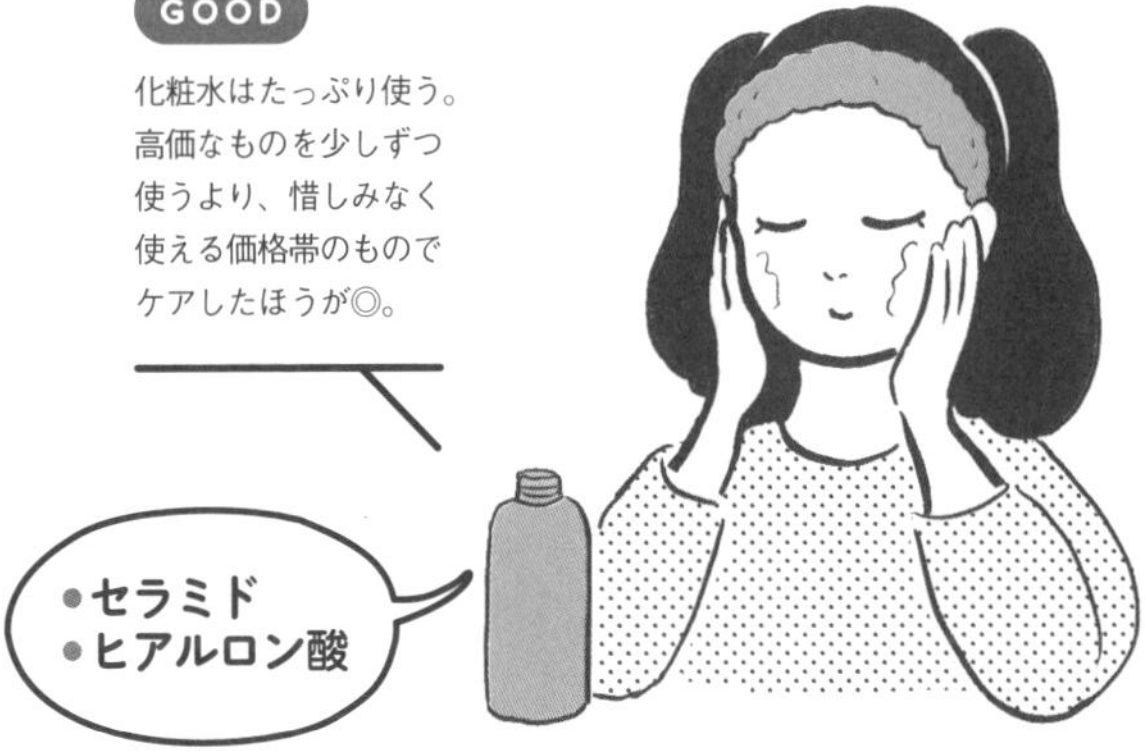

ポイント❶
やさしく洗う

ポイント❷
洗ったらすぐ保湿

ポイント❸
化粧水はたっぷり使う

肌のしっとりケアは若いうちから怠らず

若いうちは皮脂分泌が活発＝オイリー肌と勘違いして、スキンケアがあっさりしがち。でも実際は水分が足りない〝インナードライ〟になっていることも。

そして、お肌の曲がり角は思っているより早くやってくることを忘れずに。女性ホルモンのエストロゲンがピークを迎える20代以降、肌はどんどん干からびていきます。

セラミドやヒアルロン酸などが入った化粧水で、しっかり保湿しましょう。湯船に浸かりながらパックをするのもおすすめ。

対処法 2

からだの水分不足に注意

[インナードライのしくみ]

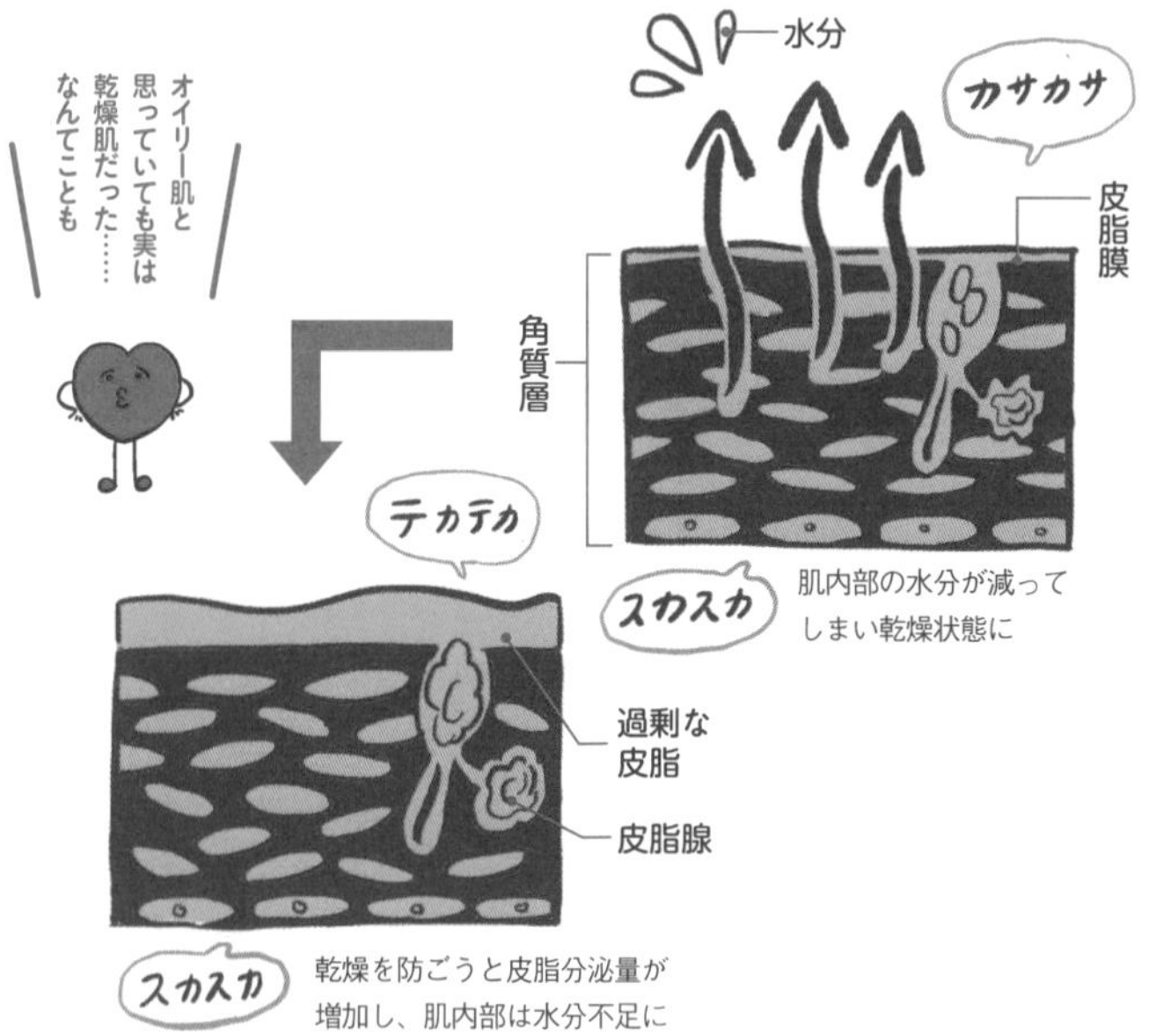

水分
カサカサ
皮脂膜
角質層
オイリー肌と思っていても実は乾燥肌だった……なんてことも
テカテカ
スカスカ
肌内部の水分が減ってしまい乾燥状態に
過剰な皮脂
皮脂腺
スカスカ
乾燥を防ごうと皮脂分泌量が増加し、肌内部は水分不足に

水をしっかり飲むと血行促進で肌も快調

体内の水分不足も肌が乾燥する原因の1つ。肌細胞の60%は水分でできていて、その肌細胞に栄養を送り込む血液をつくるためにも水分を必要としているからです。

水分が足りなくなると血液はドロドロになり、肌の新陳代謝を妨げます。

1日に必要な水分量は1.5〜2ℓ。その半分程度は普段の食事でとれているので、1ℓくらいは水を飲むようにしましょう。唇や目が乾いてきたら水分補給のサインだと思ってください。

対処法 3

アロマオイルで肌を修復

[肌にいいアロマ]

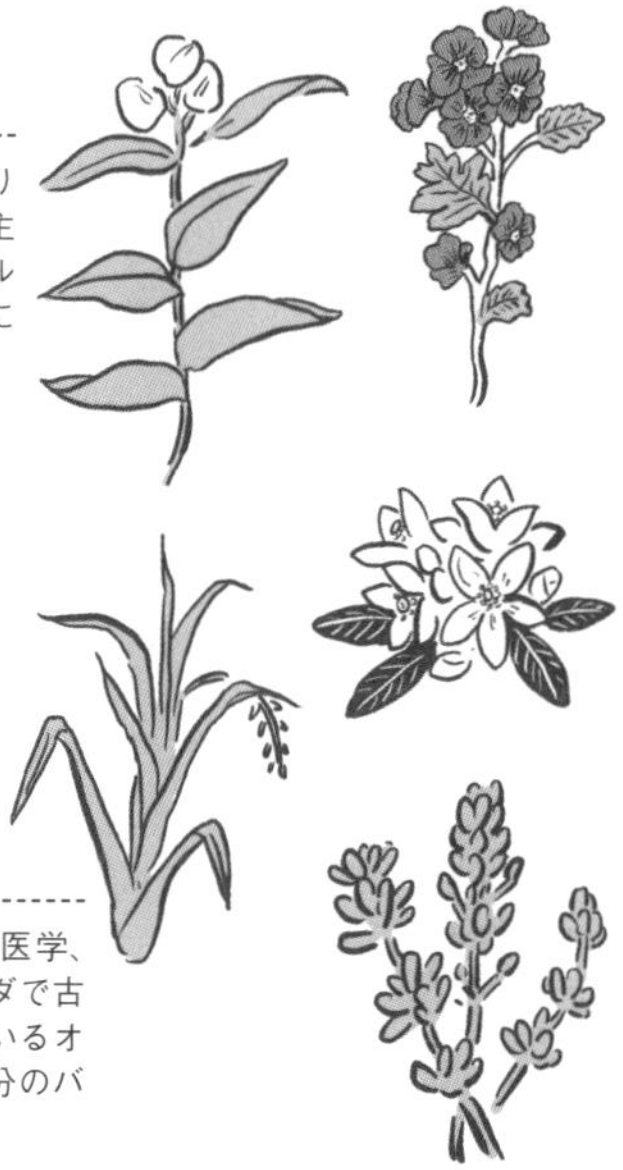

ローズウッド

バラのような香りがするオイル。主成分のリナロールが肌細胞を活発にする。

ゼラニウム

皮脂バランスを整え、肌に潤いを与える。アンチエイジングに重宝されるオイル。

ネロリ

ビターオレンジの花が原料のオイル。肌の新陳代謝を促すほか、肌を引き締める効果も。

パルマローザ

インドの伝統的医学、アーユルヴェーダで古くから使われているオイル。皮脂と水分のバランスを整える。

ラベンダー

抗炎症、消毒作用などがあり、乾燥で傷ついた肌を回復させる。

肌を修復する香りでフェイシャルケアを

乾燥でダメージを受けた肌には、細胞修復作用や保湿を高めてくれるアロマオイルを使ってみて。

細胞修復作用が期待できるのは、ラベンダー、ネロリ、ゼラニウムなど。

保湿作用が期待できるのは、ローズウッド、ネロリ、パルマローザなど。

お湯をはった洗面器にアロマオイルを1~3滴たらしてかき混ぜ、その蒸気に顔（目は閉じる）をあてましょう。香りを鼻から吸えば心もリラックス。

からだのゆらぎ 07 BODY SWING

シワ・たるみ

【原因】

若い人のシワは、紫外線、ストレス、疲労、月経期のエストロゲンの減少などが原因と考えられます（23ページ）。40代から肌にシワやたるみが一気に増えるのは、女性ホルモンそのものがどんどん減ることによる加齢現象です。

【対処法】

① 紫外線から身を守る

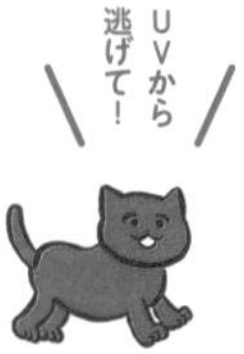

【ポイント】

30代までの初期老化による乾燥ジワは保湿することで改善の余地あり。40代になると本格的に刻み込まれるシワに。少しでも肌の老化を遅らせるために、紫外線をブロックする習慣をつけましょう。

対処法 1

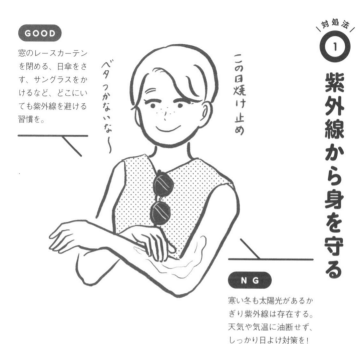

紫外線から身を守る

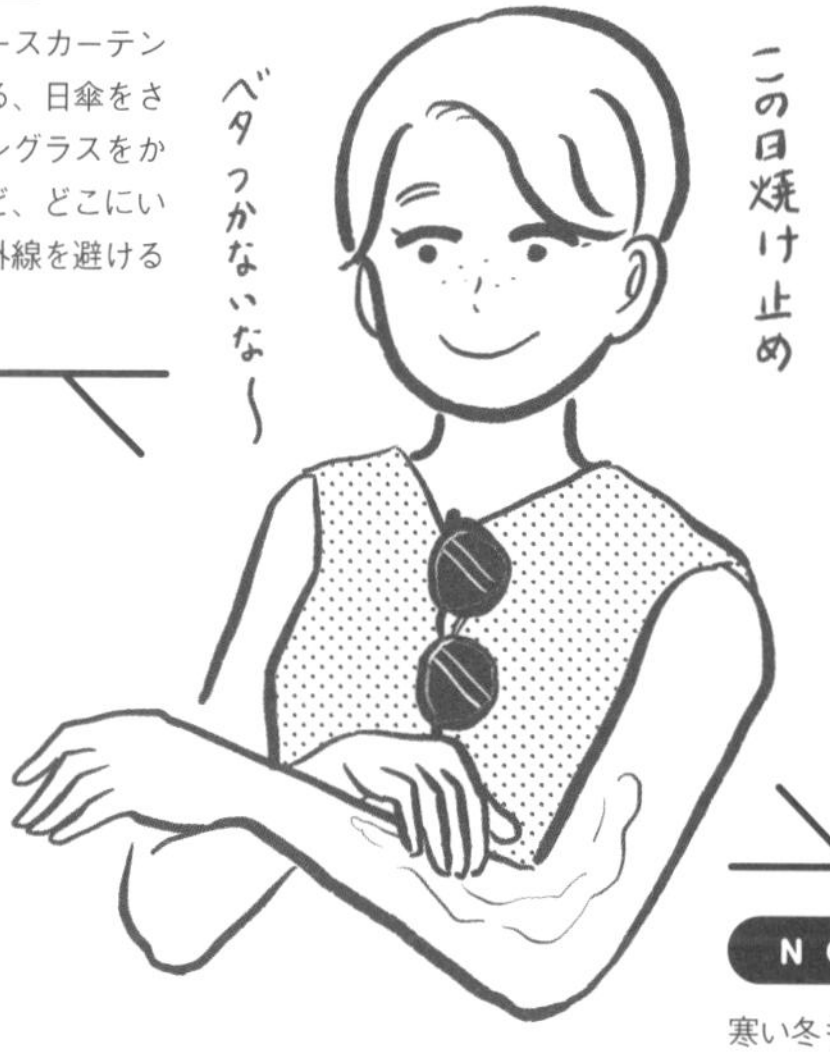

GOOD

窓のレースカーテンを閉める、日傘をさす、サングラスをかけるなど、どこにいても紫外線を避ける習慣を。

NG

寒い冬も太陽光があるかぎり紫外線は存在する。天気や気温に油断せず、しっかり日よけ対策を！

紫外線で発生する活性酸素が肌に悪い

紫外線を浴びた肌では※活性酸素が発生します。活性酸素は肌細胞にダメージを与え、それがシワやシミになるのです。活性酸素はストレスや疲労でも増えることがわかっています。

紫外線は肌に直接浴びていなくても、目から入ってくるだけで脳が反応し、シミをつくる命令を出してしまいます。外出時は日焼け止め＋サングラスで紫外線をブロックしましょう。室内でも窓があれば紫外線は入ってくるので、必ずカーテンを閉める＋日焼け止めがおすすめ。

※体内の細菌やウイルスを殺す酸素分子。増え過ぎると体内の正常な細胞も攻撃して壊してしまう。

からだのゆらぎ 08 BODY SWING

髪のパサつき

【原因】

髪をパサつかせる原因の1つが紫外線。髪は最も紫外線ダメージを受けやすいにもかかわらず、紫外線対策ができていない人がほとんど。紫外線ダメージを受けると髪のキューティクルが壊され、パサつきやすくなります。

【対処法】

① ドライヤーを正しく使う
② 髪をつくる栄養をとる
③ 頭皮マッサージで血行促進

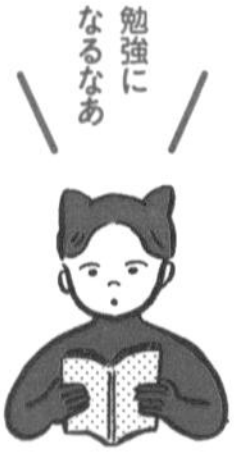

【ポイント】

美しい髪は女性らしさの象徴ともいうべきもの。髪のダメージやパサつきが目立つときはケアが必要です。ドライヤーの使い方に気をつけたり、食事に少し気を配ったりするだけで、美しい髪が手に入ります。

対処法 1

ドライヤーを正しく使う

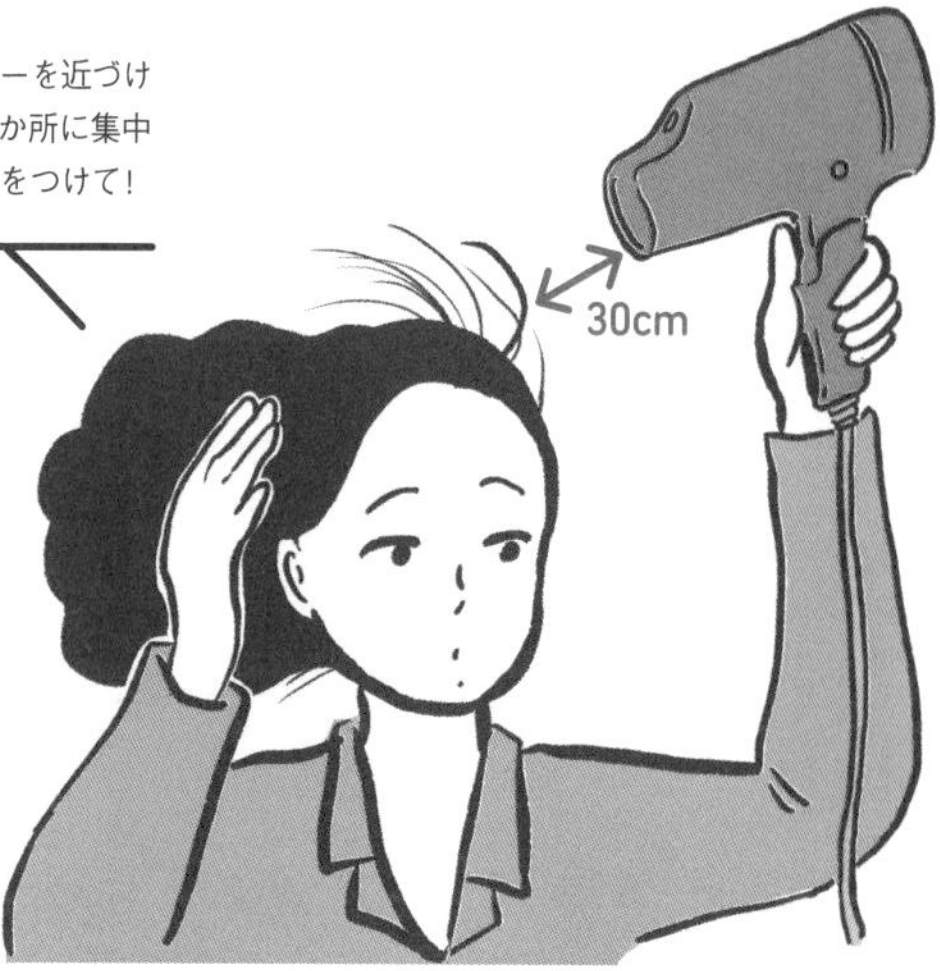

NG

頭皮にドライヤーを近づけ過ぎて、熱が1か所に集中しないように気をつけて！

GOOD

タオルドライで根元をしっかり乾かしておけば、ドライヤーで乾かす時間も短縮できる！

ドライヤーのコツは短く・遠く・全体に

お風呂上がり、髪を適当に乾かすと髪は傷み、パサつきの原因に。ドライヤーのあて過ぎで髪が摩擦によるダメージを受けたり、生乾きで雑菌が繁殖し、頭皮がかゆくなったり、ニオイがキツくなったり……。トラブルを避けるためにも、ドライヤーはきちんとあてましょう。

洗い終わったら、まずはしっかりタオルドライ。ドライヤーは髪から30センチ離して、全体に温風を行きわたらせます。ある程度乾いたら冷風にして、オーバーヒートを防ぎます。

対処法 2

髪をつくる栄養をとる

[必要なのは3つの栄養素]

たんぱく質 ＋ ミネラル ＋ ビタミン類

たんぱく質	ミネラル	ビタミン類
●肉	●貝類	●いも類
●魚	●海藻類	●果物
●卵	●ナッツ類	●緑黄色野菜
●乳製品	●豆類	●玄米

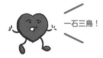

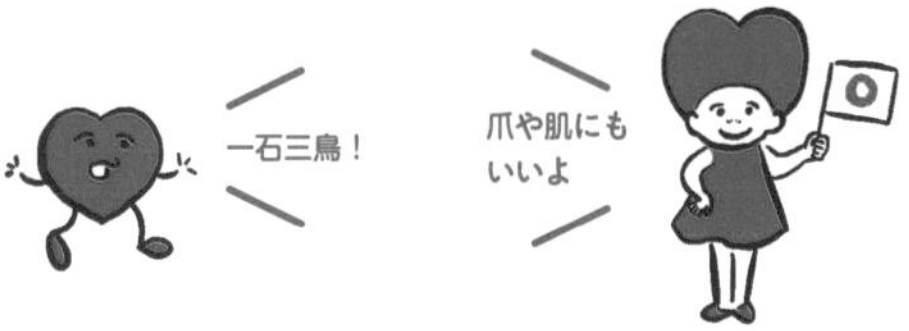

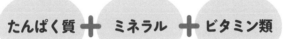

高たんぱくな食事で髪に栄養を与えよう

髪の主成分はケラチンというたんぱく質の一種。ケラチンが足りなくなると髪はパサつき、ハリツヤを失います。髪が伸びるのが遅いときもケラチン不足。

美しい髪は高たんぱくな食事でキープしましょう。たんぱく質は肉、魚、卵などに多く含まれます。**ただしたんぱく質だけではダメ。ミネラルやビタミンも一緒にとらないと、とったたんぱく質をケラチンに変えられないからです。**食事の際は肉か魚を必ずとりつつ、おやつにナッツを食べるなど工夫してみて。

対処法 3

頭皮マッサージで血行促進

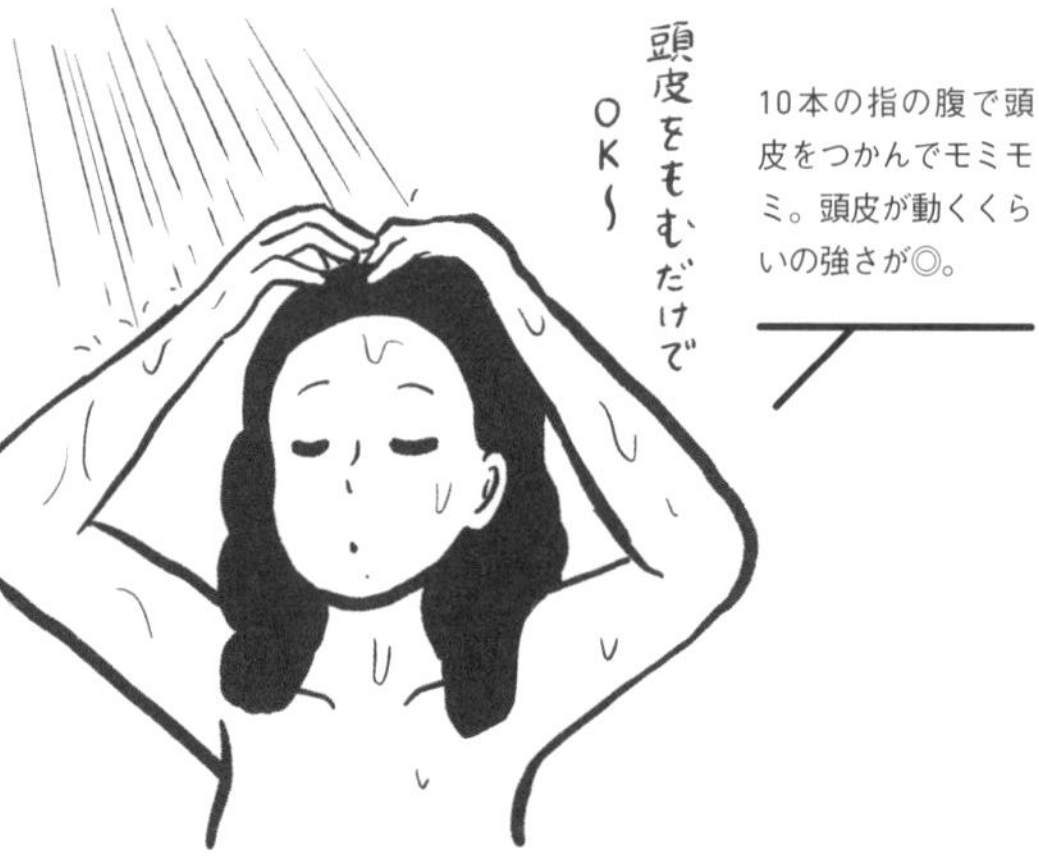
頭皮をもむだけでOK〜
10本の指の腹で頭皮をつかんでモミモミ。頭皮が動くくらいの強さが◎。

MINI COLUMN

ヘアカラーは月経後がいい？

肌が敏感になる月経前や月経期はカラーリングに不向き。カラー剤でかぶれやすくなります。ヘアカラーをするなら肌のバリア機能が高まる月経後がおすすめ！

頭皮の血行は髪のライフライン

建物も土台がしっかりしていれば、その上にあるものは安定します。頭皮が健やかであれば、ハリ、ツヤ、コシのある美しい髪が保たれます。

髪に元気がないときは、頭皮の血行が悪くなっていることが多いので、頭皮マッサージで血行促進をはかりましょう。

両手の指10本で頭皮をしっかりつかみ、頭皮を前後左右に動かします。つめは立てずに、指の腹で刺激を与えましょう。頭皮がやわらかくなっている入浴時に行うと効果的です。

からだのゆらぎ
09
BODY SWING

肌荒れ・吹き出物

【原因】

皮脂の分泌が盛んになる排卵後〜月経前は吹き出物ができやすくなります（23ページ）。また、ストレスも肌トラブルの要因。ストレスを受けると男性ホルモンが活発化して、皮脂の分泌が過剰になるからです。

【対処法】

① 動物性の脂を控える
② きれいの味方、ビタミンをとる
③ 発酵食品で内から美肌に

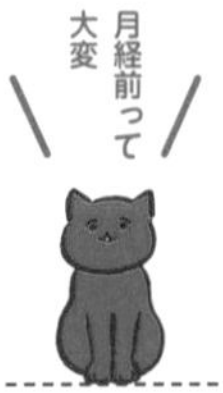

【ポイント】

吹き出物のケアは受診するドクターによって違いがあります。皮膚科に行けばビタミン剤や抗生剤を処方されるでしょう。婦人科では低用量ピル（150ページ）でホルモンバランス改善の根本治療が受けられます。

対処法 1

動物性の脂を控える

[動物性脂肪を多く含む食材]

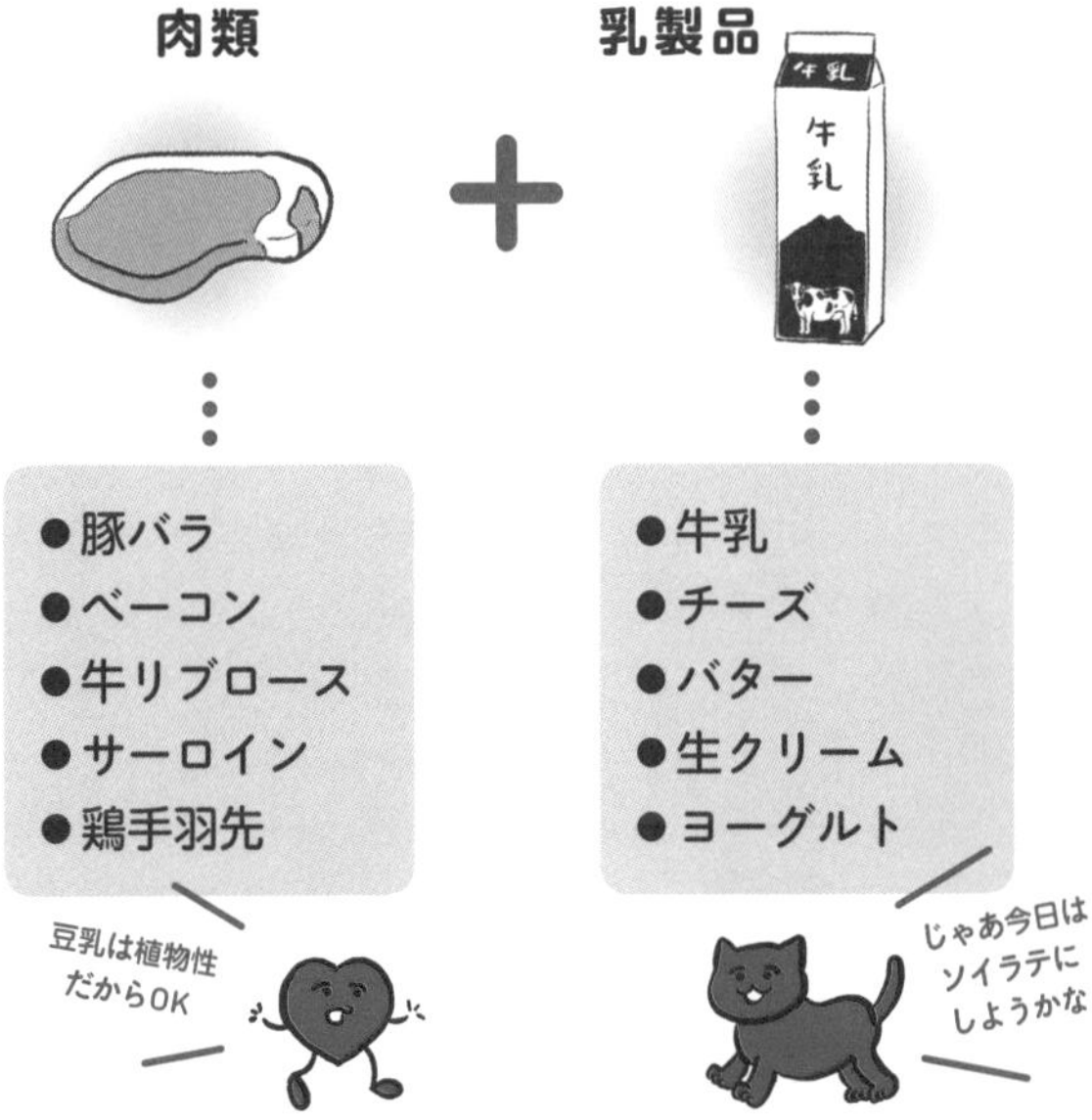
肉類
乳製品
牛乳
牛乳
●豚バラ
●ベーコン
●牛リブロース
●サーロイン
●鶏手羽先
●牛乳
●チーズ
●バター
●生クリーム
●ヨーグルト
豆乳は植物性だからOK
じゃあ今日はソイラテにしようかな

動物性脂肪のとりすぎはニキビのもと

プロゲステロンが活発になる排卵後〜月経前は、皮脂の分泌が増えて肌がベタつきます。人によっては毛穴が詰まって、大人でもニキビ(吹き出物)ができやすくなります。

この時期は肉や乳製品などの動物性脂肪を少し控えましょう。牛リブロース、サーロイン、豚バラ、牛乳、チーズ、バター、生クリームなどが動物性脂肪の多い食品です。

次ページで紹介するビタミンを多く含む食材や発酵食品を積極的にとりましょう。

対処法 2

きれいの味方、ビタミンをとる

[とりたいビタミンはこれ]

ビタミンC
- パプリカ
- キウイフルーツ
- ブロッコリー
- 菜の花
- イチゴ

＋

ビタミンB群
- 玄米
- 豚肉
- 納豆
- 乳製品
- レバー

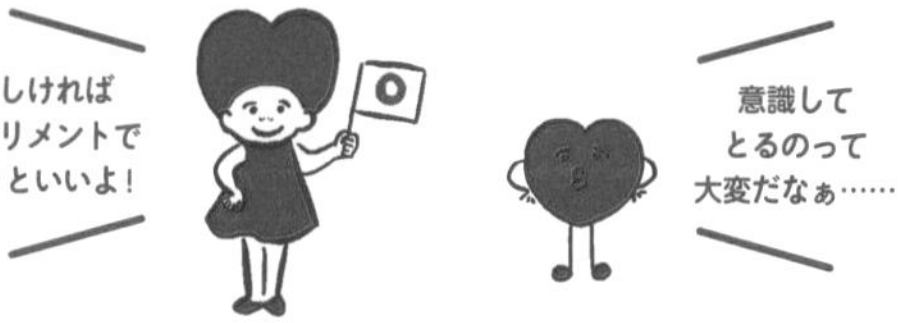
難しければ
サプリメントで
補うといいよ！
意識して
とるのって
大変だなぁ……

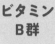

肌の代謝アップには ビタミンB群・Cが有効

お酒を飲んだりインスタント食品を食べる機会の多い人は常にビタミン不足。ビタミンは肌の生まれ変わりを助けてくれる大切な栄養素です。肌荒れが気になるときは意識してビタミンをとりましょう。

旬の野菜やフルーツに多く含まれるビタミンB群は、皮脂の分泌をコントロールしたり、肌のターンオーバー機能を高めてくれたりします。コラーゲンの生成を助ける働きのあるビタミンCと一緒にとると効果的です。

対処法 3

発酵食品で内から美肌に

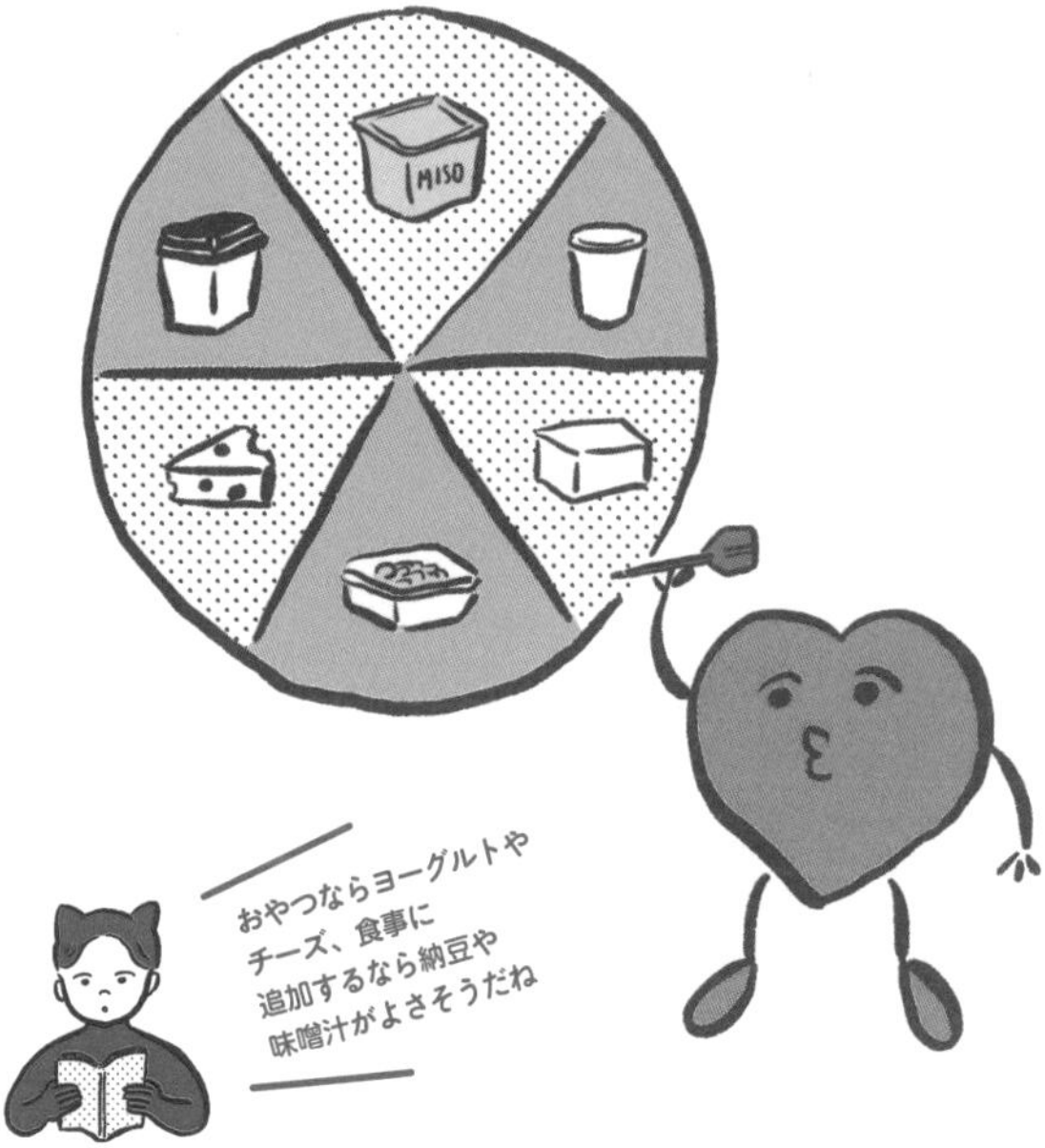
MISO
おやつならヨーグルトや
チーズ、食事に
追加するなら納豆や
味噌汁がよさそうだね

腸をきれいにすれば肌もきれいになる

美肌への近道は腸内環境を整えること。腸内がきれいになると栄養がしっかり吸収され、からだのすみずみまで栄養が行きわたり、肌の代謝もアップするからです。

腸内環境をよくする食材は、納豆、味噌、甘酒、ヨーグルト、チーズなどの発酵食品。これらに含まれる乳酸菌は腸内の善玉菌をイキイキさせるので、便秘、肌荒れ、吹き出物などの改善につながります。デトックス効果も高いので、ダイエットにもぴったりです。

からだのゆらぎ 10 BODY SWING

食欲不振

【原因】

まずは消化器系や甲状腺の病気がないかを疑いつつ、悩みごとがある、ストレスにさらされているなどメンタルの影響も考えましょう。からだが冷える月経期は胃腸の機能も停滞するので食欲が落ちる人もいます。

【対処法】

① 消化によいものを食べる

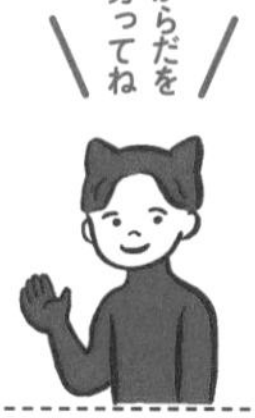

【ポイント】

月経前は食欲が増える人と減ってしまう人の両極端がみられます。月経前〜月経中に食欲が落ちても、月経が終わると食欲が元に戻るのであれば、女性ホルモンによるゆらぎなので心配する必要はありません。

対処法

1

消化によいものを食べる

GOOD

うどんやおかゆに、カットわかめ、ツナ、サラダチキンなどをトッピングしてみて!

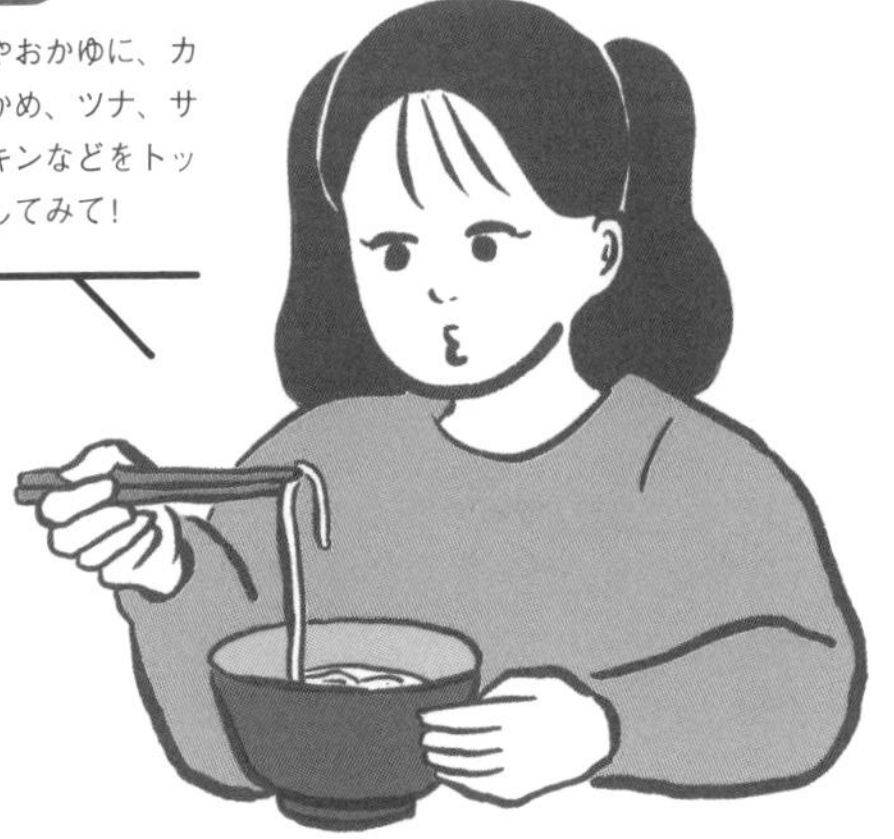

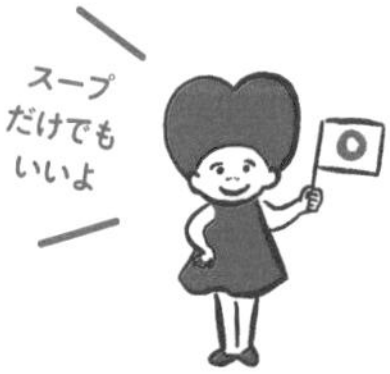

NG

辛いもの、酸っぱいもので食欲をわかせるのは、夏バテのときだけに。

食欲のわかないときは食べなくてもいい

食欲がわかないときは無理して食べる必要はありません。「3食必ず食べなくちゃいけない」なんてルールはないのです。自分の胃袋が食べ物を欲するまで待ってみましょう。ただし、水分補給だけは忘れずに。

食べなければいけない場合は、消化のいいものを選びましょう。うどんやおかゆをメインに、卵やサラダチキンなどのたんぱく質をプラスすると◎。

交感神経が過剰に働くことで食欲不振になることもあるので、なるべくリラックスを心がけて。

からだのゆらぎ 11 BODY SWING

頭痛

【原因】

長時間パソコンに向かうなどで目や首まわりの筋肉が緊張すると、血行不良から頭痛を引き起こします。セロトニンが急激に減少する月経前〜月経中にも、ズキンズキンと頭が痛みます（23ページ）。

【対処法】

① 光、匂い、音などの刺激を避けて安静に

② 凝り固まった筋肉をほぐす

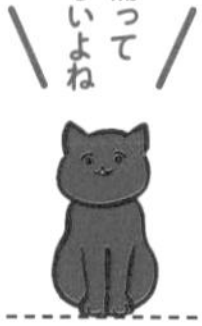

【ポイント】

頭痛には種類があります。なかには頭痛専門医でなければ治療できないものも。突然激しい頭痛が起きたり、しびれや発熱をともなう場合は急いで医師に相談しましょう。軽い頭痛なら我慢せず頭痛薬を飲んで。

その頭痛、どの頭痛？

女性に多い頭痛は片頭痛と筋緊張性頭痛の2つ。
どちらの頭痛なのかによって対処法は変わります。
まずはあなたを悩ませる頭痛の種類を知るところから始めてみて。

- □ 頭全体がしめつけられるように痛い
- □ 頭痛とともに目の疲れや全身のだるさを感じる
- □ 後頭部から首にかけて圧迫感がある
- □ 温めるとラクになる
- □ 動くと痛みが軽くなる

↓

筋緊張性頭痛

→P.79へ

- □ こめかみから目のあたりがズキズキと脈打つように痛い
- □ 頭痛とともに吐き気がしたり、胃がムカムカする
- □ 頭痛とともに光や音に敏感になる
- □ 冷やすとラクになる
- □ 動くと痛みが悪化する

↓

片頭痛

→P.78へ

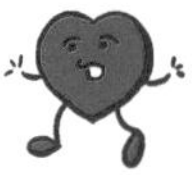

対処法 1

光、匂い、音などの刺激を避けて安静に

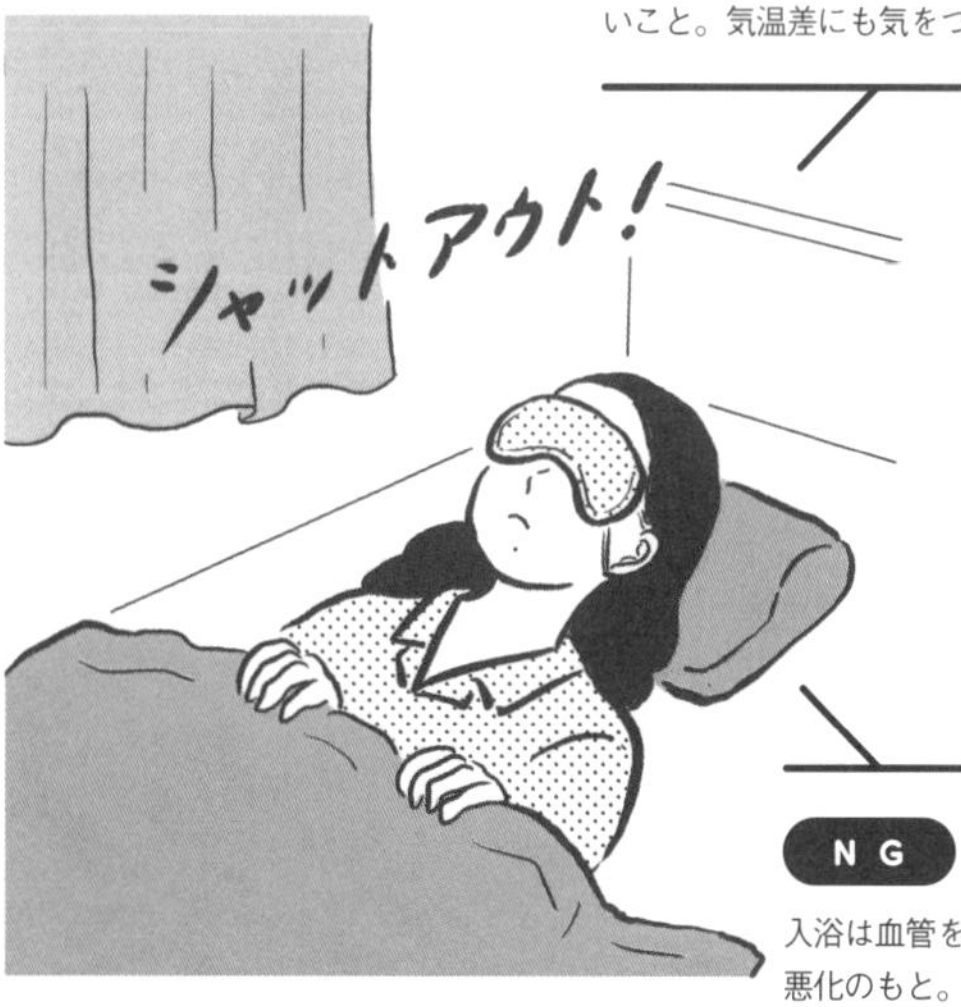

GOOD

光、匂い、音などの刺激を避けて、なるべくからだを動かさないこと。気温差にも気をつけて。

NG

入浴は血管を拡張させるので悪化のもと。おなじ理由で血行をよくするマッサージもNG。アルコールも控えて!

脈打つような痛みがあらゆる刺激で増幅

片頭痛は何らかの原因で脳の血管が拡張し、まわりの神経を圧迫することで起きます。女性の場合、セロトニンの急激な減少で血管が拡がる月経前〜月経期に起こりやすいです。

こめかみから目のあたりがズキズキと脈打つように痛むのが特徴。光や音などの刺激が痛みを増幅する場合も多いので、とにかく暗く静かな場所で安静に。

また、マグネシウムとビタミンB_2が足りないと片頭痛になりやすいので、ひじき、黒豆、レバー、卵などを食べて。

対処法 2

凝り固まった筋肉をほぐす

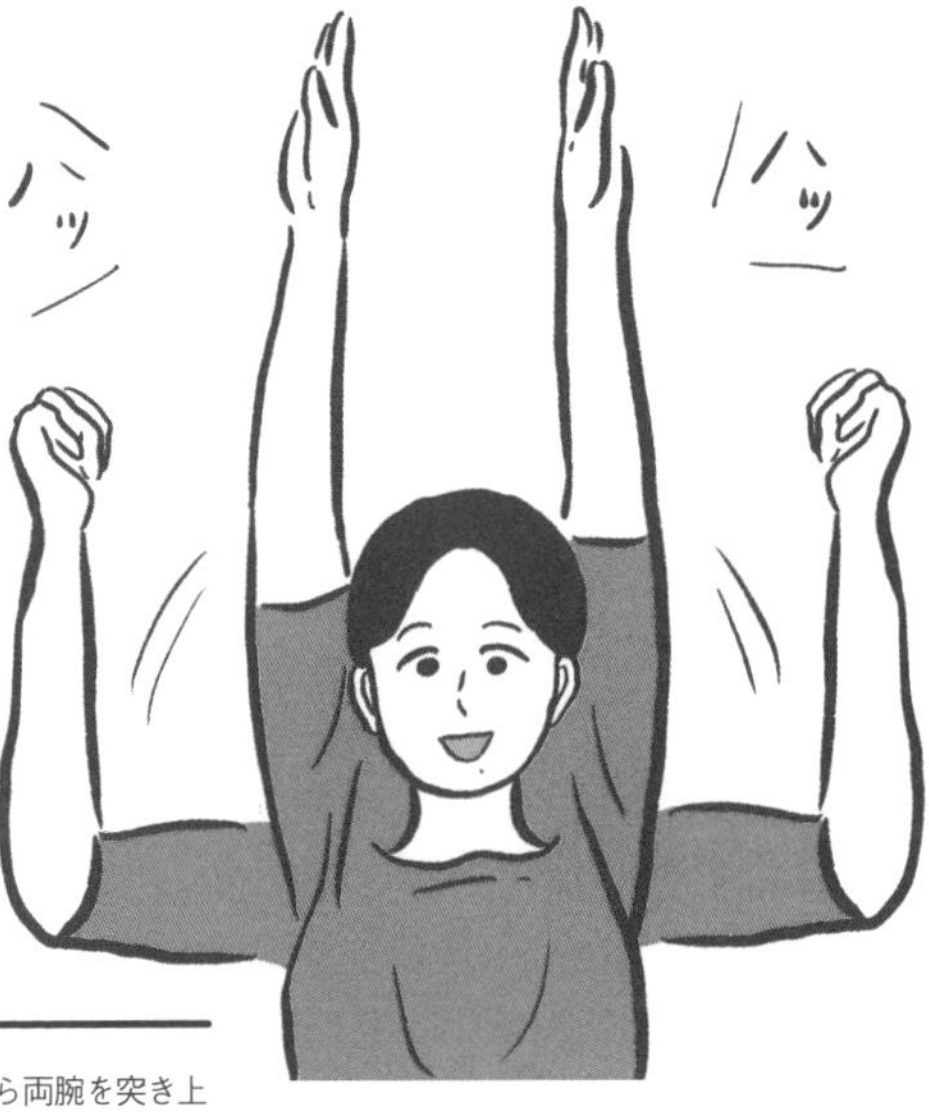

息を吸いながら両腕を突き上げ、「ハッ」と息を吐きながら90度曲げるように引き下げる。20回×2セット行う。

スマホなどによる目や肩の疲れが原因

筋緊張性頭痛は、運動不足やストレスで筋肉が緊張して血行が悪くなって起こります。長時間のパソコン作業やスマホ使用などで、目・首・肩が疲れたときに起こる〝にらめっこ頭痛〟です。筋緊張性頭痛をやわらげるには、凝り固まった筋肉をほぐすのが1番。ストレッチや体操で上半身を動かしましょう。

入浴やマッサージでからだを温めて、頭や首まわりの血行をよくするのもおすすめ。湯船に浸かりながら、頭皮マッサージ（69ページ）をしても◎。

からだのゆらぎ 12 BODY SWING

首・肩こり

【原因】

スマホやパソコンを長時間使い続けたり、おなじ動作をくり返したりすると、慢性的な首・肩こりが起こります。姿勢や動作に変化がないと特定の筋肉が固まってしまい、血行不良を招くからです。

【対処法】

1. **からだのクセを見直す**
2. **血行をよくする食材をとる**
3. **手足ぶらぶら体操をする**

【ポイント】

脚を組む、頬づえをつくなど、からだのクセや姿勢の悪さも影響します。血行が悪くなりやすい月経期に肩こりを感じる人も多いでしょう。同じ姿勢を続けない、適度にからだを動かすことを意識しましょう。

対処法 1

からだのクセを見直す

NG

スマホを持つ手やカバンの持ちグセなど、おなじ腕や肩ばかり使ってない？

NG

ひじをついたり、腕や脚を組んだり、無意識にいつもおなじ姿勢をとってない？

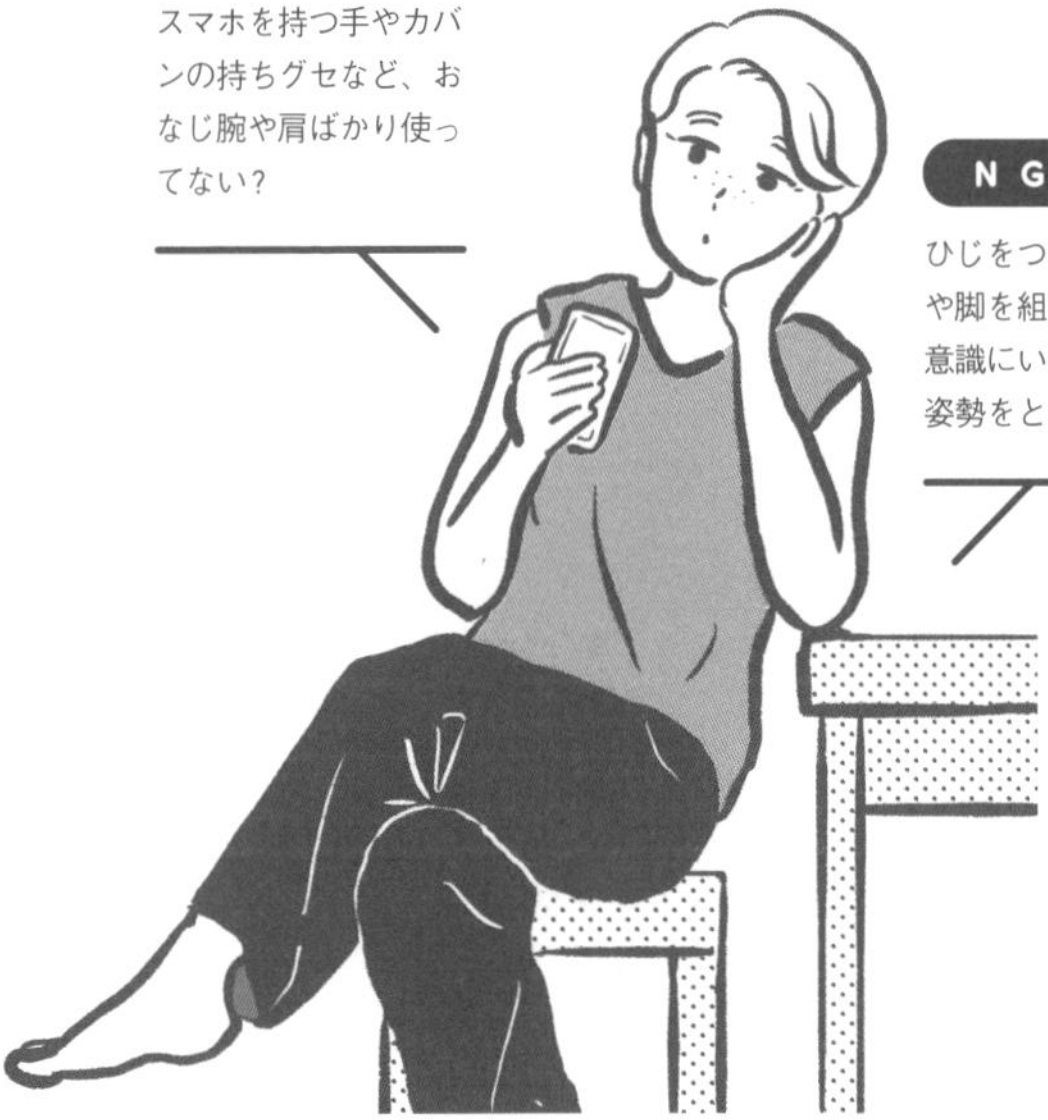

首・肩こりの多くはクセや習慣が原因！

〝こり〟とは、簡単にいうと筋肉が緊張して固まることで血行不良になっている状態です。

いつもおなじ姿勢でいると、特定の筋肉ばかり引っ張られ、それ以外の筋肉は縮んだままなので、血流が滞り、こりを招きやすくなります。

スマホを長時間使う、カバンをかける肩はいつもおなじ、脚を組んで仕事をする、頬づえをつく……。

そんな習慣やクセを見直せば、慢性的な首・肩こりも改善するでしょう。

対処法 2

血行をよくする食材をとる

香味野菜を食べて血行促進、こり撃退

からだが冷えやすい人は、首・肩こりもひどくなりやすい傾向にあります。

首・肩こりの症状があり、手足やからだが冷えているという人は、血行をよくする食材を食べてこりを改善しましょう。

血行促進効果が高いのは、玉ねぎ、ショウガ、にんにく、ねぎなどの香味野菜、ビタミンE豊富な緑黄色野菜（かぼちゃ、ブロッコリー、小松菜など）。特に玉ねぎ料理はおすすめ。血液もサラサラになります。

［ 簡単！ 玉ねぎの丸ごと煮 ］

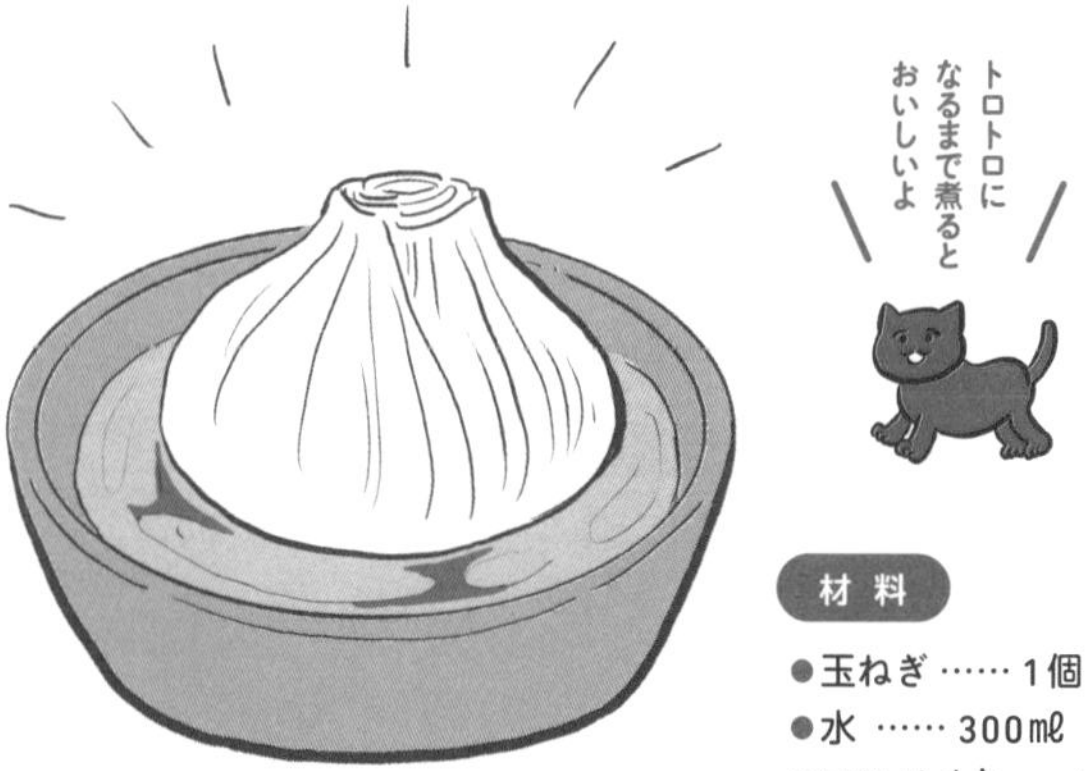

材料

- 玉ねぎ …… 1個
- 水 …… 300mℓ
- コンソメキューブ …… 1個

つくり方

1. 玉ねぎの皮をむいたらラップで包み、電子レンジ（600W）で5分加熱する。
2. 鍋に水とコンソメキューブを入れ、ひと煮たちしたら玉ねぎを入れて3分煮る。
3. お好みでベーコンを入れてもOK。

対処法 3

手足ぶらぶら体操をする

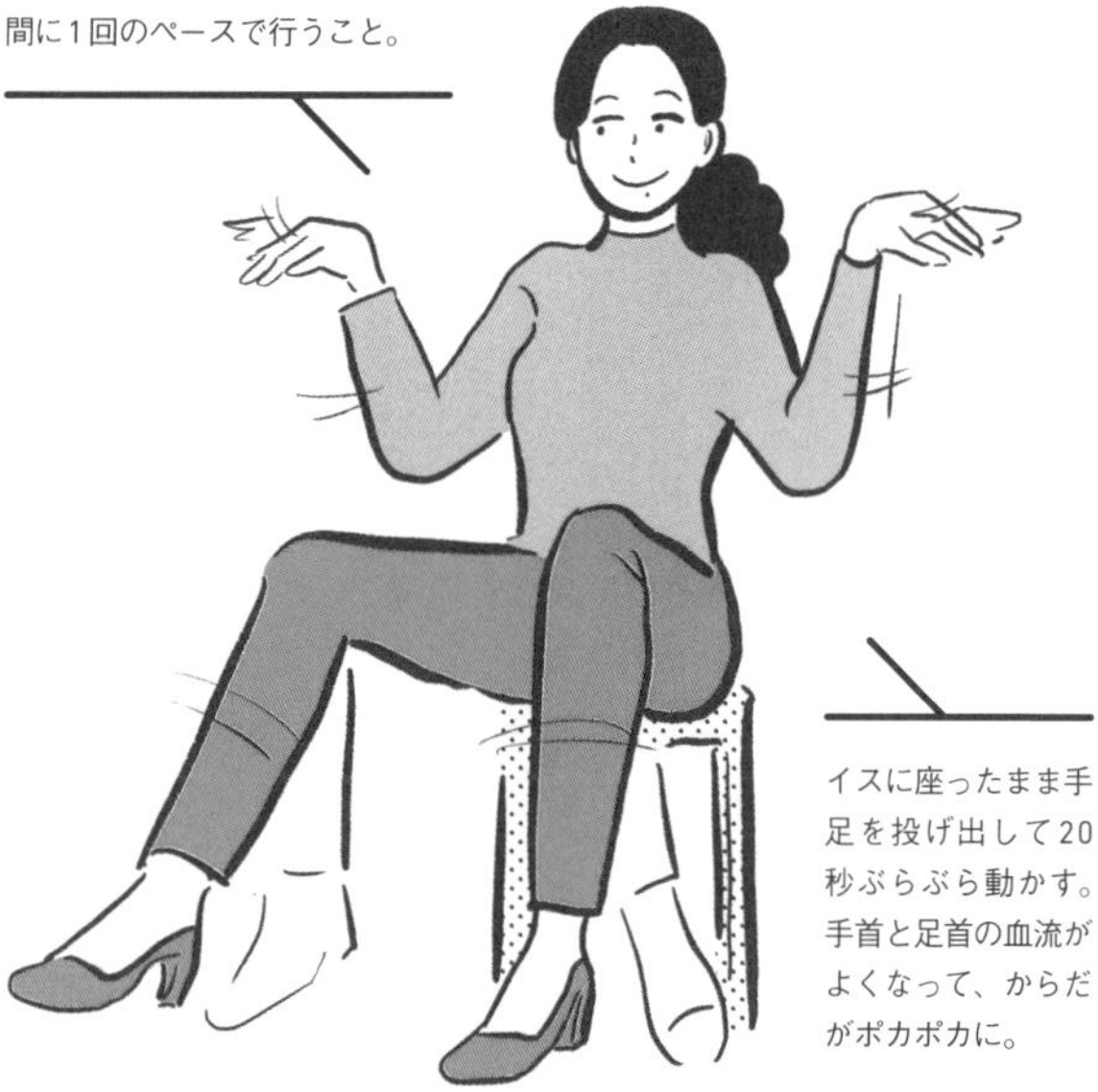
GOOD
腰をひねったり、腕を伸ばすだけでもOK! 気分転換をかねて1時間に1回のペースで行うこと。
イスに座ったまま手足を投げ出して20秒ぶらぶら動かす。手首と足首の血流がよくなって、からだがポカポカに。

必ず1時間に1回はからだを動かそう!

人は睡眠中に20～30回の寝返りを打ち、筋肉にかかる圧力を分散させて血流が滞らないようにしています。「ずっとおなじ姿勢でいてはいけない」という本能がそうさせるのです。

おなじ姿勢が何時間も続くと、首や肩のこりはもちろん、ひどい場合は静脈に血栓ができるエコノミー症候群になります。

デスクワークの人は、集中力が切れる1時間ごとを目安に、からだを動かして血流を促しましょう。伸びをしたり、腰をひねるだけでも効果があります。

からだのゆらぎ
13
BODY SWING

便秘・お腹の張り

［原因］

食生活、疲労、ストレス、運動不足、睡眠不足、冷えなど、便秘を引き起こす理由はさまざまですが、特に排卵後〜月経前に便秘になりがちに。プロゲステロンの分泌が高まって腸の※ぜん動運動が弱まるからです。

［対処法］

① 1日1回オイルを摂取する
② 発酵食品＋食物繊維で菌活する
③ ガス抜きポーズで張りをやわらげる
④ 便秘解消マッサージで便を押し出す

［ポイント］

ほとんどは生活習慣の改善によってケアできます。便秘薬を使用する場合はからだの負担になりにくいものを。ダイエットなどで過度に食事量を減らしたことで便意を感じにくくなっている可能性もあるので注意。

※消化した物を腸の中で移動させたり、便を体外へ排出させたりする働きのこと。

対処法 1

1日1回オイルを摂取する

GOOD

オリーブの名産地、小豆島では味噌汁やヨーグルトなどにもオリーブオイルをちょい足し！

朝のホットコーヒーにココナッツオイルやオリーブオイルを大さじ1杯入れてみて。

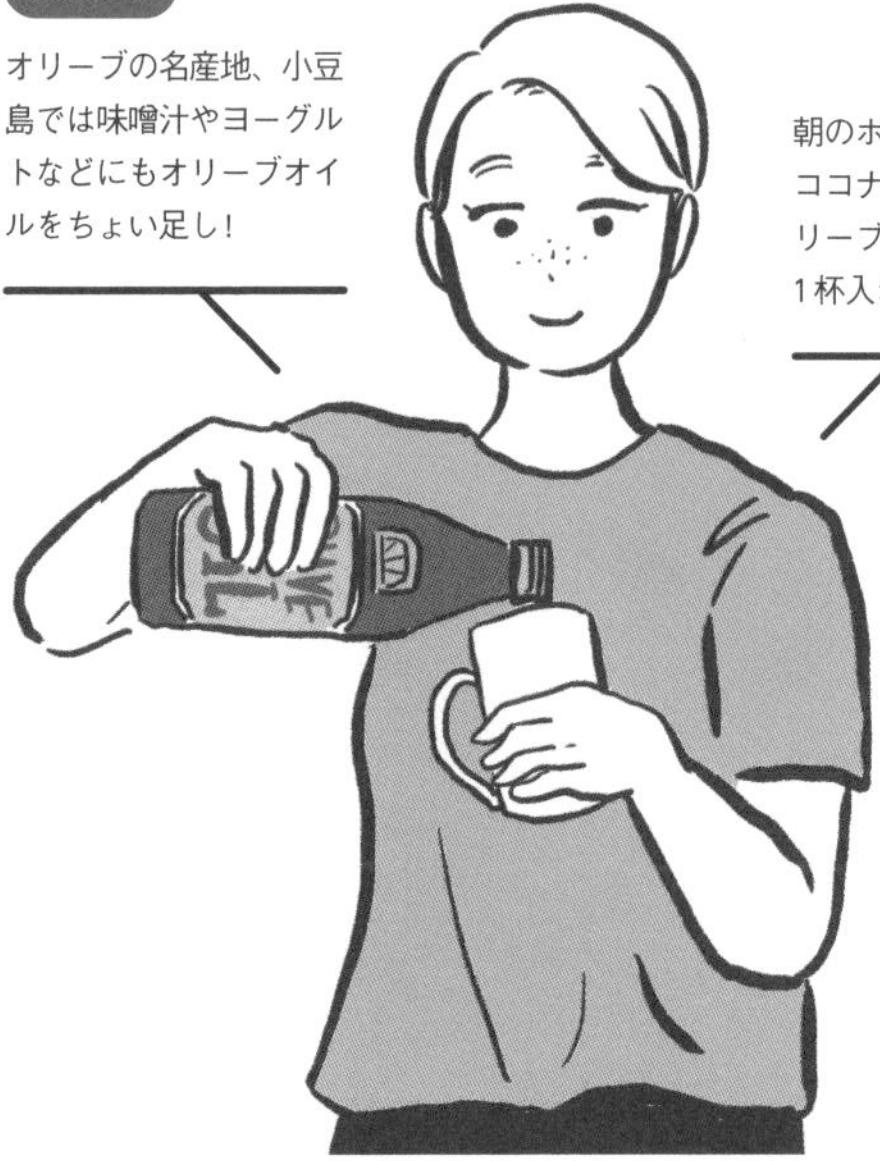

オイルは腸の中で便の滑りをよくする

水をたくさん飲むと便秘が改善されるとよくいいますが、医学的には怪しいところ。もちろん適度な水分補給は必要ですが、便秘解消ならオイルをとって腸の中の滑りをよくするほうが◎。

オリーブオイルに含まれるオレイン酸は小腸で吸収されにくく、大腸まで届いて排便を促します。ココナッツオイルのラウリン酸は腸内の悪玉菌を退治します。

ただし、カロリーオーバーに気をつけて。1日大さじ1～2杯を目安にしましょう。

対処法

2 発酵食品＋食物繊維で菌活する

［ 善玉菌を増やす食材 ］

食物繊維 ＋ **発酵食品**

食物繊維
- 穀類（玄米・麦など）
- 根菜類
- きのこ類
- 海藻類
- 豆類

発酵食品
- ヨーグルト
- チーズ
- ぬか漬け
- キムチ
- 味噌
- 納豆

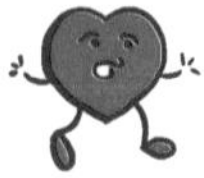

味噌汁に
根菜を入れても
よさそうだね

どちらもとることで
善玉菌の働きは
高まるよ

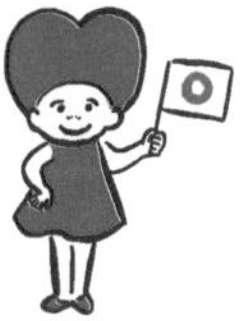

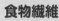

善玉菌を増やして便秘のない毎日に

善玉菌（乳酸菌、ビフィズス菌、麹菌など）を含む発酵食品、善玉菌のエサとなる食物繊維を多く含む食材、いずれも不足しがちな食材ですが、便秘を改善するにはとても有効です。

大豆発酵食品、乳製品、漬物などで善玉菌を積極的にとり、さらに根菜や海藻などの食物繊維を送り込んで、腸内の善玉菌に栄養を与えて増やす……。こうした〝菌活〟で腸内の細菌バランスが善玉菌優位になると、腸のぜん動運動が活発になり、自然な便意が戻ってきます。

対処法
3

ガス抜きポーズで張りをやわらげる

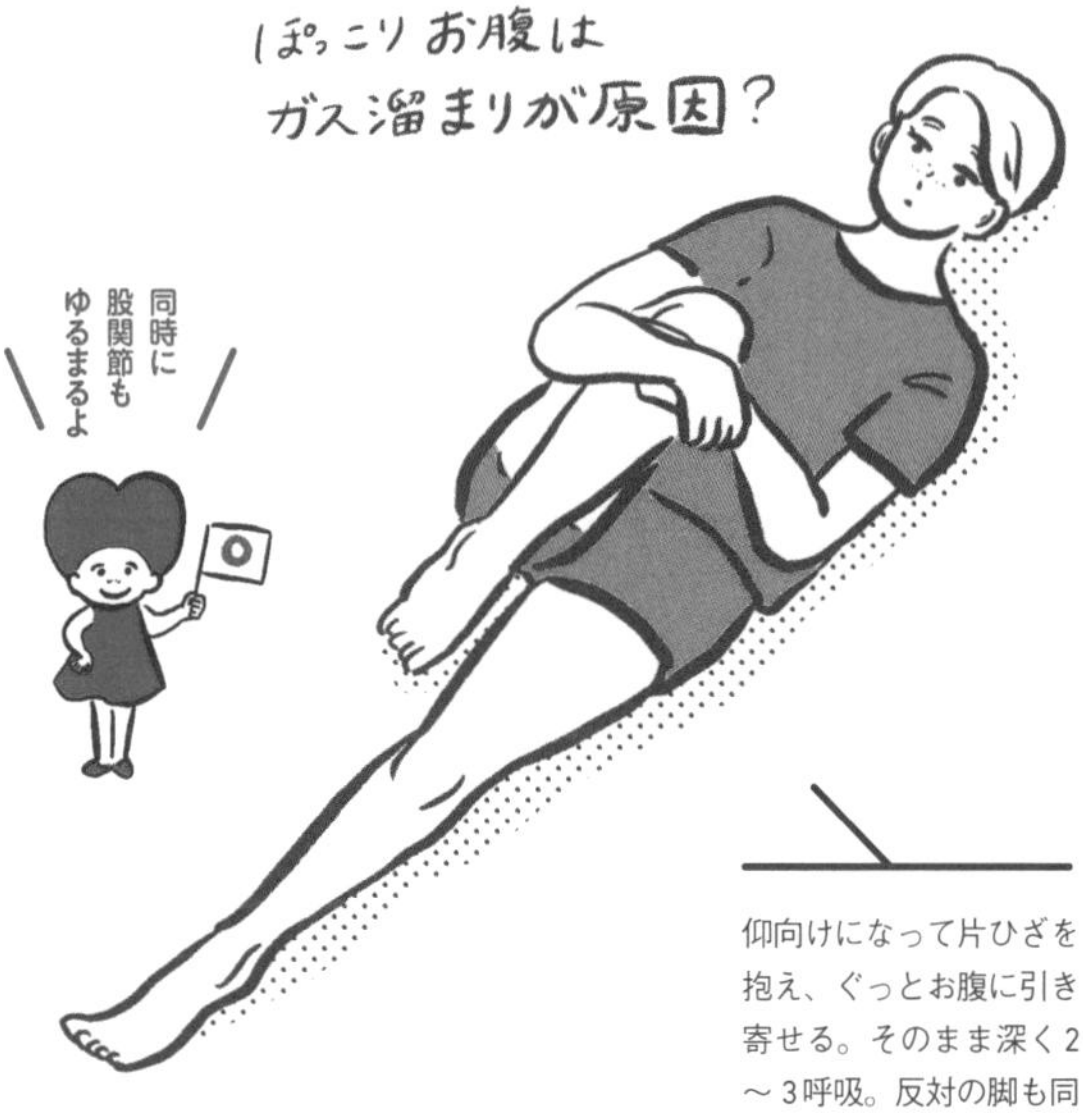
ぽっこりお腹は
ガス溜まりが原因？
同時に股関節もゆるまるよ

仰向けになって片ひざを抱え、ぐっとお腹に引き寄せる。そのまま深く2〜3呼吸。反対の脚も同じように。

お腹が張るときは肉より大豆を食べて

便秘じゃないのに、なんだかお腹が張って苦しい……。そんなときは腸内で増えた悪玉菌がガスを発生させているかも。

悪玉菌は肉や卵などの動物性たんぱく質をとり過ぎると増えてしまいます。おなじたんぱく質でも納豆や豆腐などの植物性たんぱく質はガスを発生しにくいので、肉を控えて大豆製品をとるように心がけて。

たまってしまったガスは、ガス抜きポーズでデトックスしましょう。腸が刺激されるので便秘改善にもおすすめ。

対処法 ❹

便秘解消マッサージで便を押し出す

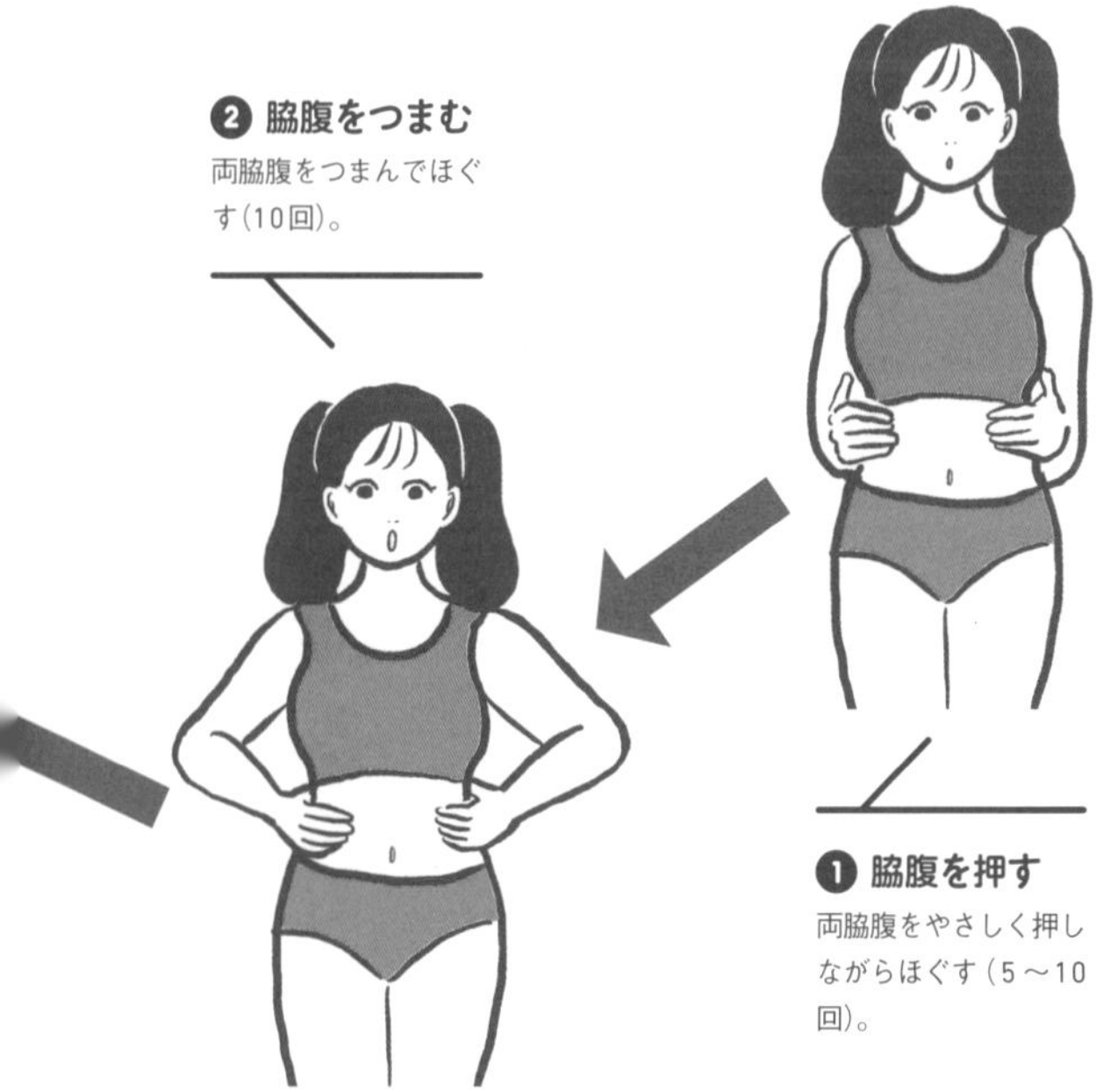

❶ **脇腹を押す**
両脇腹をやさしく押しながらほぐす（5～10回）。

❷ **脇腹をつまむ**
両脇腹をつまんでほぐす（10回）。

腸をもんで ぜん動運動を活発化

一刻も早くすっきりしたいなら、マッサージで大腸のぜん動運動を促してみましょう。

まずは、脇腹をやさしく押したり、ほぐしたり、つまんだりします。脇腹には「帯脈《たいみゃく》」という便秘に効くツボもあります。

次に、おへそのまわりや大腸のS状結腸がある左下腹部あたりに手を当てて、たまった便を直腸へ送り出すようにゆっくり動かします。さするというよりは、お腹の上から腸をもむイメージです。途中で痛みを感じたら、すぐにやめましょう。

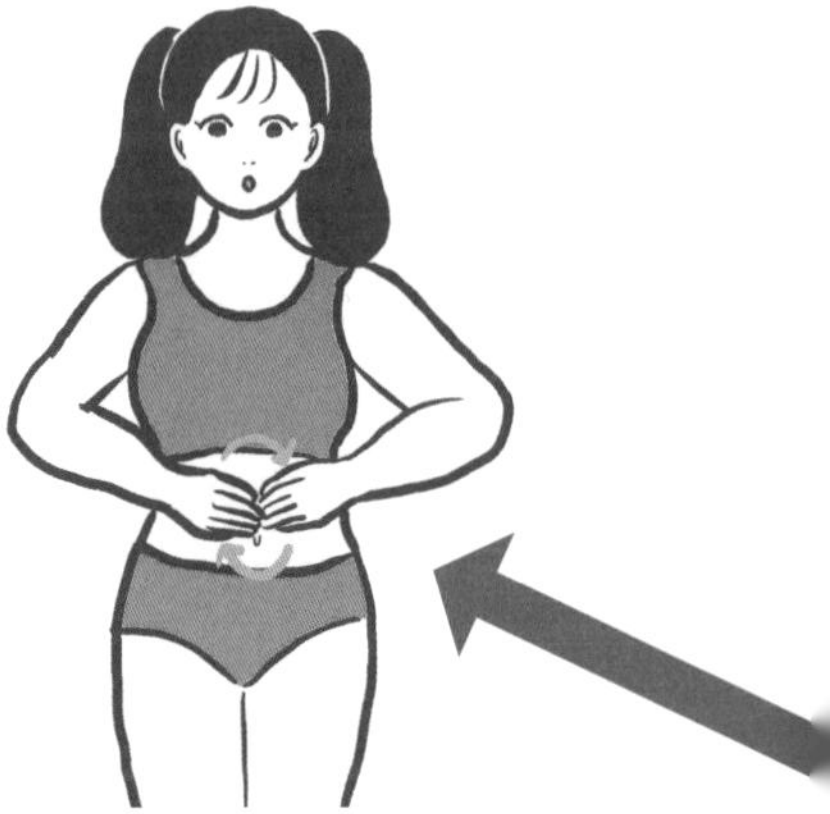

❸ 時計回りに お腹を押す

お腹に手を当てて、おへそを中心に時計回りに動かす(5回転)。

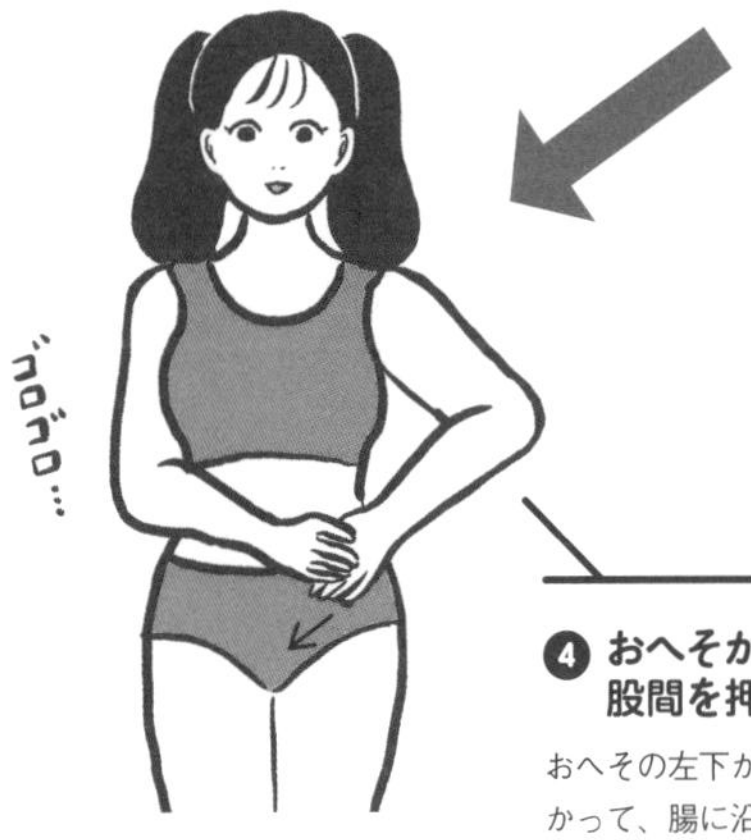

❹ おへそから 股間を押す

おへその左下から股間に向かって、腸に沿って便を押し出すイメージで手を動かす(2〜3回)。

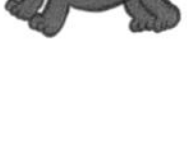

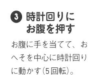

深呼吸しながら、
ゆっくり刺激を送ろう。
お腹が張って痛みがある
ときはやらないようにね

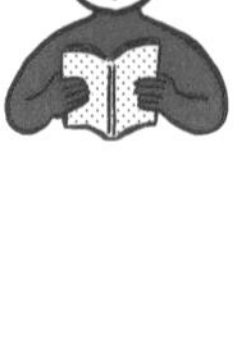

からだのゆらぎ
14
BODY SWING

腰痛

【原因】

悪い姿勢でいたり、長時間おなじ姿勢で腰に負担をかけたりすること、また、運動不足や冷えによる血行不良などが腰痛を招きます。女性ホルモンのゆらぎの症状としても、腰痛が起こることもあります。

【対処法】

① 冷えとり食材で腰痛にアプローチ

② 腰まわりの筋肉をゆるめる

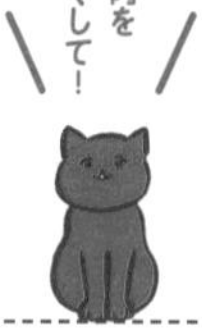

【ポイント】

まずは冷え、こりを疑ってみましょう。それ以外では子宮や卵巣の病気、腎臓の病気などが腰痛を起こす場合もあります。運動や食事で血行を促しても痛みがとれないときは、婦人科などで検査を受けましょう。

対処法 1

冷えとり食材で腰痛にアプローチ

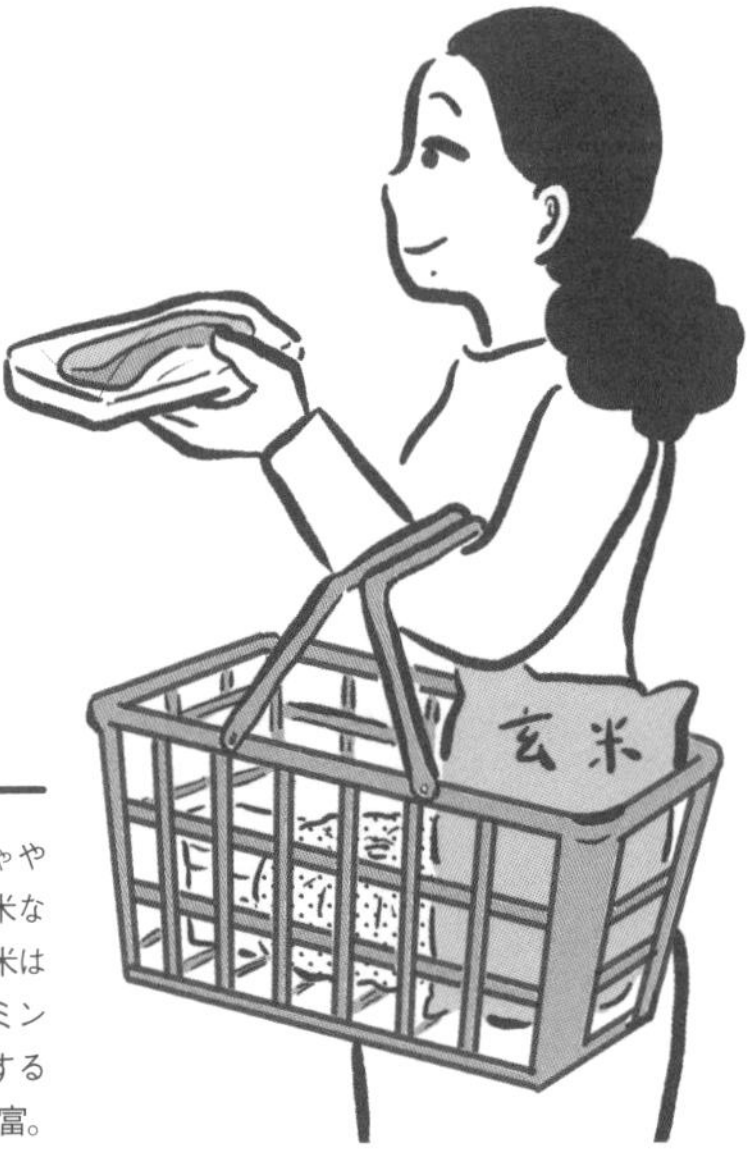

おすすめはかぼちゃや発酵食品、鮭、玄米など。鮭はEPA※、玄米は代謝を助けるビタミンB群、血行を促進するビタミンEなどが豊富。

※エイコサペンタエン酸の略。青魚に多く含まれ、血液をサラサラにする作用がある。

冷えからくる腰痛は“陽”の食材で改善

東洋医学ではからだを温めるものを“陽”、冷やすものを“陰”と区別して考えます。例外もありますが、地中で育つ・暖色系（赤、オレンジ、黄）・丸い・水分が少ない・発酵している、といった特徴の食材が陽とされています。

体温が下がる月経期は、冷えて腰痛が起こりやすいので陽の食材でからだを温めましょう。

カフェイン、夏野菜、南国フルーツなどは陰の食材でからだを冷やすので、この時期は避けたほうが無難です。

対処法

2

腰まわりの筋肉をゆるめる

無理のない筋トレを毎日続けて美姿勢に

壁に両足のかかとをピタッとつけて立ってみてください。後頭部・肩甲骨・お尻が壁に無理なくつきますか？ つかない人は姿勢が悪くなっているかも。

姿勢の悪さは万病のもと。簡単なエクササイズ&ストレッチを毎日続けて、正しい姿勢を取り戻しましょう。

骨盤とつながっている太ももに効くスクワットは、からだを支える体幹を鍛えられます。

固まった腰の筋肉を伸ばしてゆるめる猫のポーズは、腰の負担を軽減してくれます。

[ペットボトルスクワット]

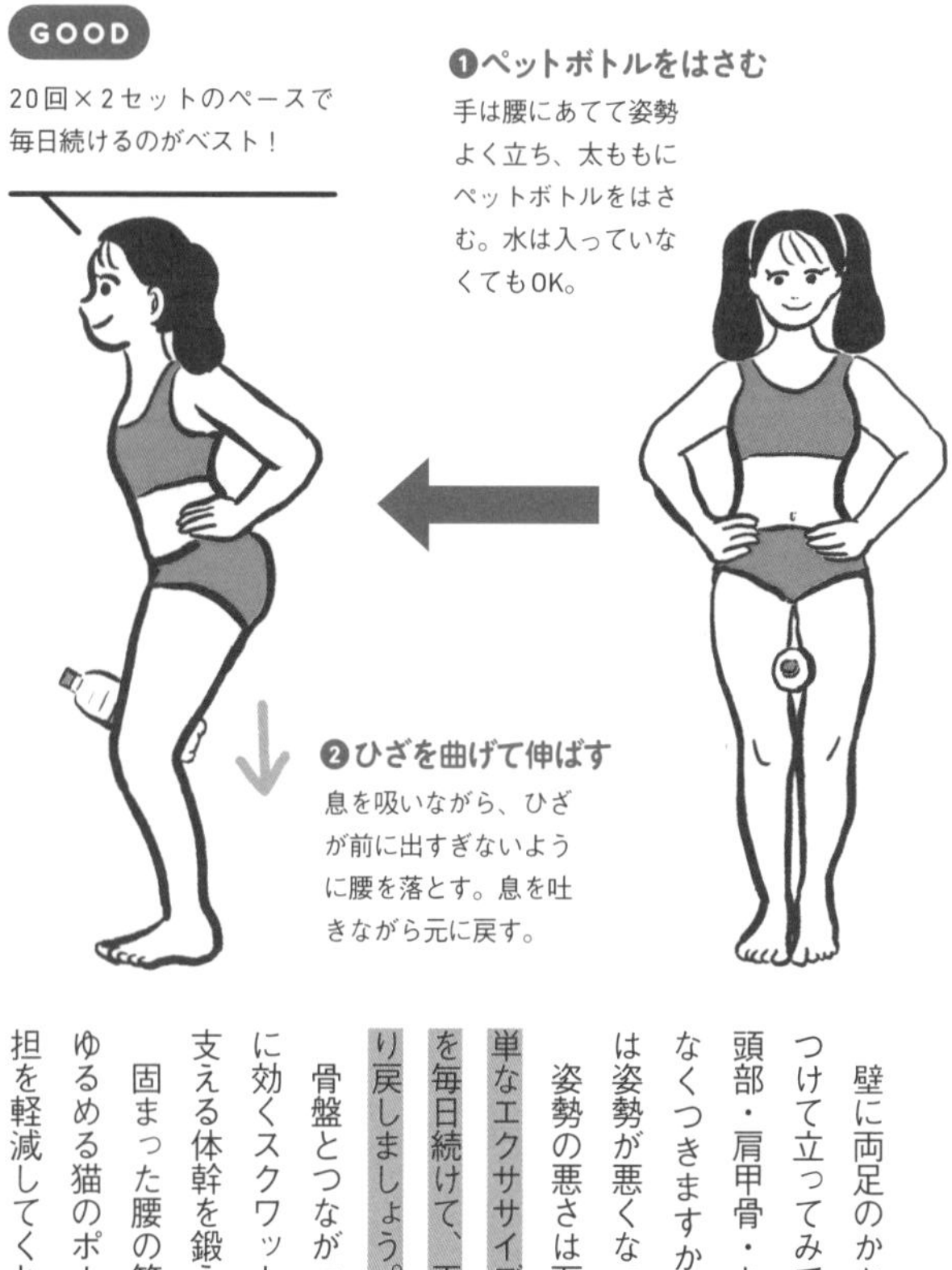
❶ペットボトルをはさむ
手は腰にあてて姿勢よく立ち、太ももにペットボトルをはさむ。水は入っていなくてもOK。
❷ひざを曲げて伸ばす
息を吸いながら、ひざが前に出すぎないように腰を落とす。息を吐きながら元に戻す。
GOOD
20回×2セットのペースで毎日続けるのがベスト！

[猫ポーズでストレッチ]

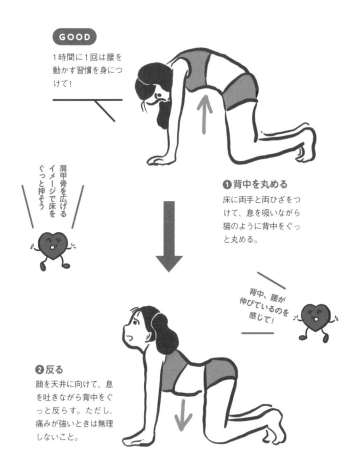

GOOD

1時間に1回は腰を動かす習慣を身につけて！

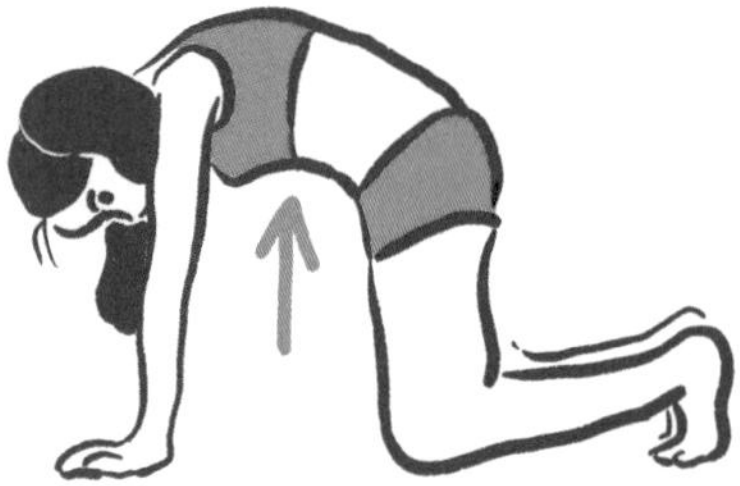

肩甲骨を広げるイメージで床をぐっと押そう

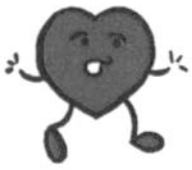

❶背中を丸める

床に両手と両ひざをつけて、息を吸いながら猫のように背中をぐっと丸める。

背中、腰が伸びているのを感じて！

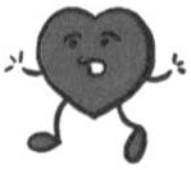

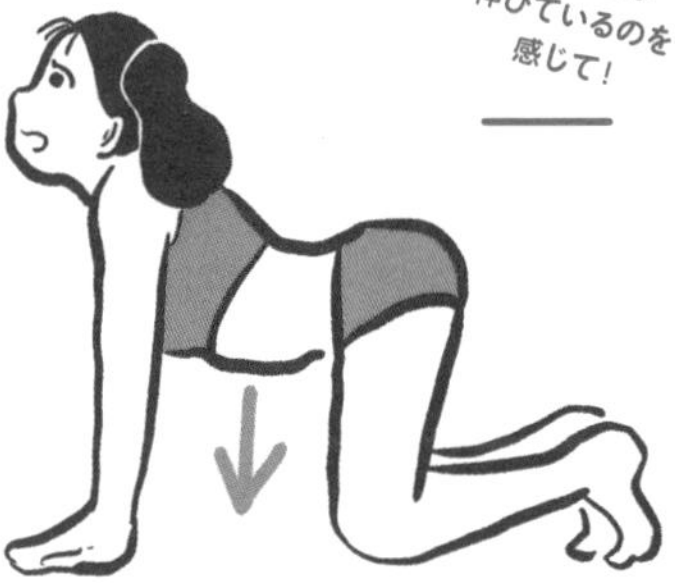

❷反る

顔を天井に向けて、息を吐きながら背中をぐっと反らす。ただし、痛みが強いときは無理しないこと。

漢方体験記

LET'S TRY!

漢方ってどんな診察をするの？ 素朴な疑問でいっぱいの漢方ビギナーを代表してホナミさんが体験！

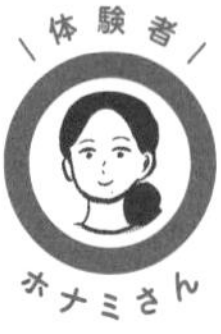
体験者
ホナミさん

PMSが年々ひどくなるので漢方内科に相談してみました。先生いわく、漢方はPMSの諸症状に細かく対処できるのでおすすめとのこと。体質と体調にあわせた漢方薬を数か月飲み続けながら、ゆっくり改善させていくことに。半信半疑で始めた漢方ですが、少しずつ症状が落ち着くのを感じています。

CHECK

［飲んだ漢方は？］

加《か》味《み》逍《しょう》遙《よう》散《さん》

ストレスで疲れた心とからだによく効きます。血行をよくして月経不順、めまい、頭痛などもやわらげてくれます。

［服薬期間］

1か月

分包されたものを1日3回、食前や食間にぬるま湯で飲みました。胃が空っぽのときに飲むと生薬の効果が高まるそうです。

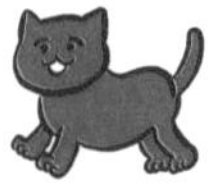
漢方診療は
〝四診〟で
原因を探るよ

［かかった費用は？］

月2,000円程度（保険適用）

［四診］

● **望診**
体型、姿勢、歩き方、顔色、肌や舌の状態など外見を観察されます。

● **聞診**
声の調子、体臭や口臭、咳などをチェックされます。

● **問診**
症状、食欲、生活習慣などについて質問されます。

● **切診**
脈拍の速さやお腹の張り具合を触診で調べてくれます。

| EPISODE.03 |

こころのゆらぎ

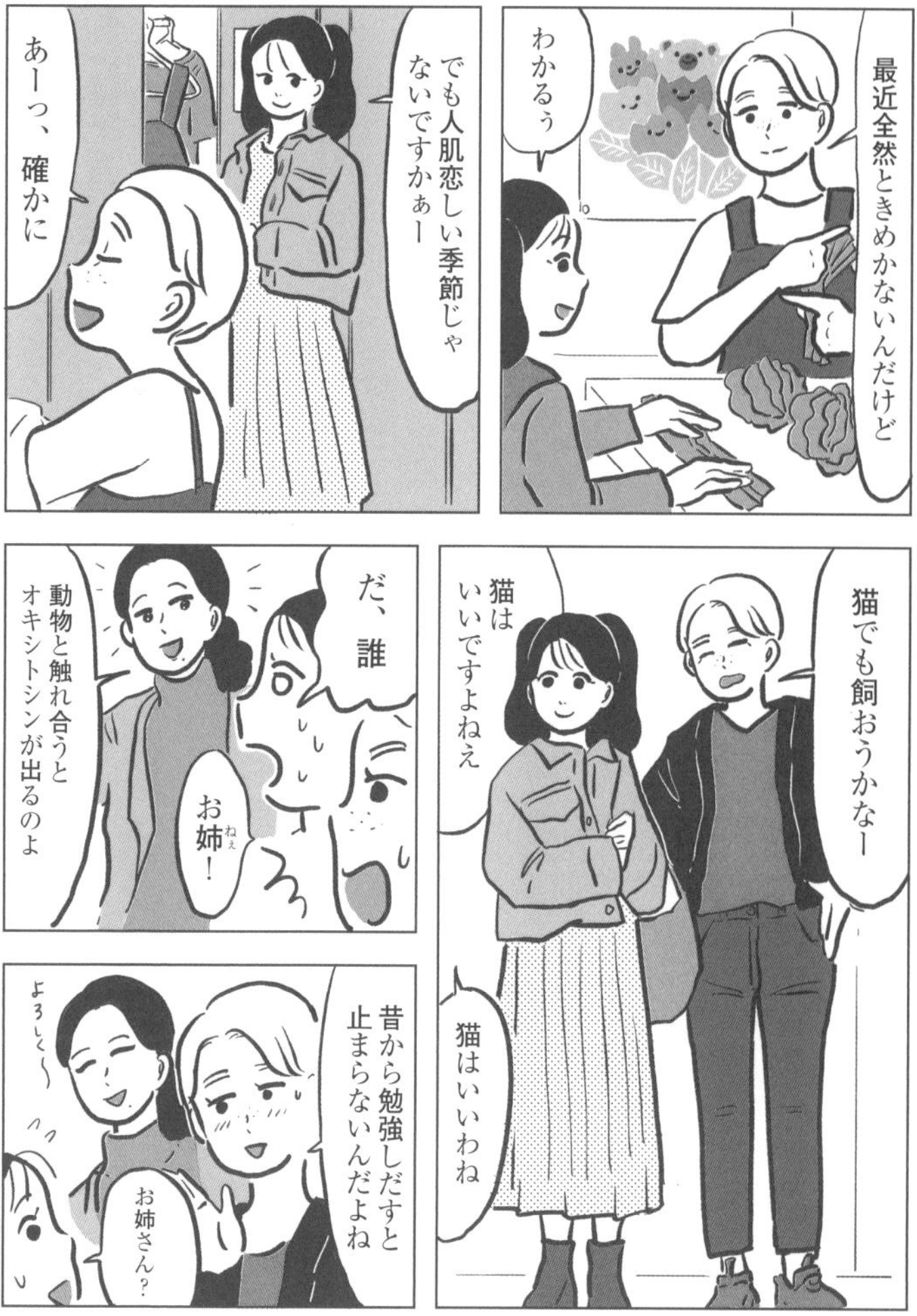
最近全然ときめかないんだけど
わかるぅ
でも人肌恋しい季節じゃないですかぁー
あーっ、確かに
猫でも飼おうかなー
猫はいいですよねえ
猫はいいわね
だ、誰
動物と触れ合うとオキシトシンが出るのよ
お姉《ねえ》!
昔から勉強しだすと止まらないんだよね
お姉さん?
よろしく〜

MIND

こころのゆらぎ

SWING

女性ホルモンの波と心のゆらぎの関係

女性ホルモンの波に乗り、心はまるでジェットコースター

女性ホルモンの最大ミッションは〝種の保存と繁栄〟。自分の子孫を増やしていくために、からだの機能はさることながら心までコントロールします。

エストロゲンは心を前向きにして、異性に対してときめくスイッチをオン！　プロゲステロンは心を慎重にさせ、妊娠に備えてディフェンス力をアップさせます。

2つのホルモンは周期的に増減して心をゆさぶります。エストロゲンが増える月経後はポジティブ全開、プロゲステロンが増える排卵後はのんびり、変動の激しい月経前はイライラ、月経期はどんより憂うつ、とそれぞれに特徴があります。

ホルモンによる心の不調なら逆らわず自分流にやり過ごそう

女性ホルモンの分泌量が大きく変動する月経前は、特に心に変化が訪れやすい時期。イライラが爆発したり、自己嫌悪に陥ったり、孤独を感じやすかったり……、とにかく心がネガティブな方向へシフトしがち。

生理周期によって心は振り回されますが、月経期が過ぎてエストロゲンが増えれば、何事もなかったように心が晴れていきます。無理に逆らわないで、心と向き合うチャンスととらえましょう。

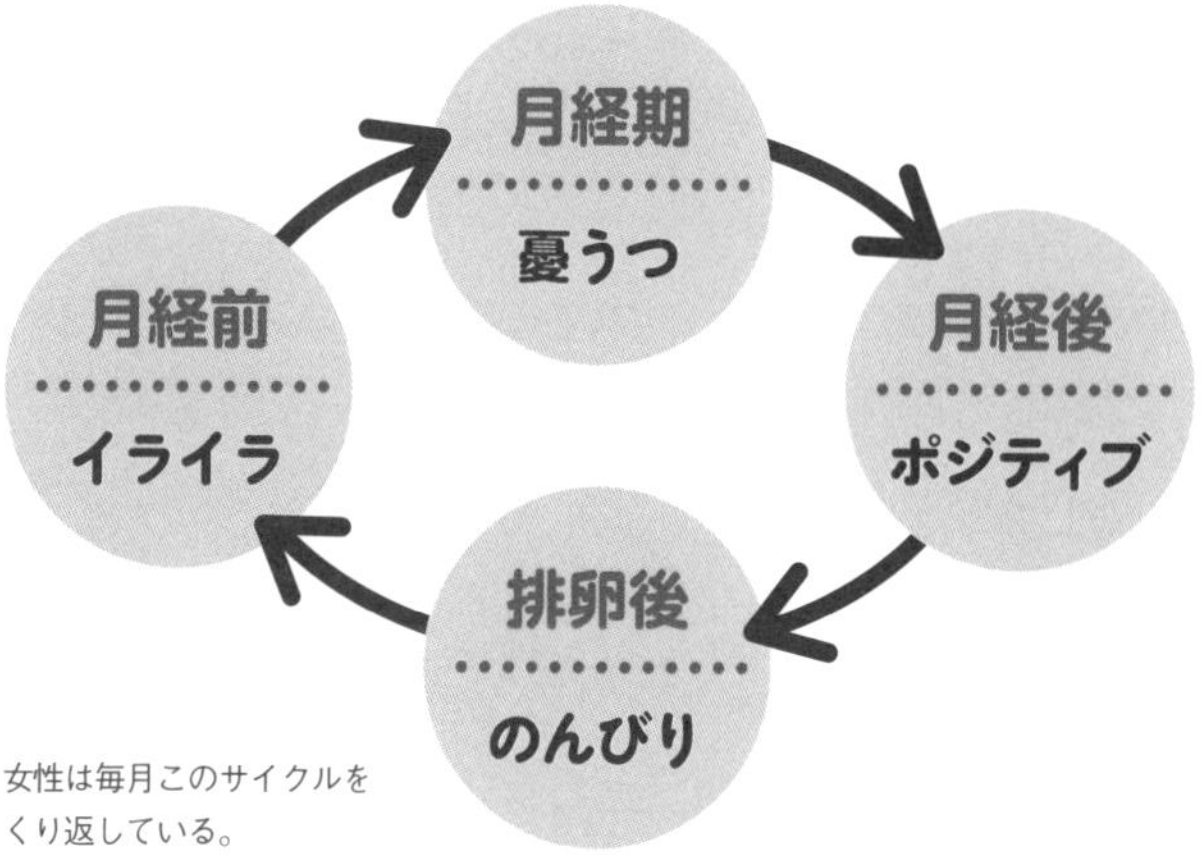

月経期
憂うつ
月経後
ポジティブ
排卵後
のんびり
月経前
イライラ

女性は毎月このサイクルをくり返している。

こころのゆらぎ 01 MIND SWING

やる気が出ない

【原因】

排卵後〜月経前はやる気が出なくてあたりまえ。本来は妊娠を成立させるためにからだを休ませる期間だからです。バリバリ仕事したり、派手に遊びに出かけて疲へいしないように、ホルモンがストップをかけているのです。

【対処法】

① 自分の気持ちに正直になる

② 生活に香りをとり入れる

③ 歯みがきで頭すっきり！

【ポイント】

やる気が出ないときに「やらなくちゃ！」と自分を追い込むのはやめましょう。どうしてもやらなくてはいけないとき用に、自分流の「やる気を出す方法」をもっておくと便利です。

対処法 1

自分の気持ちに正直になる

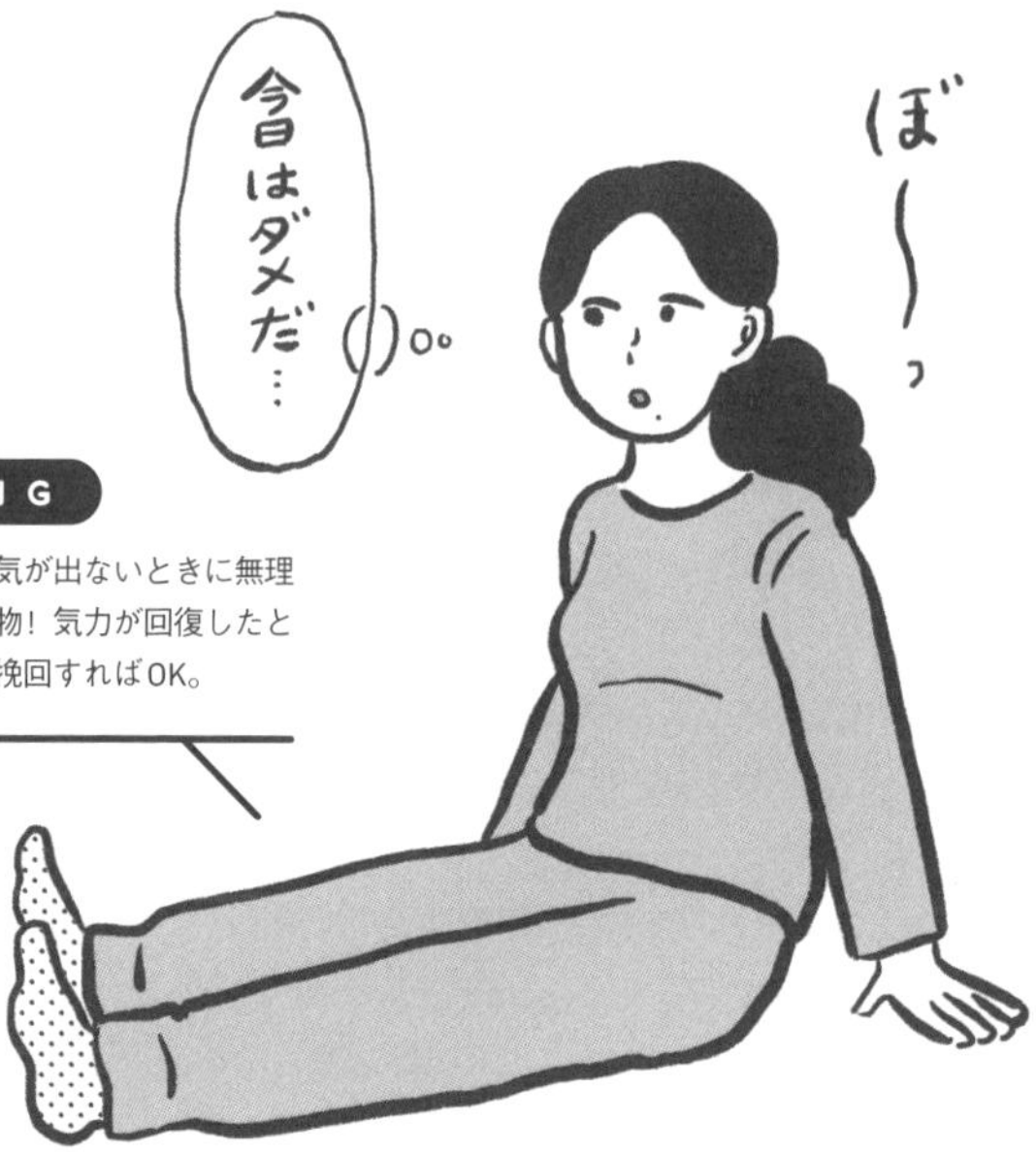

NG

やる気が出ないときに無理は禁物！ 気力が回復したときに挽回すればOK。

心の休息シグナルを素直に受け入れよう

月経前に無気力になりがちなのは、女性ホルモンが〝守り〟のサイクルに入っているから。妊娠に備えて、からだに大事をとらせているのです。

そんなときは無理に動かないで、心の休息シグナルを素直に受け入れましょう。

いつもならテキパキできていることができなかったり、怠けていると思われたり、自分でも情けなくなる時期ですが、気力が回復したときに倍返しすればOK！ 今は充電期間なのだと割り切ってボーッとしましょう。

対処法 2

生活に香りをとり入れる

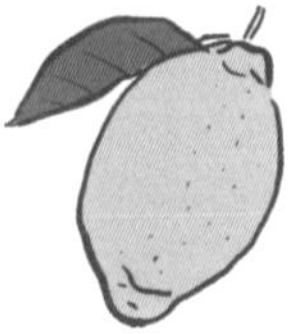

レモン

さわやかでシャープな香りが集中力や記憶力を高める。

ペパーミント

ツンとした香りが交感神経を刺激。心身ともにスッキリする。

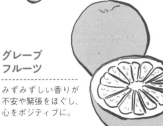

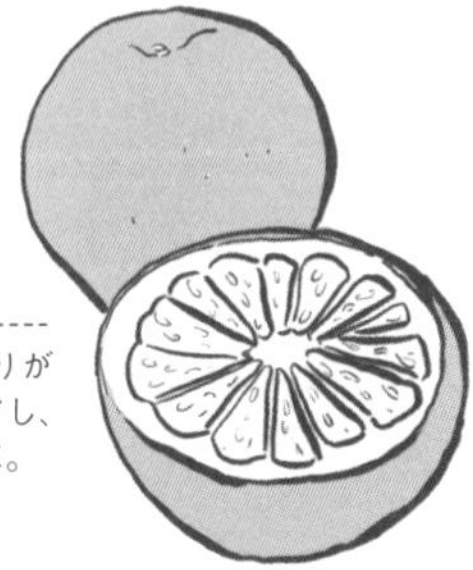

グレープフルーツ

みずみずしい香りが不安や緊張をほぐし、心をポジティブに。

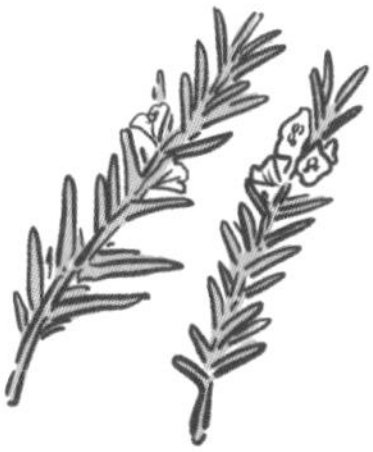

ローズマリー

清涼感のあるハーブ系の香りが心を癒し、明るく前向きに導いてくれる。

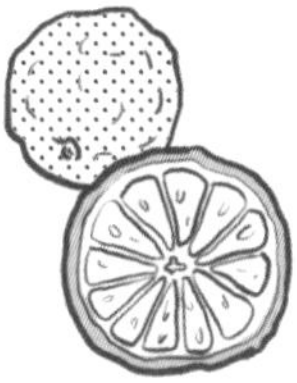

ベルガモット

甘くさわやかな香りでストレスを鎮め、不安をやわらげてくれる。

気分を前向きにするアロマで乗りきろう

やる気が出ないときは無理しないで休むのが1番。とはいっても、なにがなんでも頑張らなくちゃいけないときがある……。そんなときは、アロマオイルの力を借りて、交感神経を少し優位にしてあげましょう。

おすすめはすっきりした香りのミントや柑橘系など。ハンドタオルやハンカチに数滴たらせば、外出時にも香りを持ち歩けます。部屋で楽しむなら、熱めのお湯を入れたコップに数滴入れたり、ディフューザーで香りを広げましょう。

対処法 3

歯みがきで頭すっきり！

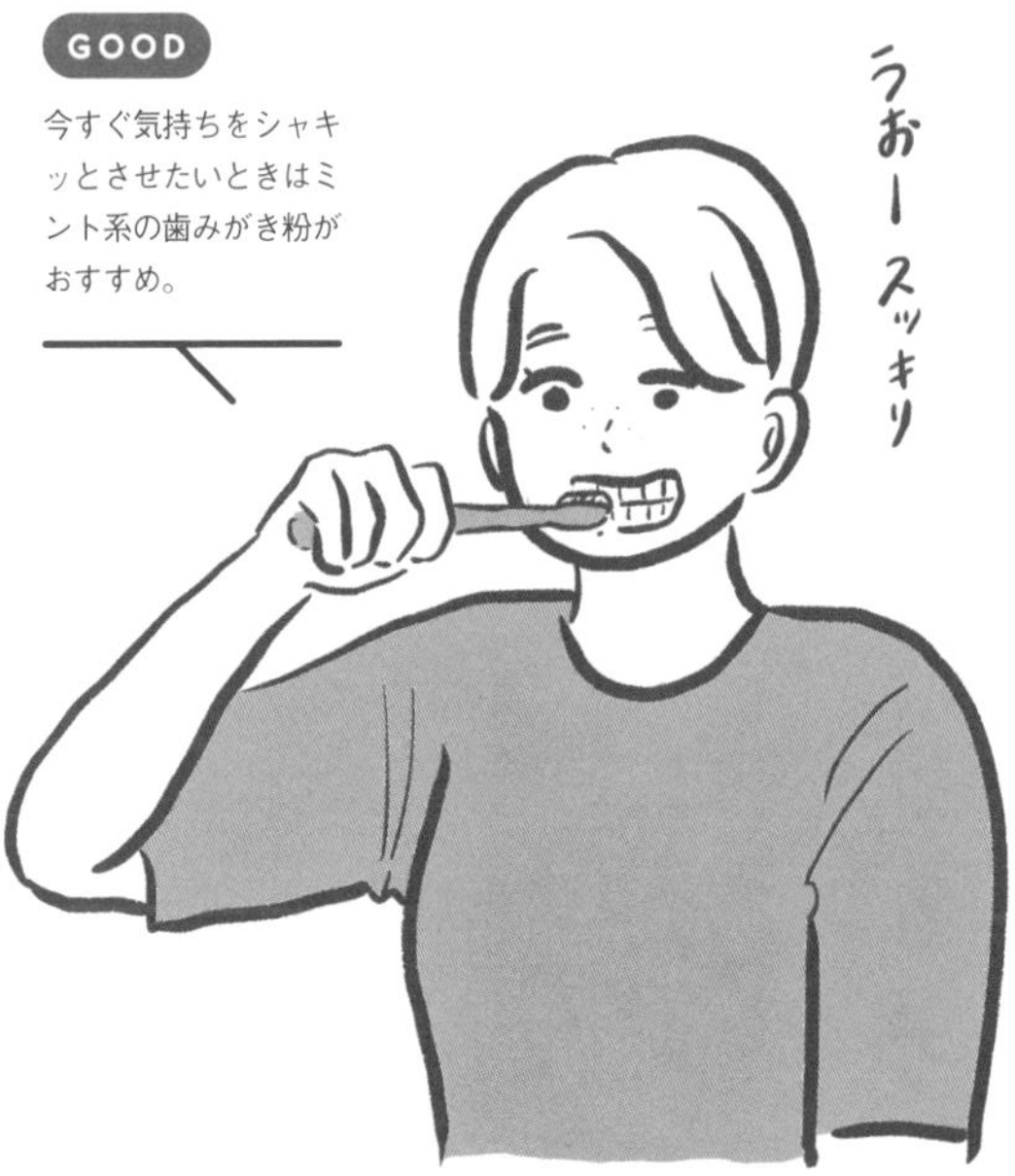
GOOD
今すぐ気持ちをシャキッとさせたいときはミント系の歯みがき粉がおすすめ。
うおーースッキリ

交感神経を優位にすることが大切

やる気が出ない＝副交感神経（休息の神経）が優位になっているということ。どうしてもやる気を奮い立たせたいなら、副交感神経を交感神経（闘争の神経）にシフトさせましょう。

手っ取り早く交感神経を高める方法の1つが〝歯みがき〟。歯みがき粉のミント成分が心をシャキッとさせてくれます。

一方、寝る直前に歯をみがくという行動は、わざわざ交感神経を高めているようなもの。ぐっすり眠りたいなら歯みがきは夕食後すぐに済ませましょう。

こころのゆらぎ
02
MIND SWING

イライラ

【原因】

女性ホルモンの分泌バランスが大きく変動する月経前は、心のバランスもとりにくくなります。この時期にイライラが止まらないのは、エストロゲンの減少とともに幸福感をもたらすセロトニンも減るからと考えられます。

【対処法】

① **セロトニンを増やしてイライラ抑制**

② **無の境地に入る**

③ **心の幸せのためには〝やけ食い〟も許す**

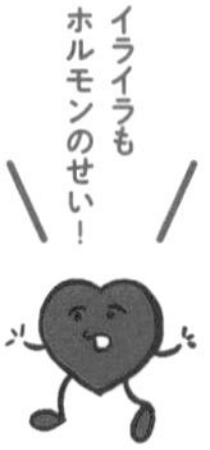

【ポイント】

月経前はさまざまなことに敏感になります。普段なら気にならない、ほんの小さなことで叫びだしそうになることもあるくらい。自分を責めたりせず、「ホルモンのせいだ」と割り切って対策を練りましょう。

対処法 1

セロトニンを増やしてイライラ抑制

[セロトニンを増やす食材]

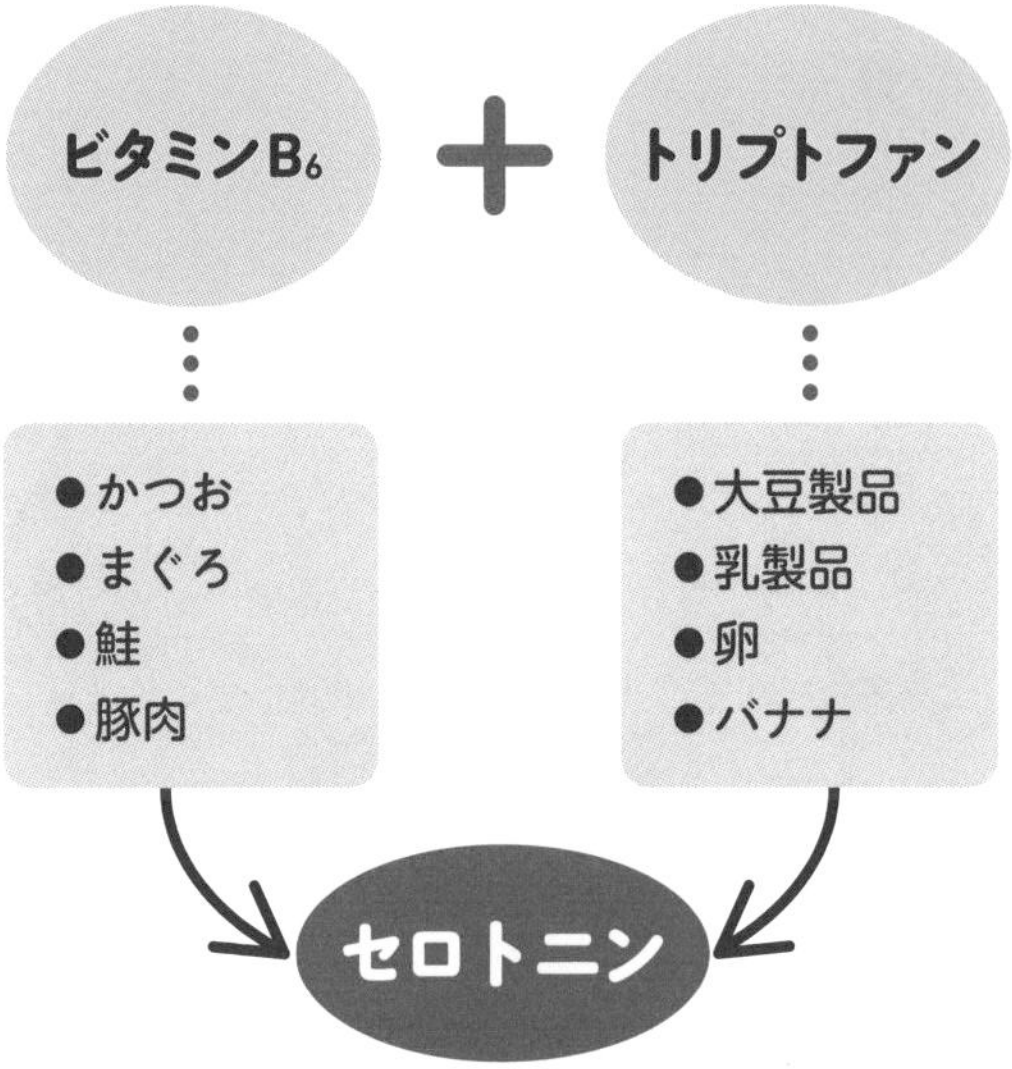
ビタミンB_6
トリプトファン
●かつお
●まぐろ
●鮭
●豚肉
●大豆製品
●乳製品
●卵
●バナナ
セロトニン

月経前は幸せホルモンが減る

女性ホルモンのエストロゲンはセロトニンの分泌を促します。セロトニンは別名〝幸せホルモン〟と呼ばれ、心をリラックスさせる働きがあります。

月経前はエストロゲンが急降下するので、セロトニンも減ってしまい、イライラが抑えられなくなるというわけです。

セロトニンはトリプトファンやビタミンB_6を多く含む食材をとることで増やせます。豆乳とバナナのシェイク、まぐろと豆腐のサラダ、豚ヒレのチーズ焼きなどがおすすめです。

＼対処法／
2
無の境地に入る

GOOD

ひたすらキャベツを
みじん切りするとか、
単純作業に没頭して
みて！

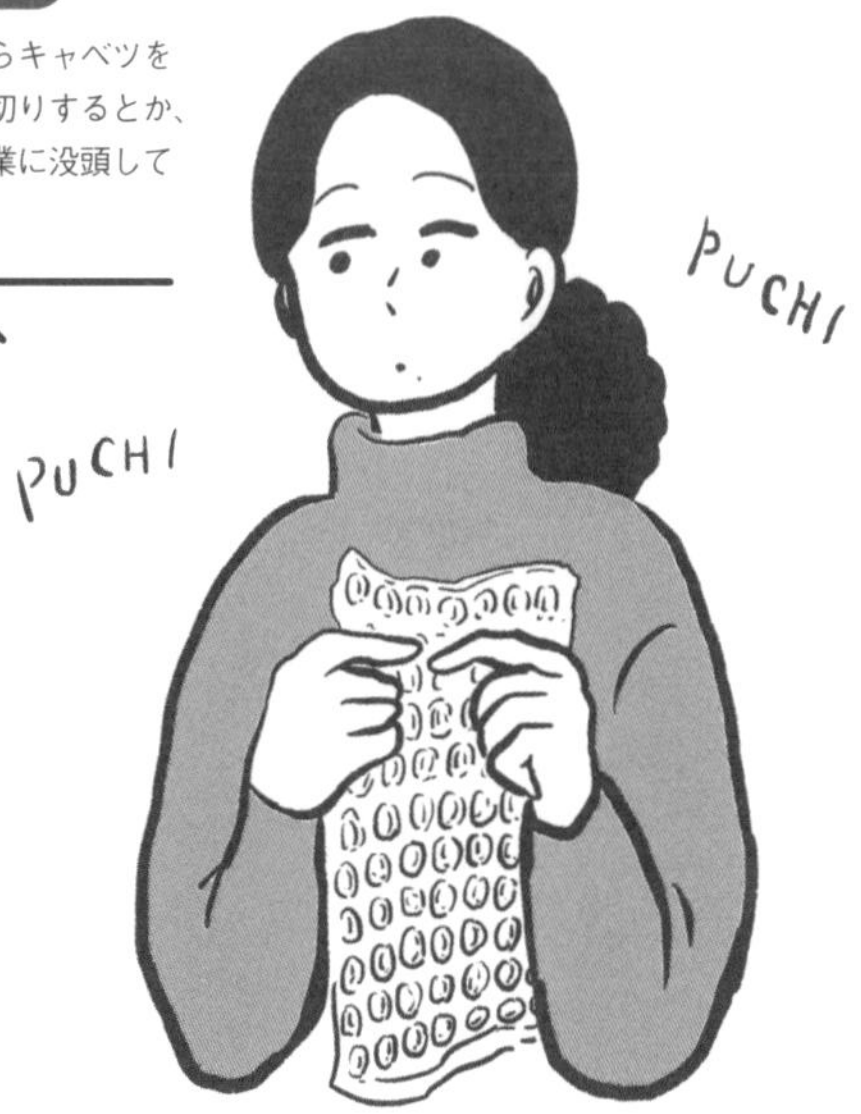

なにかに没頭すると イライラが鎮まる

目に映るものすべてにイライラしてしまうときは、その感情をなにかにぶつけてすっきりするのが1番。かといって、お皿を投げつけたら後片づけが大変だし、大声を出すのも近所迷惑。

そこで試してみたいのが〝アンガーマネジメント〟のテクニック。なにかに集中して雑念をシャットアウトすると、イライラが消えていくというもの。梱包材のプチプチを無心につぶす、ひたすら野菜をみじん切りするなど、手先を使った単純作業に没頭してみましょう。

対処法 3

心の幸せのためには〝やけ食い〟も許す

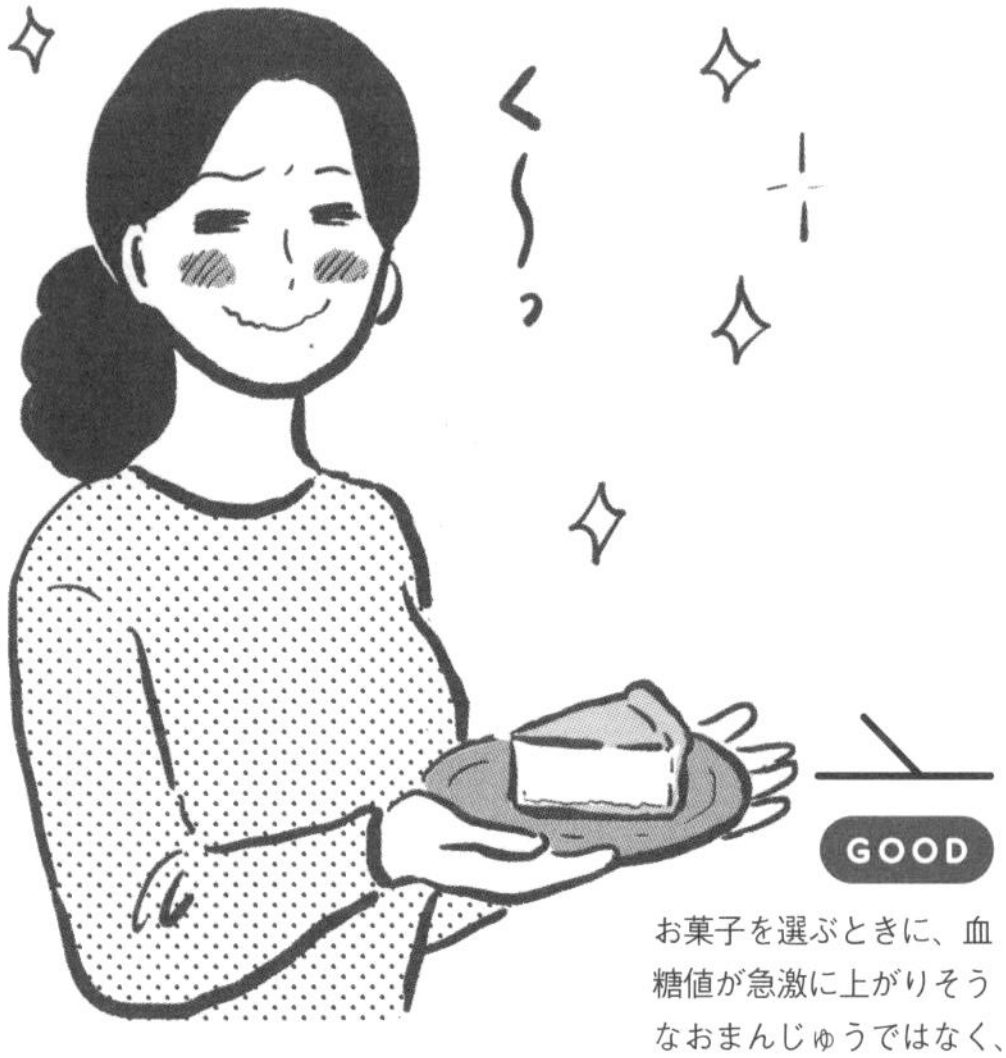

お菓子を選ぶときに、血糖値が急激に上がりそうなおまんじゅうではなく、チーズケーキなどを選べたらさらにgood!

量より質をとれば心も満足する

イライラ期にやけ食いしたくなるのは、気疲れから脳がブドウ糖不足になっているからかも。こうなったら我慢しないで、食べて脳を元気にするのが得策です。食欲が抑えられる月経後に帳尻を合わせられればOK（54ページ）。

とはいえ、見境なく好きなものばかり選んでいたら当然しっぺ返しがきます。量より質で心を満足させましょう。今やコンビニスイーツも進化しているので、身近なところで上質なものが手に入ります。

＼こころのゆらぎ／
03
MIND SWING

気持ちの浮き沈みが激しい

【原因】

女性ホルモンの分泌量は約1か月の周期の中で大きく変動するため、心も大きくゆさぶられます（24ページ）。特に排卵後〜月経前にかけてはホルモンの増減が激しいので、気持ちも浮き沈みしやすいでしょう。

【対処法】

① いらないものは手放す
② ストレッチで自律神経を整える

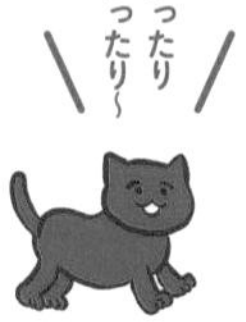

【ポイント】

女性の感情の起伏はホルモンの波とともにあるので、情緒が不安定になる人も多いはず。そんなときは「必要ないもの」が見えやすいともいえます。神経を刺激するものを避け、自分をケアしましょう。

対処法 1

いらないものは手放す

物も人間関係も棚卸し！ホルモン以外で心がゆさぶられない環境にするのがベター。

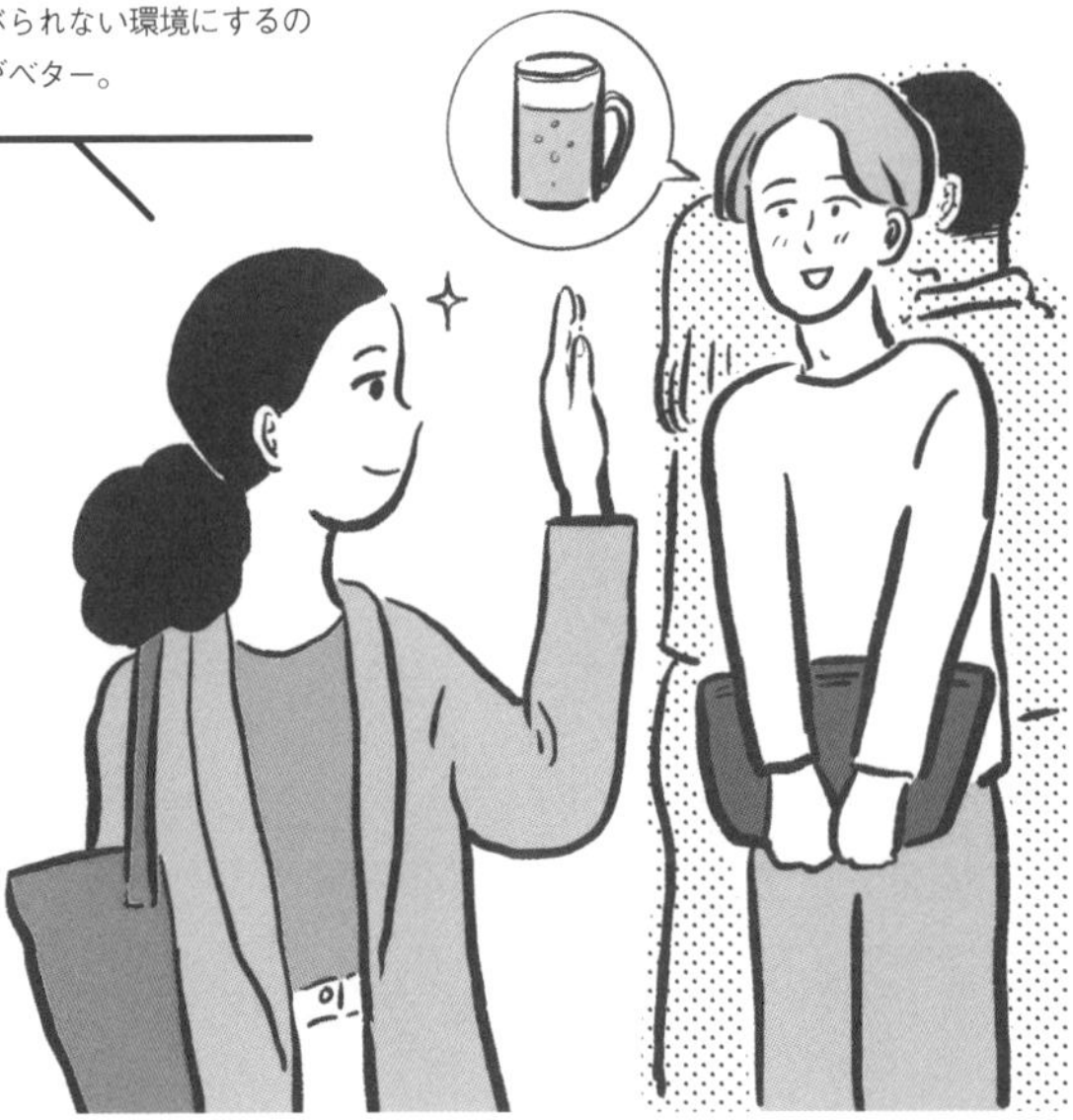

心をゆさぶる要因はすべて手放してみる

ごちゃごちゃした部屋、心をざわつかせるSNS、時間のムダに感じる飲み会……こうしたものがストレスになっていませんか？

ただでさえホルモンの変動で感情がゆさぶられがちな私たちなのだから、自分をとりまく環境はできるだけすっきりさせておくほうが精神衛生的にも◎。「心地いい」と思えるもの以外は潔く手放してみましょう。一気にすべてを手放すのではなく、優先順位をつけて少しずつ減らしていけばいいのです。

対処法 2

ストレッチで自律神経を整える

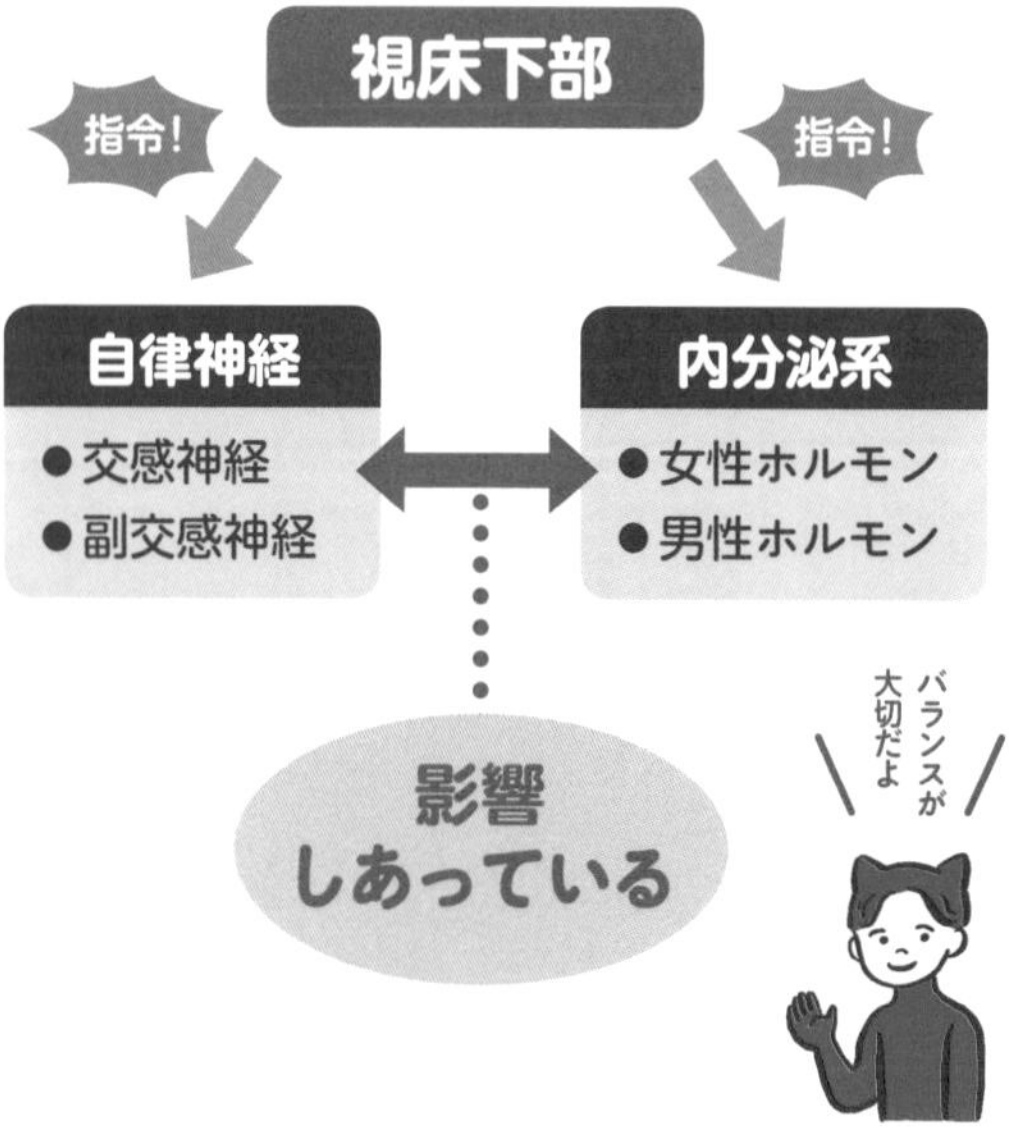
視床下部
指令!
指令!
自律神経
●交感神経
●副交感神経
内分泌系
●女性ホルモン
●男性ホルモン
影響しあっている
バランスが大切だよ

自律神経を整えれば女性ホルモンも整う

心の浮き沈みが激しくなっているときは、自律神経のバランスも乱れている可能性があります。自律神経と女性ホルモンは司令塔が同じで、お互いに影響しあっているからです（28ページ）。つまり、自律神経が整えば、おのずと女性ホルモンも整ってくるということ。

自律神経は、日中に交感神経が活発化し、夜は副交感神経が優位になるのがベスト。おやすみ前に副交感神経を高めるストレッチを行って、質のいい睡眠でしっかり休息しましょう。

[骨盤ゆるゆるストレッチ]

GOOD

背中や骨盤をリラックスさせると自然とからだが睡眠に向かうため、夜寝る前に行うと◎。

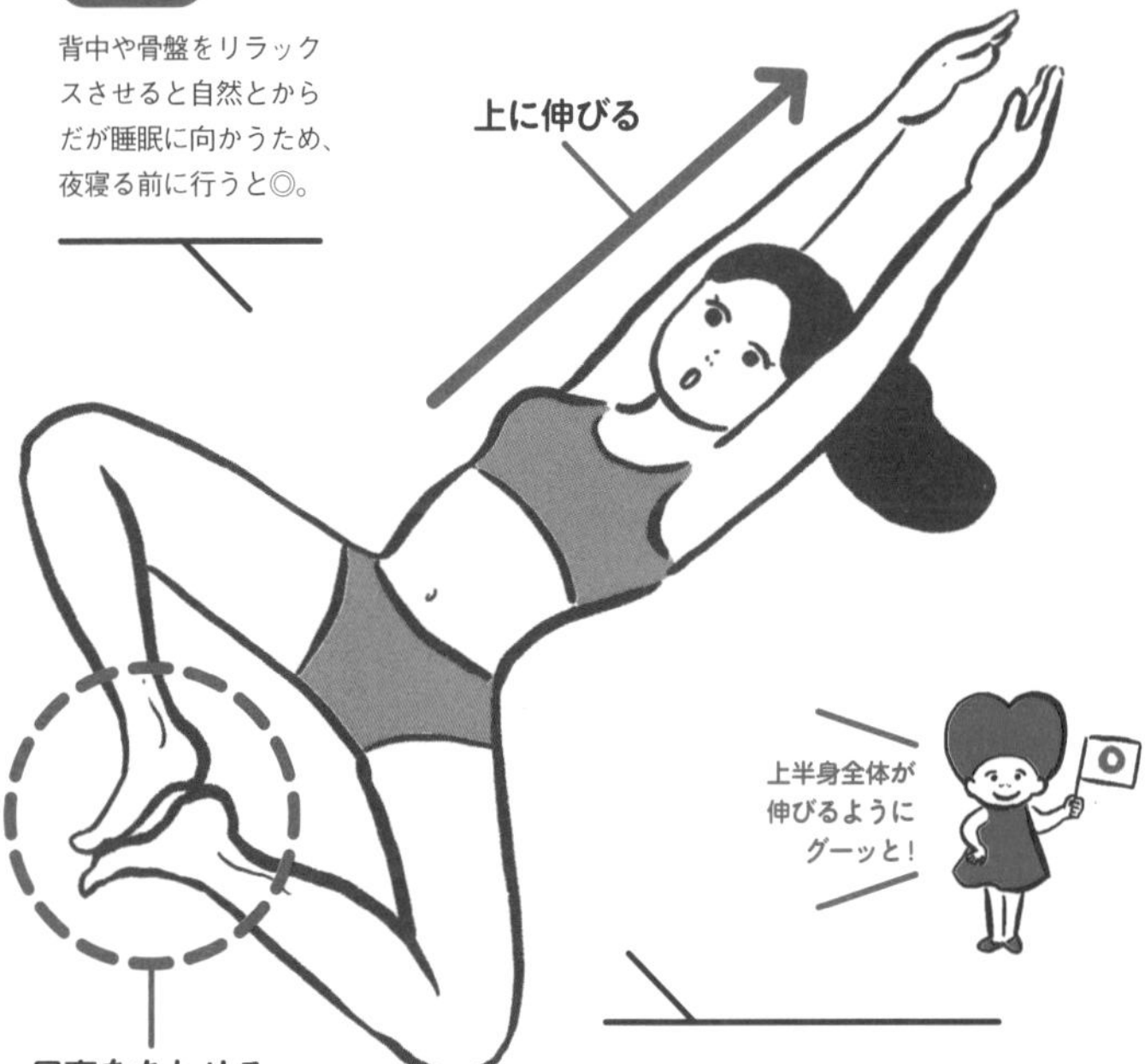
上に伸びる
足裏をあわせる
上半身全体が
伸びるように
グーッと！

床やベッドに仰向けになり、骨盤が大きく開くように足の裏をあわせる。両腕は頭のほうへ伸ばして、気持ちいいと感じるまま深呼吸。好きなだけ行ってOK。

こころのゆらぎ 04 MIND SWING

落ち込み（自己嫌悪）

【原因】

女性ホルモンのバランスが急変動する排卵後〜月経前は、些細なことで気持ちがワ〜ッと高ぶったり、そんな自分に嫌気がさして落ち込んだりと、ホルモンの波が心をゆさぶりまくります。

【対処法】

① つらい場所にとどまらない

② 落ち込みやすくなるタイミングを知る

③ 元気の出るご飯を食べる

【ポイント】

感情をどうにもコントロールできず、自分で自分が嫌になってしまうときは、ひたすら過ぎるのを待つか回避するのみ。あまりに症状がひどければ、婦人科で相談してみて。

対処法

1 つらい場所にとどまらない

GOOD

公園でもコンビニでもOK。会社近くや自宅近くにストレスを感じない場所を見つけて。

NG

モヤモヤしたりイライラするような状況にとどまってはダメ！ 爆発する前に逃げて。

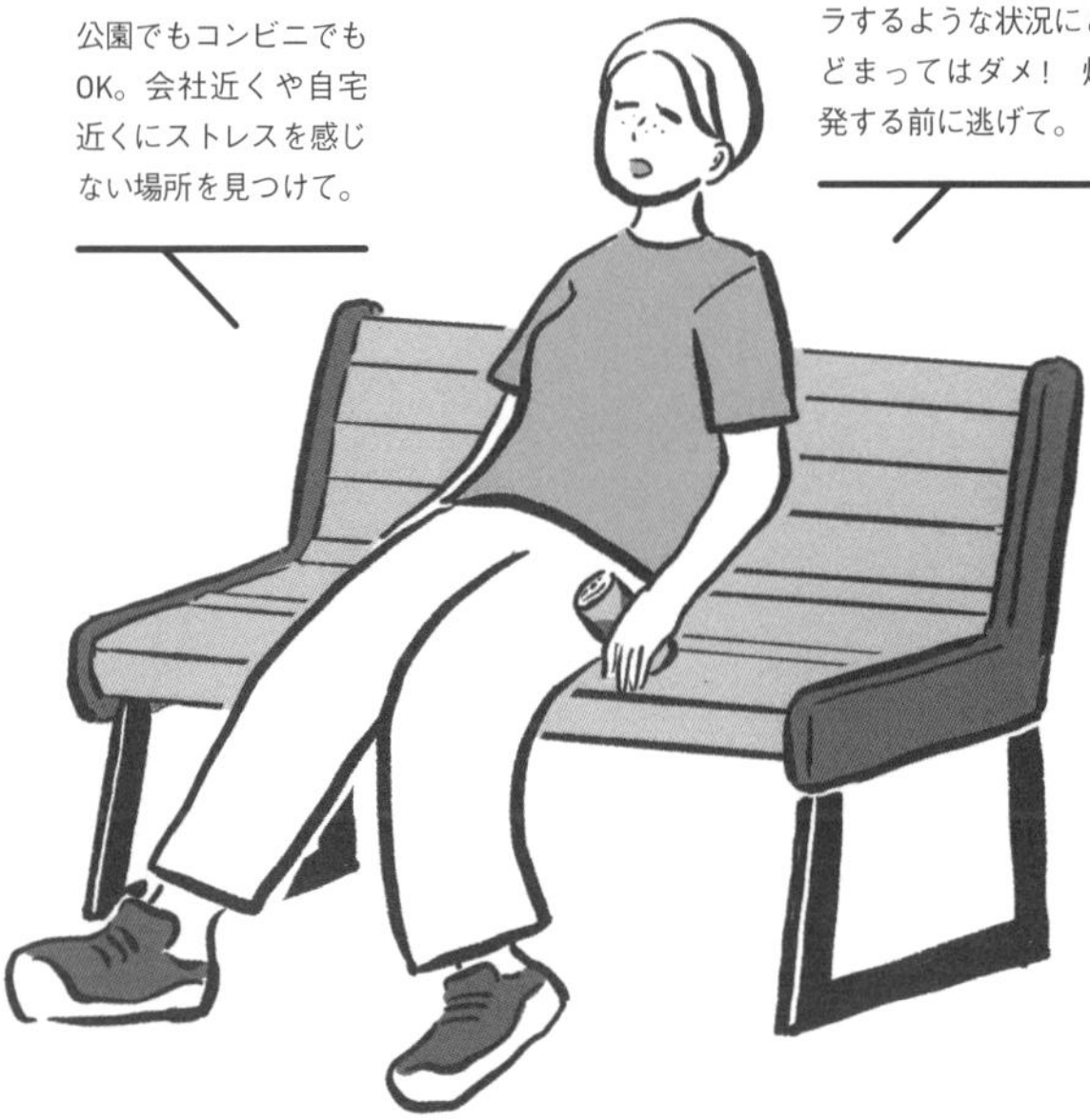

感情が暴走する前にその場から立ち去る

モヤモヤやイライラが止まらない月経前は、対人関係で衝突しがち。普段はまったく気にならないことが気になったり、許せなくなったりするかもしれません。

この時期は、そんな感情にさせる物事から距離を置くと◎。職場がストレスならさっさと帰宅して。身近な人の言動にイライラするなら無理して顔をあわせなくていいのです。そして、心から落ち着ける場所へ逃げましょう。人前で爆発さえしなければ自己嫌悪は回避できます。

対処法 2

落ち込みやすくなるタイミングを知る

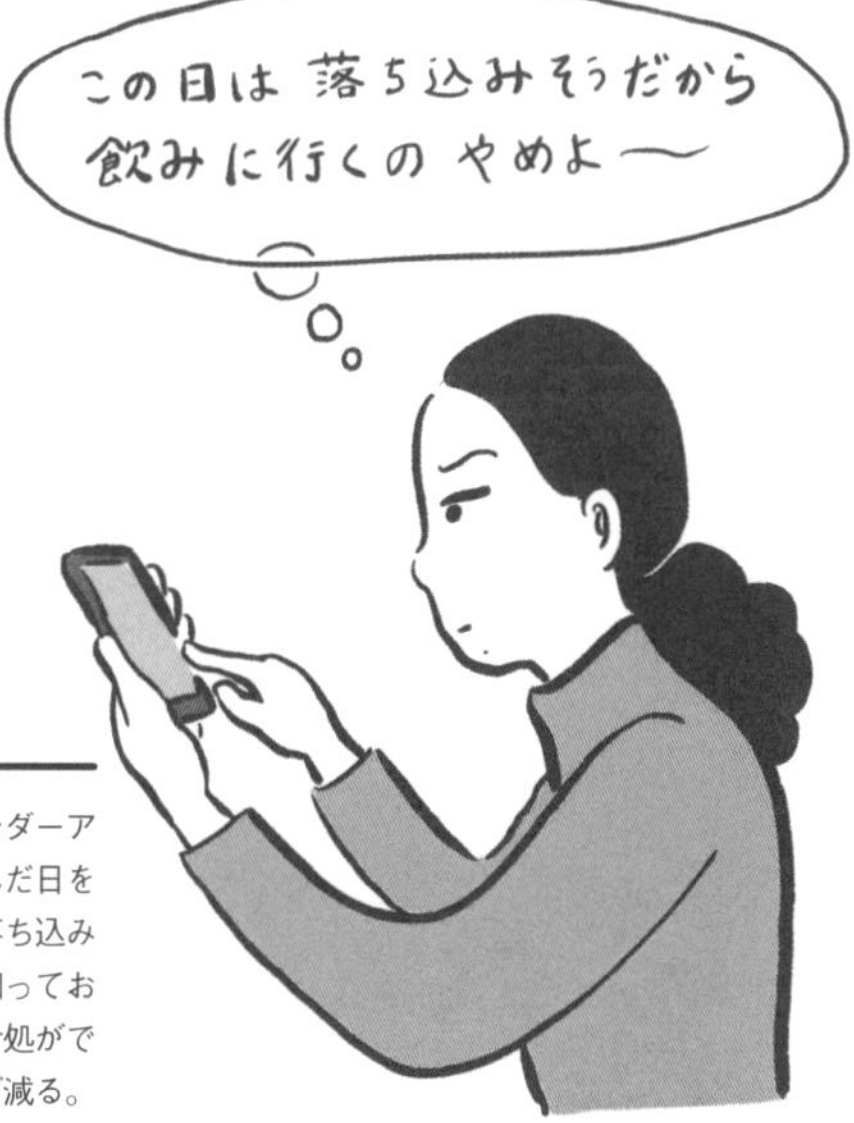
この日は 落ち込みそうだから
飲みに行くの やめよ〜

スマホのカレンダーアプリに落ち込んだ日をメモ。自分の落ち込みやすい周期を知っておけば、事前に対処ができてトラブルが減る。

備えあれば憂いなし周期は予測できる

排卵後〜月経前は、イライラが募る人もいれば、特になにかあったわけでもないのに、普段の自分や日常の小さなことを思い出して、自分は無価値な人間だ、と存在価値を問うてしまうなど、ネガティブが止まらなくなってしまう人もいます。

この負の連鎖を断ち切るためにも、自分が落ち込みやすい時期、つまり月経周期のマイパターンを知っておきましょう。基礎体温をつけるのがベストですが、まずはカレンダーに落ち込んだ日をメモしてみましょう。

対処法 3

元気の出るご飯を食べる

[ビタミンB_6が豊富な食材]

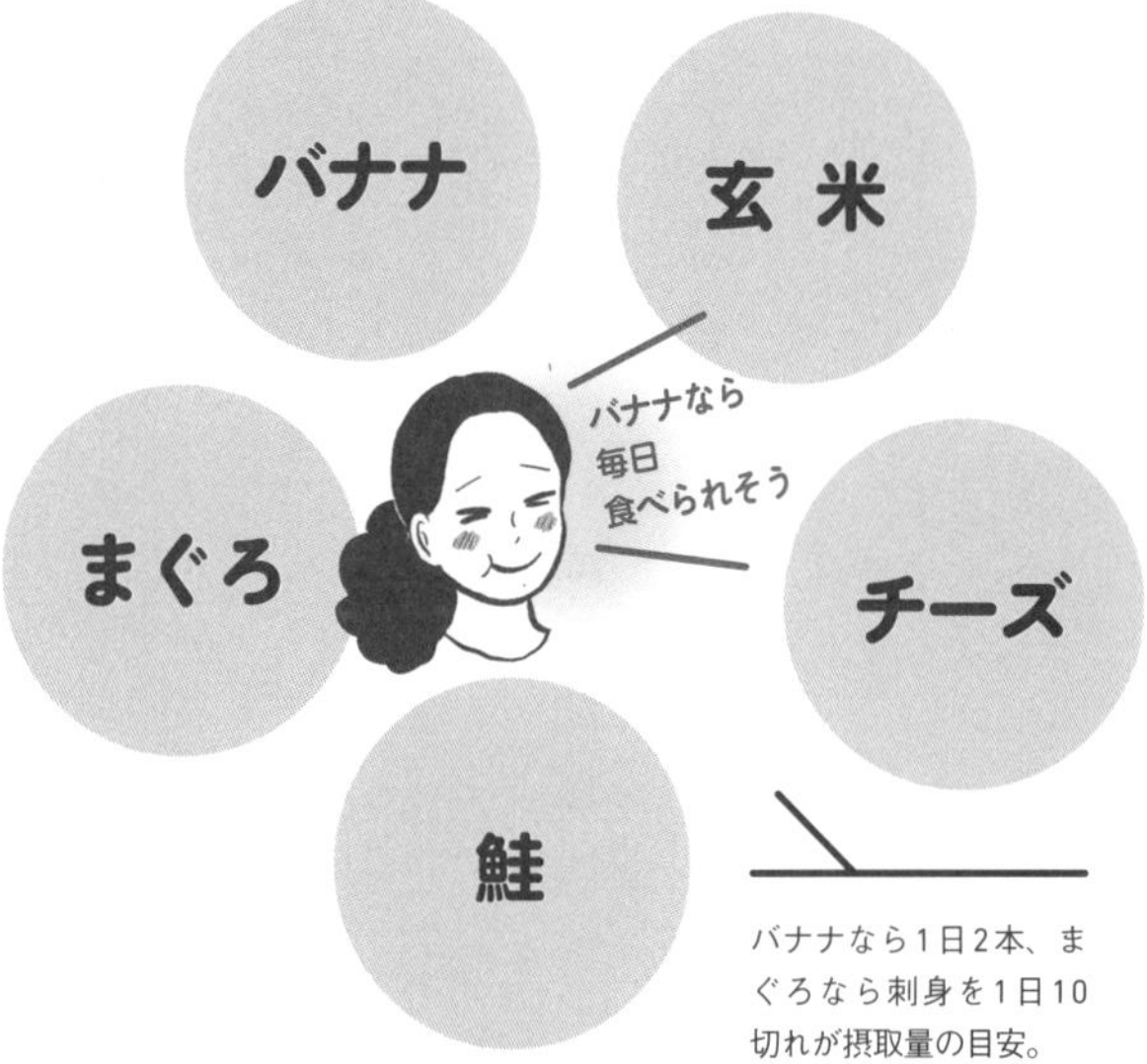

バナナなら1日2本、まぐろなら刺身を1日10切れが摂取量の目安。

気分の落ち込みはビタミンB_6で予防

月経前のエストロゲン分泌が減っているときは、リラックスに関わるホルモンであるセロトニンの分泌も減っています(103ページ)。セロトニンの合成を助けるビタミンB_6を多く含む食材を積極的にとって、感情がぐらつくのを未然に防ぎましょう。

ビタミンB_6は、バナナ、まぐろ、鮭、玄米、チーズなどに含まれています。なかでもバナナは、セロトニンの材料として必要なビタミンB_6・トリプトファンを含んでいるので超おすすめ!

こころのゆらぎ 05 MIND SWING

ちょっとしたことが気になる

【原因】

排卵後〜月経前は感情の高ぶりをセルフコントロールしにくい時期。もともと神経質・せっかちな性格の人は、この時期になると、いつにも増して些細なことが気になって仕方なくなります。

【対処法】

① 「ま、いっか」と口にする

② 大豆イソフラボンでメンタルケア

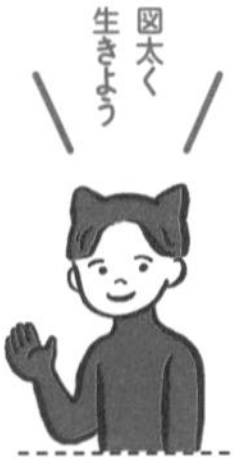

【ポイント】

感情面のトラブルだけでなく、喉や胸が詰まったような感じがすることも。顔だけカーッと熱くなってのぼせたり、くよくよ悩んで眠れなくなったりなど、身体的な症状をともなうことも多いので、心身ダブルのケアを。

対処法
1
「ま、いっか」と口にする

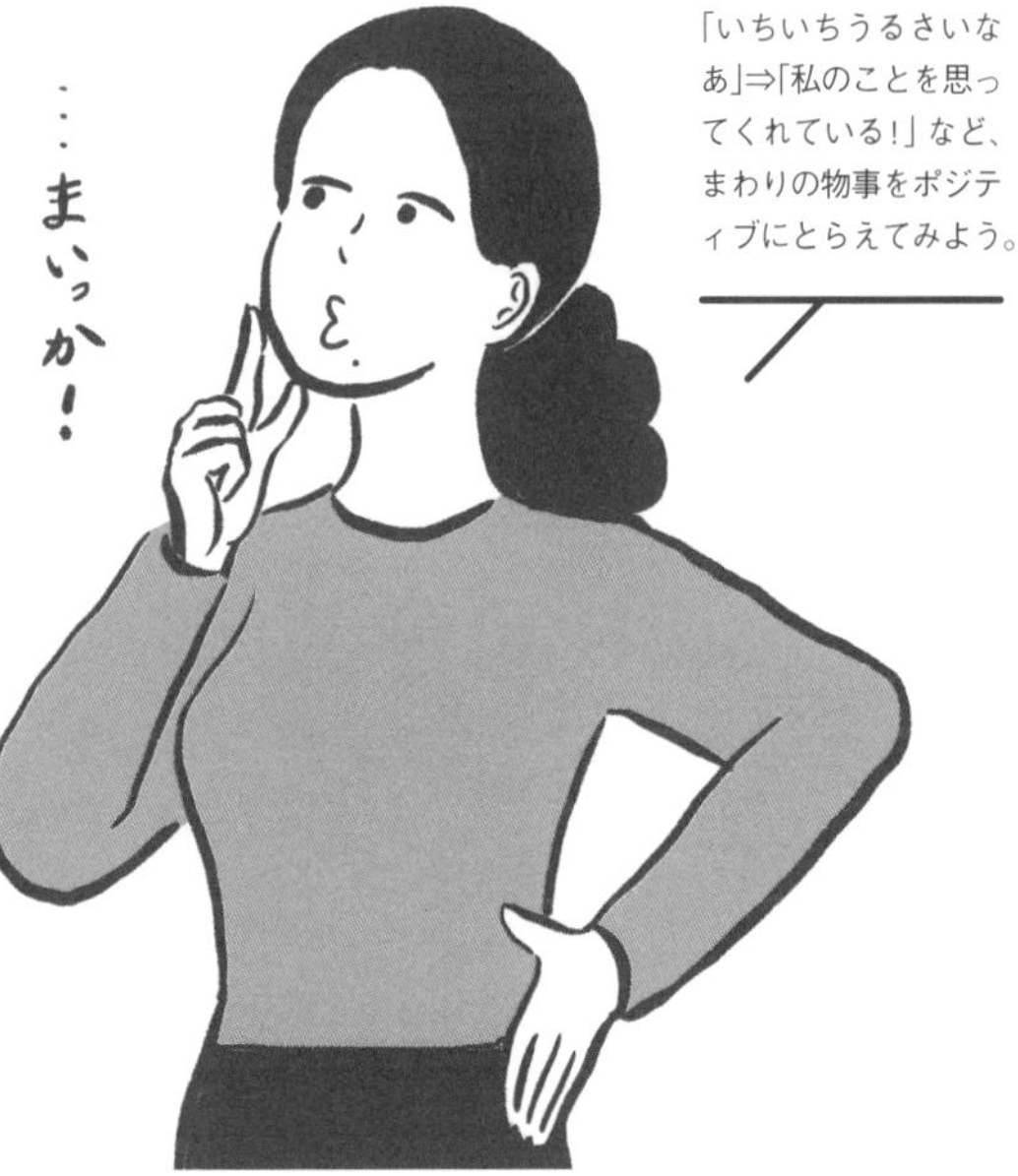
…まいっか！
「いちいちうるさいなあ」⇒「私のことを思ってくれている！」など、まわりの物事をポジティブにとらえてみよう。

物事の見方を変えて時には図太くなる

女性ホルモンの波が激しいときは、心に余裕がなくなりがち。ちょっとしたことでマイナスの感情が高まります。

もともと性格的にこだわりが強かったり、細かいことが気になったりする人は、そうでない人より導火線が短いので、排卵後〜月経前は注意が必要です。

いろいろなことが目につくときは深呼吸してから「ま、いっか」と口に出してみて。一旦落ち着き、その場の状況や相手をポジティブに認めることで、無駄な衝突を避けられます。

対処法
2

大豆イソフラボンでメンタルケア

[大豆イソフラボンの働き]

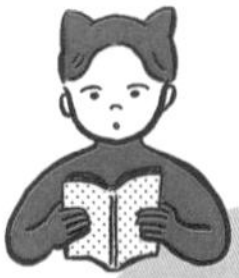
大豆イソフラボンは
〝植物性エストロゲン〟
と呼ばれるほど、
エストロゲンと
構造が似ているよ！

1 心をおだやかにする

エストロゲンの激減する時期に補うことで、気分の変動も防止！

2 コレステロールを減らす

大豆イソフラボンは悪玉コレステロールを減らし、生活習慣病の予防も！

3 肌の弾力もアップする

肌をきれいにするコラーゲンを増やして弾力アップ。シワの改善も！

大豆イソフラボンは心の安定に役立つ

大豆製品に多く含まれる〝大豆イソフラボン〟は、エストロゲンとよく似た分子構造をしています。そのため、エストロゲンをキャッチする受容体が勘違いして受け取り、エストロゲンのような働きを発揮します。

大豆イソフラボンの効果はエストロゲンの400分の1程度とおだやかなものですが、エストロゲンが激減している月経前や月経期には頼もしい存在。

味噌や豆腐、きな粉、豆乳、油あげなど、大豆でできた食材をとることを心がけて。

[大豆イソフラボンがとれる食材]

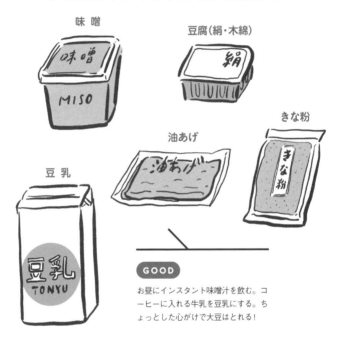

味噌

豆腐(絹・木綿)

きな粉

油あげ

豆乳

GOOD

お昼にインスタント味噌汁を飲む。コーヒーに入れる牛乳を豆乳にする。ちょっとした心がけで大豆はとれる!

MINI COLUMN

大量摂取はNG?

普通に食事で摂取するには問題ありませんが、サプリメントなどで大豆イソフラボンを大量摂取するのはNG。ホルモンの受容体には限りがあるため、とり過ぎると奪い合いが起きてしまいます。特に本家エストロゲンが活発に分泌される月経後の摂取は控えめに!

こころのゆらぎ
06
MIND SWING

逃げたくなる

【原因】

排卵後～月経前は、目の前のいろいろなことから逃げたくなるといったかたちで、ゆらぎが現れる人もいます。エストロゲンの減少とともに、やる気を起こさせるセロトニンも減ることが原因と考えられます。

【対処法】

① 約束する時点で立ち止まる

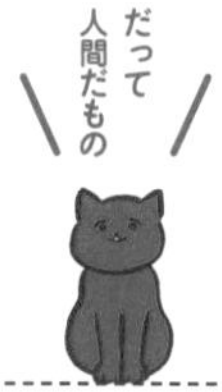

【ポイント】

セロトニンが減ると、人と会うのが億劫になったり、協調性がなくなったり、ストレスに弱くなったりもします。ゆらぎのかたちは人それぞれ。逃げたいときは、逃げてもいいのです。

対処法 1

約束する時点で立ち止まる

GOOD

信用に関わる会合は2時間までと心に決めて我慢する。帰宅したら自分にご褒美を！

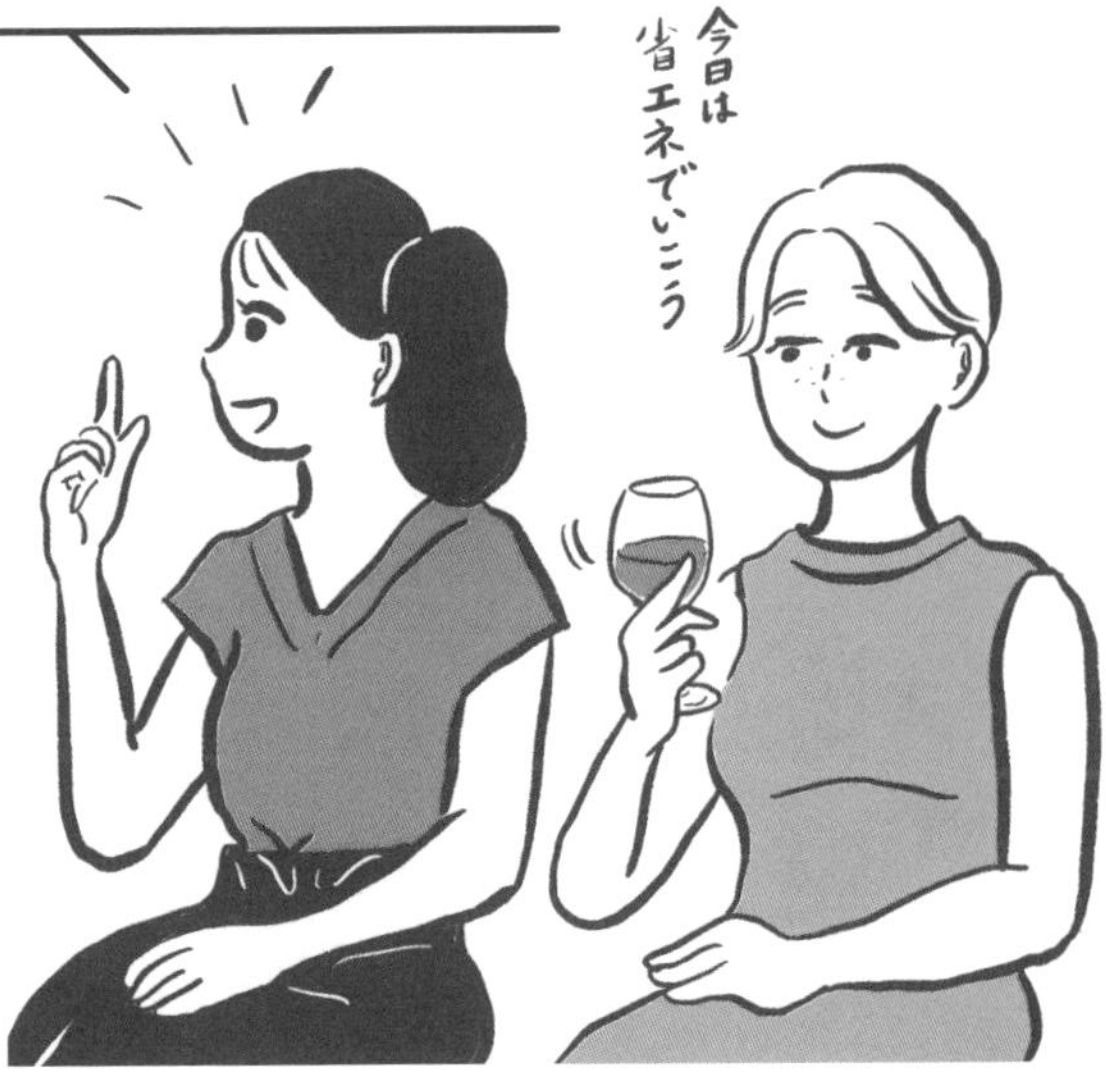

メンタル周期重視でスケジュールを組む

突然、なにもかも面倒臭くなって飲み会をドタキャン……。女性ホルモンがゆらぐ時期は、そんな問題行動を起こしてしまう可能性があります。

仲間うちの飲み会だったら無理しないで逃げてOK。ただ、社外プレゼンや誰かのお祝いごとなど、すっぽかしたら信用を失いかねないイベントではそうもいきません。

大事な約束をとりつけるときは、自分のメンタル周期と照らしあわせて「大丈夫な日」かどうかを判断材料にすると◎。

こころのゆらぎ 07 MIND SWING

涙もろくなる

【原因】

月経前は女性ホルモンの変動とともに自律神経も乱れがちになるため、感情のブレーキが利きにくくなります。ちょっとしたことで心がショックを受けて、人前でも涙が出たり、動揺したりすることもあるでしょう。

【対処法】

① 泣きたいときは我慢しない

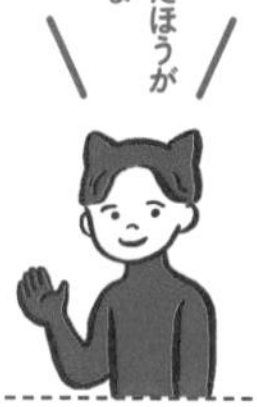

【ポイント】

ナイーブな人ほど女性ホルモンのゆらぎを受けやすく、月経前に情緒不安定になる傾向があります。なにもしていないのに涙が出てしまう。そんなときはひとりになって、涙が枯れるくらい泣きましょう。

対処法 1

泣きたいときは我慢しない

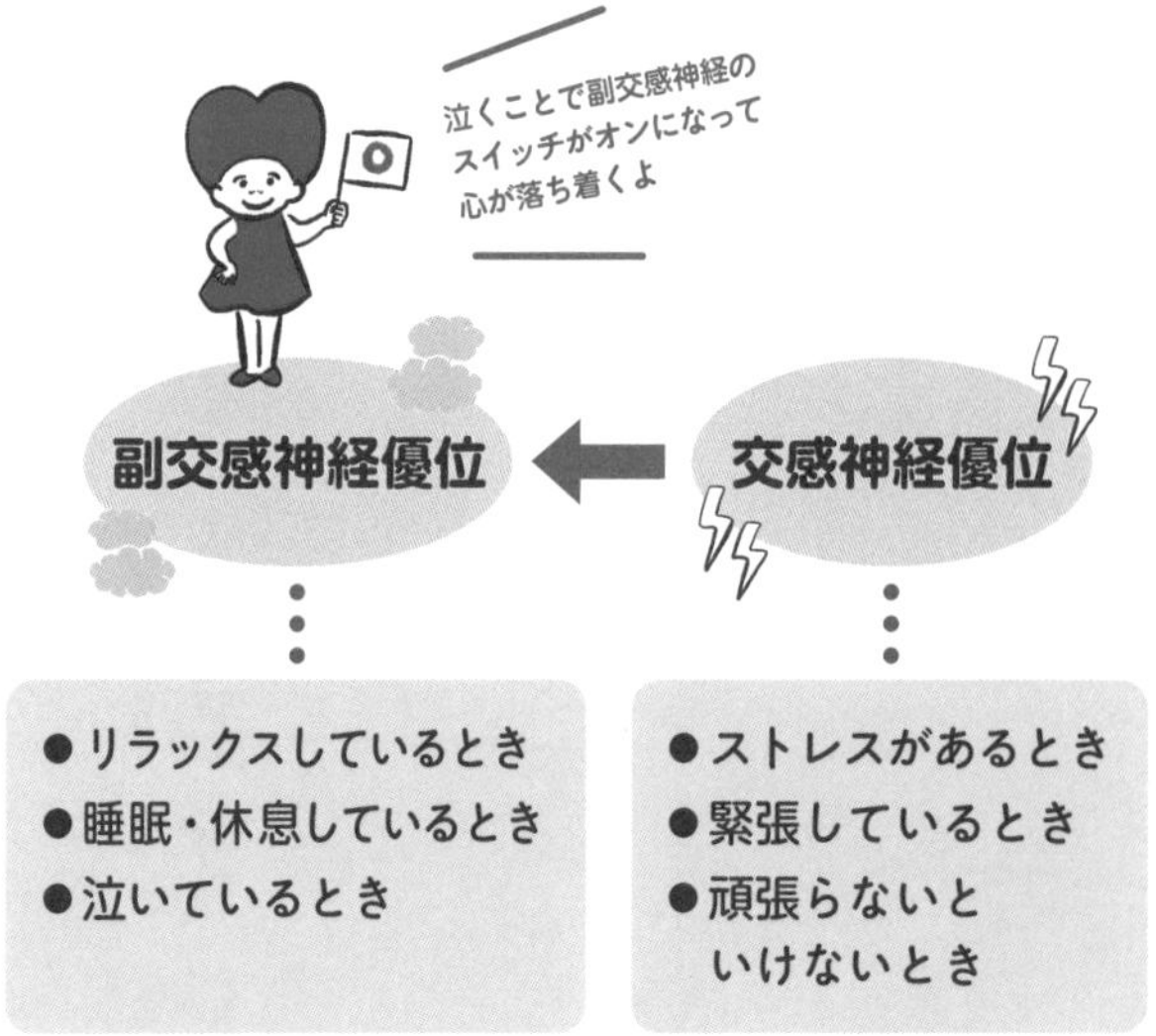
泣くことで副交感神経の
スイッチがオンになって
心が落ち着くよ
副交感神経優位
交感神経優位
●リラックスしているとき
●睡眠・休息しているとき
●泣いているとき
●ストレスがあるとき
●緊張しているとき
●頑張らないと
いけないとき

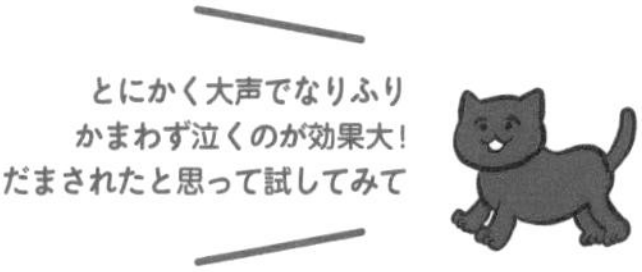
とにかく大声でなりふり
かまわず泣くのが効果大！
だまされたと思って試してみて

思いきり泣いて感情のデトックス

会社で行き違いがあってめそめそ、夕日がまぶしいだけでほろり。最近涙もろい……と思ったら、やっぱり月経前！　そう、女性ホルモンの波があなたを涙もろくさせているのです。

そんなときは我慢しないこと。ひとりになって思いきり泣きましょう。実は、「泣く」という行為は副交感神経のスイッチをオンにするのです。だからこそあえて泣いて、ストレスで緊張している心身をリラックス時（副交感神経優位）の状態にもっていってあげてください。

こころのゆらぎ 08 MIND SWING

ときめかない

【原因】

排卵後～月経前は〝母のホルモン〟と呼ばれるプロゲステロンが増えるので（19ページ）、異性に意識が向かなくなる時期。色恋にときめかないどころか、好きだった趣味などにも興味がわかなくなることも。

【対処法】

①明るい色を身につける

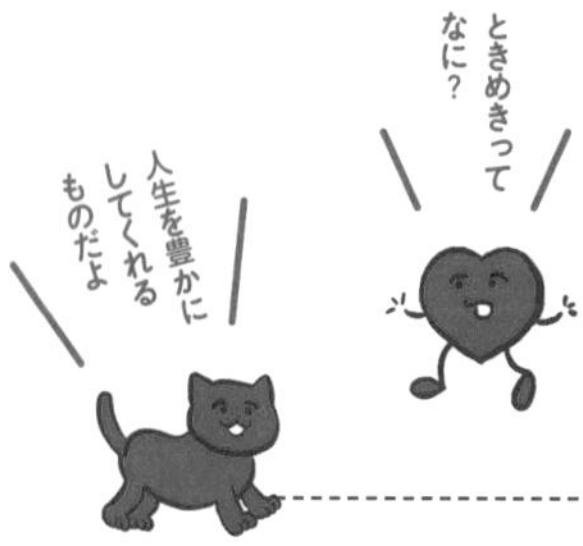
ときめきってなに？
人生を豊かにしてくれるものだよ

【ポイント】

逆に排卵前は異性にときめきやすくなります。本能的に〝異性をおびき寄せる〟衝動に駆られることも。

ときめかない

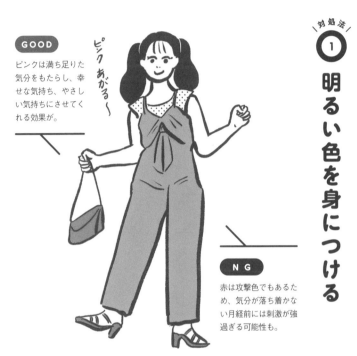

対処法

1 明るい色を身につける

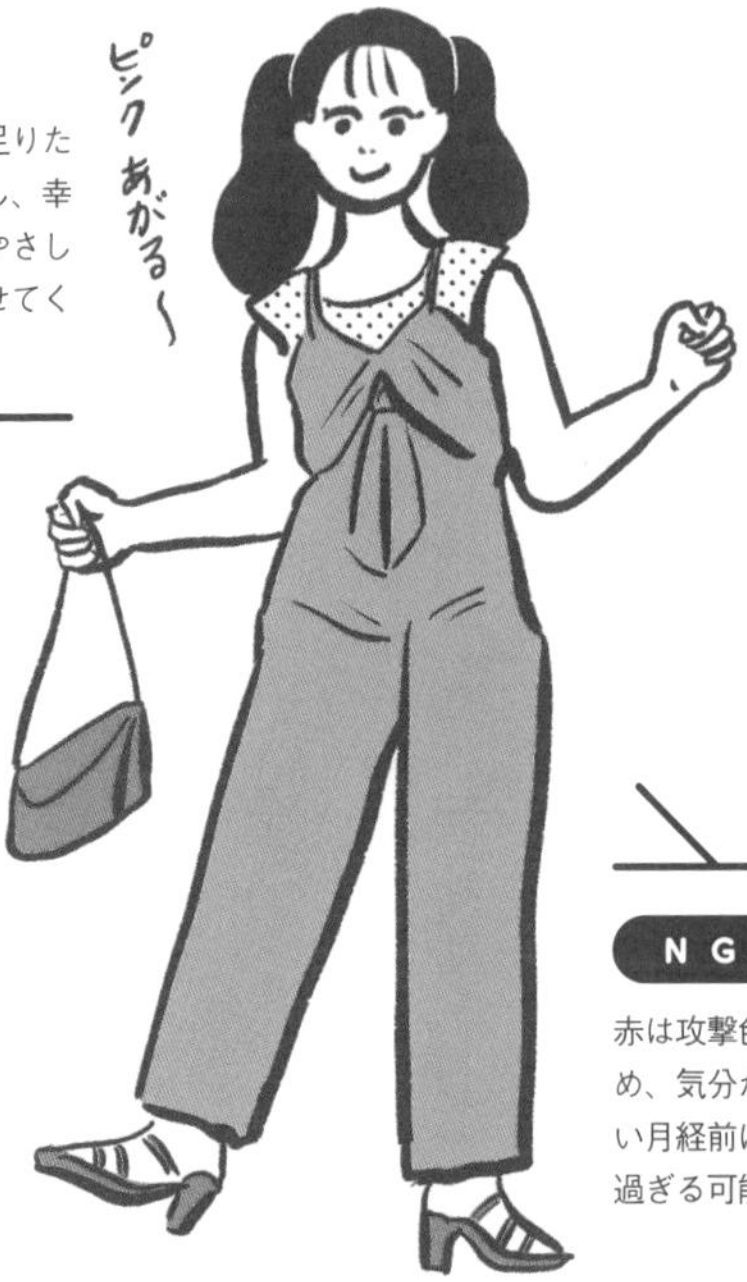

GOOD

ピンクは満ち足りた気分をもたらし、幸せな気持ち、やさしい気持ちにさせてくれる効果が。

NG

赤は攻撃色でもあるため、気分が落ち着かない月経前には刺激が強過ぎる可能性も。

色のパワーを借りて外見から気分転換を

健康に生きるために大事なことは食事、運動、そして〝ときめき〟。ときめき＝喜びや期待でワクワクすることは、免疫力や自己治癒力をアップさせるといわれています。

女性はホルモンの波で一時的にときめきをなくすことがあります。月経前が多いでしょう。

なにに対してもときめかないときは、あえて明るい色を身につけて気分を上げてみて。ピンクは対人関係をスムーズにしたり、相手に幸福感をもたらす効果もあるのでおすすめです。

こころのゆらぎ
09
MIND SWING

満たされない

【原因】

満たされない＝不満というマイナスな思考に陥りやすい人は、女性ホルモンの波にも敏感です。情緒不安定になる月経前は気分が落ち込みやすいので、足りないものにばかり目がいってしまうかも。

【対処法】

① ないものは見ず、あるものを見る

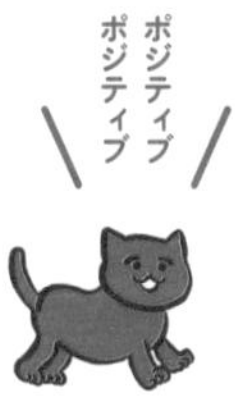

【ポイント】

8分目くらいまで水が注がれたコップを見て、「満杯になるまで入れてくれなかった」「こんなにいっぱい入れてくれた」。満たされない人は前者のように考えがち。視点を変えれば、不幸も幸せに変えられます。

対処法 1

ないものは見ず、あるものを見る

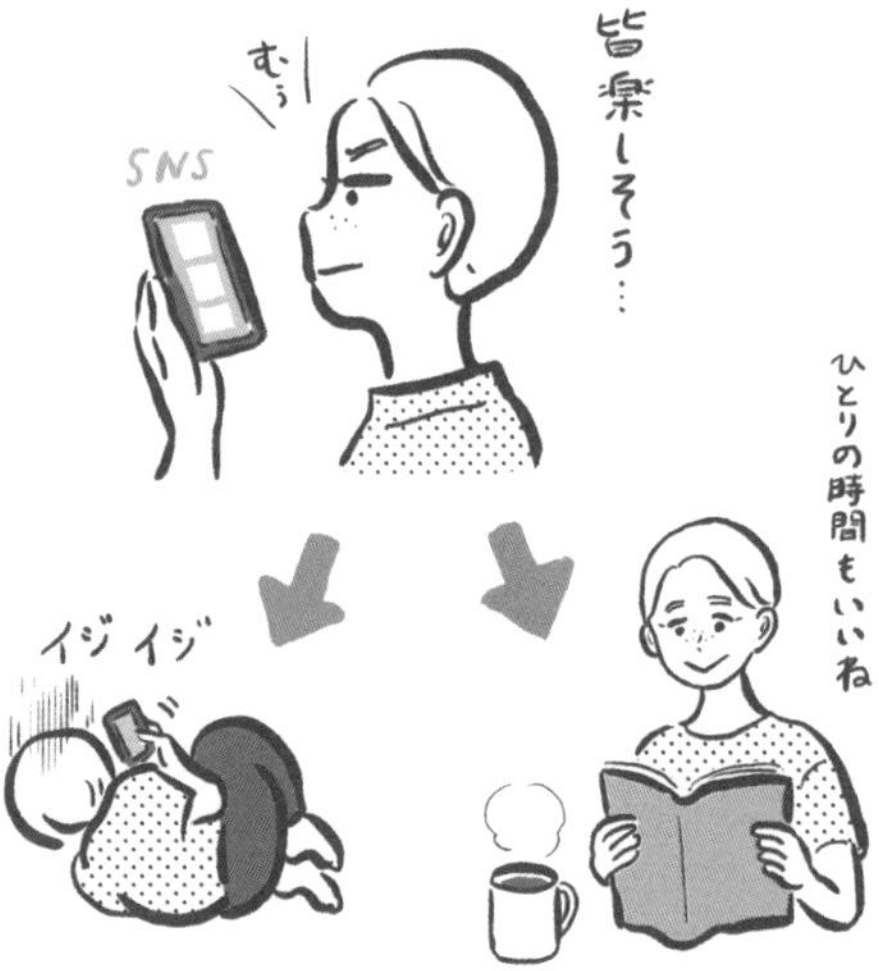
むぅ
SNS
皆楽しそう…
ひとりの時間もいいね
イジイジ

NG

友人のSNSをチェックするのはやめて。余計に不満が募ってしまうだけ。

GOOD

しばらく〝積ん読《どく》〟になっていた本を読んでみるなど、心を満たしてくれるものは意外と近くにある。

不満に振り回されず〝足るを知る〟こと

月経前にメンタルが乱れやすい人は、失くしたものや足りないものばかりに目がいってしまう傾向があります。

古代中国の哲学者・老子は「足るを知る者は富む」という言葉を残しました。満足することを知っている人は豊かな心を持っている、という意味です。禅僧の教えにも「生きてるだけで丸儲け」とあります。

ホルモンのゆらぎが強いときにはちょっとハードルが高いかもしれませんが、発想をポジティブに転換して乗りきって！

こころのゆらぎ 10 MIND SWING

性行為がつらい／セックスレス

【原因】

本来、妊娠を維持する時期である月経前は、女性ホルモンのバランスで心とからだが〝お母さんモード〟にシフトしています。新たな生命をつくり出す行為に興味がなくなる、つまり性欲がわかなくなる時期です。

【対処法】

① 心をつくるホルモンを整える
② 月経前は性行為を控える
③ 緊張から自分を解放する

【ポイント】

エストロゲンの分泌が減ると粘膜の潤いも少なくなって膣が傷つきやすくなるため、性行為がつらくなります。エストロゲンは月経前〜月経期に激減するほか、長期間ストレスや緊張にさらされても低下します。

対処法

1 心をつくるホルモンを整える

ノルアドレナリン

物事への意欲の源。不足すると気力や意欲が低下する

ドーパミン

快楽をつかさどる。不足すると性機能が低下する可能性がある

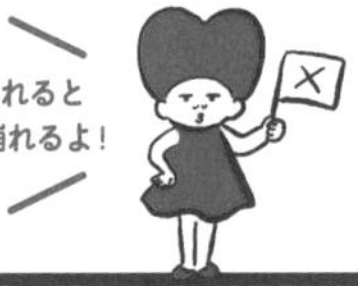

セロトニン

精神を安定させる。ノルアドレナリンやドーパミンの分泌をコントロールしている

これらは3大神経伝達物質と呼ばれ、相互に影響しあう。3つのバランスが保たれることで、心身も安定する。

ホルモンを整えれば性行為に前向きになれる

現代女性に多い〝干物化〟で無気力からセックスレスになっている場合は、ドーパミン（快楽）、セロトニン（癒し）、ノルアドレナリン（興奮）という3つの〝心をつくるホルモン〟を整えてみましょう。

どのホルモンも、たんぱく質（肉、魚、卵）、ビタミンB_6（鮭、まぐろ、バナナ）、鉄（レバー、かつお、ほうれん草）がおもな原料です。いずれのホルモンも適度な運動で分泌が促されますので、ウォーキングを習慣にしてみて！

対処法

2

月経前は性行為を控える

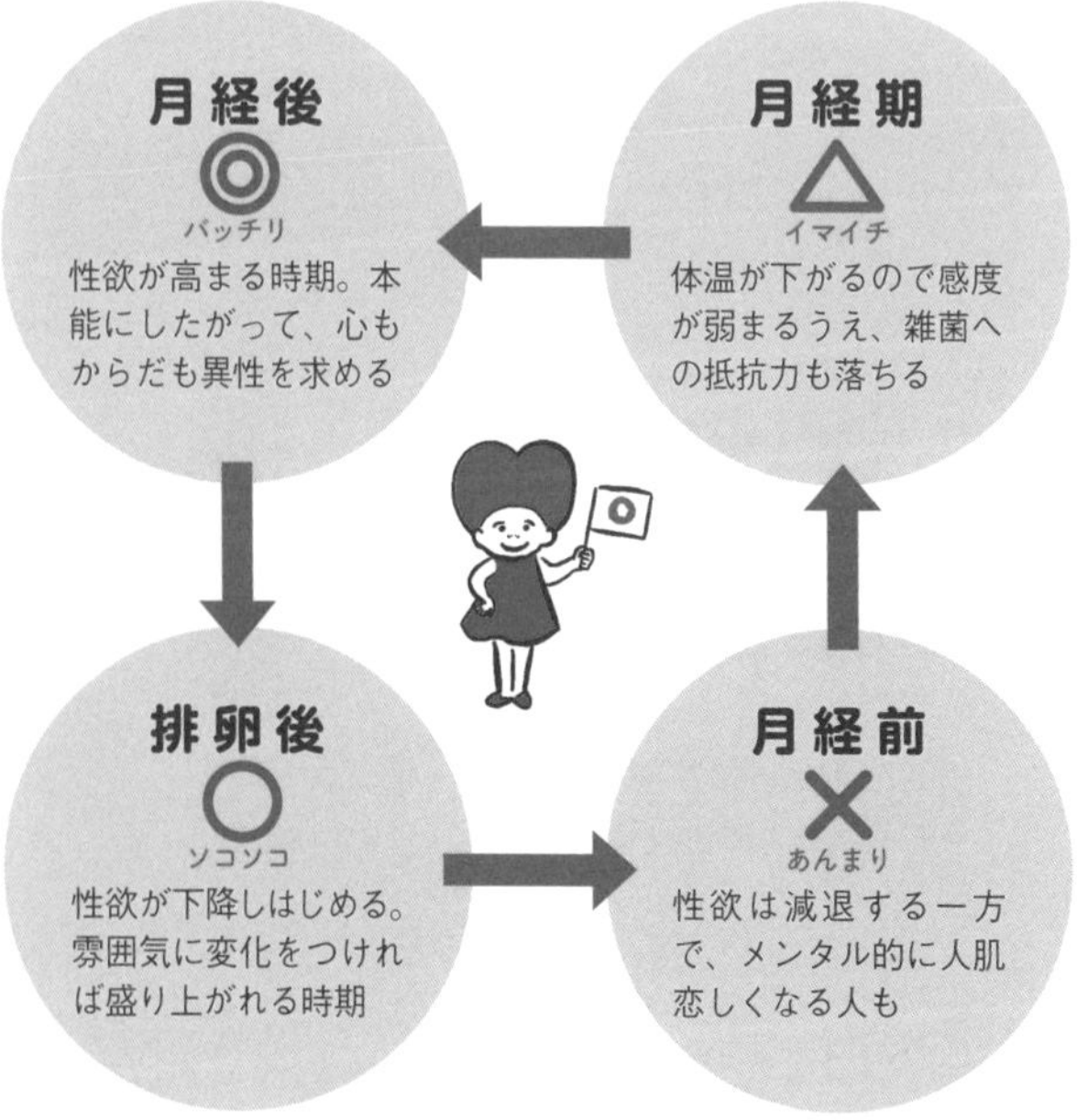
月経期
△
イマイチ
体温が下がるので感度が弱まるうえ、雑菌への抵抗力も落ちる
月経後
◎
バッチリ
性欲が高まる時期。本能にしたがって、心もからだも異性を求める
排卵後
○
ソコソコ
性欲が下降しはじめる。雰囲気に変化をつければ盛り上がれる時期
月経前
×
あんまり
性欲は減退する一方で、メンタル的に人肌恋しくなる人も

月経前のセックスは心もからだも消極的

女性の性欲はホルモン分泌の周期とともに変化します。

性欲が低下する期間はおもに月経前～月経期。からだがエストロゲンを減らして異性との接触を遠ざけます。

エストロゲンは粘膜の潤いや抵抗力アップも担うホルモンなので、この時期の性行為は潤いが足りず痛みをともなったり、性感染症にかかったりすることもあります。

パートナーにあなたのホルモン周期を十分理解してもらうことが大切です。

対処法 3

緊張から自分を解放する

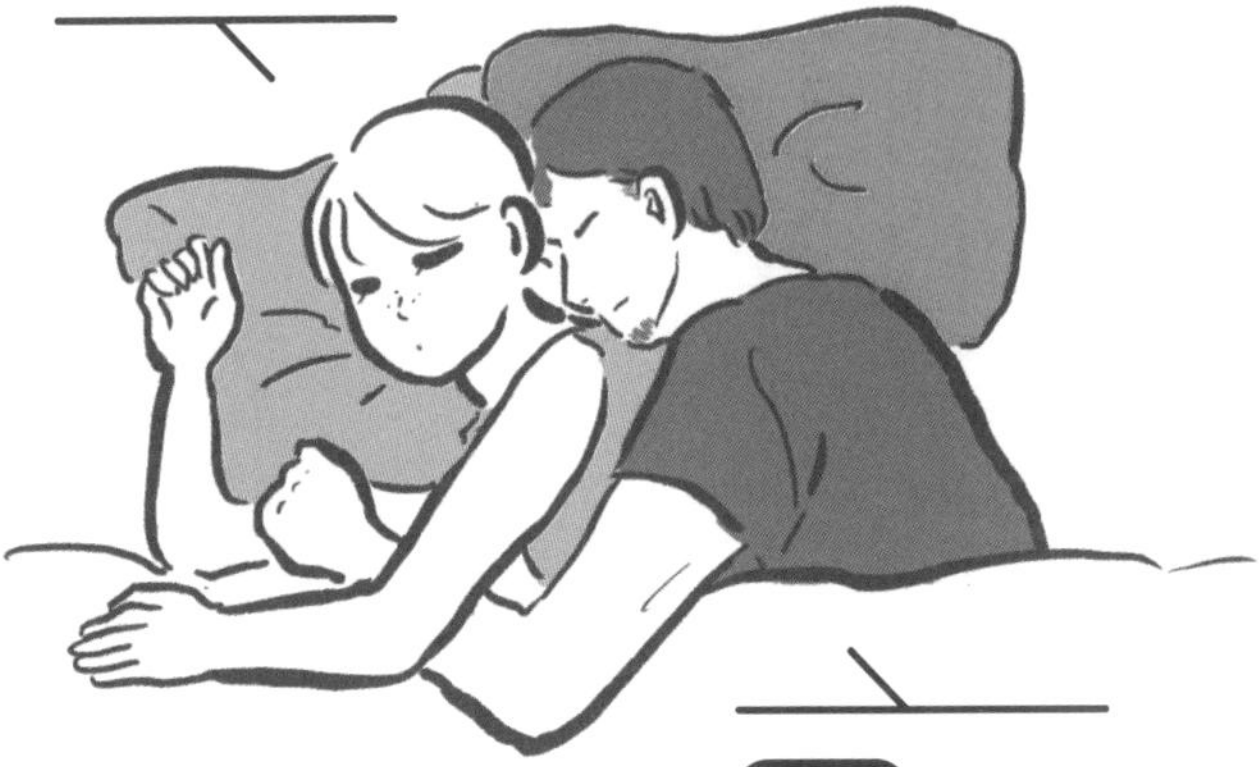
GOOD
スキンシップをたっぷりとって、心もからだも解放することが大切！
NG
ストレスを感じているときは免疫力が下がっているので無理をしないこと！

心にもからだにも負担をかけないこと

女性ホルモンの変動で、女性は毎月泣いたり笑ったり。性行為も同じで、したいときと絶対にしたくないときがあるのもホルモンのせいということを、パートナーに理解してもらいましょう。「断ったら嫌われるかも」と無理やりあわせては、性行為がつらいものに。

疲れている、緊張している、ストレスを感じている……。そこをわかってくれる相手でないと、気持ちいいセックス、愛情を感じるセックスはできません。

こころのゆらぎ 11 MIND SWING

集中できない

【原因】

集中力や判断力に大きく関わっているのが自律神経。自律神経が乱れやすい月経前は集中力が低下します。女性ホルモンと自律神経は司令塔が同じなので、どちらかが乱れると、もう一方にも影響してしまうのです(108ページ)。

【対処法】

① アロマオイルで集中力アップ
② STOP!エナジードリンク
③ ハーブティーでほっとひと息

【ポイント】

大きな買い物で失敗したり、いきなり彼氏に別れ話を持ちかけたり……。月経前は心に余裕がなくなり、普段とは異なる行動に出がち。この時期、集中力を必要とする仕事や重要な案件はなるべくペンディングしましょう。

対処法 1

アロマオイルで集中力アップ

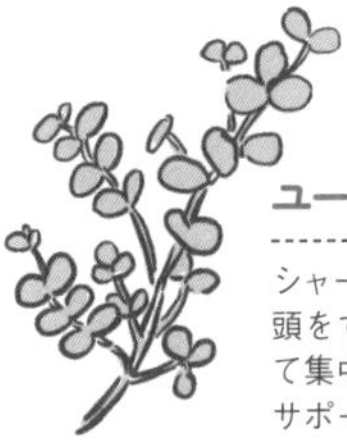

ユーカリ

シャープな香りが、頭をすっきりさせて集中力アップをサポート。

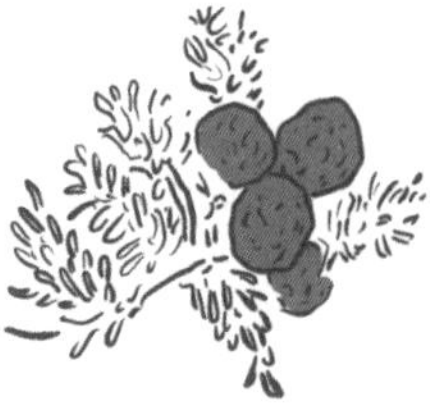

サイプレス

しっとりしたウッディー系の香り。気分転換と集中力に効果を発揮。

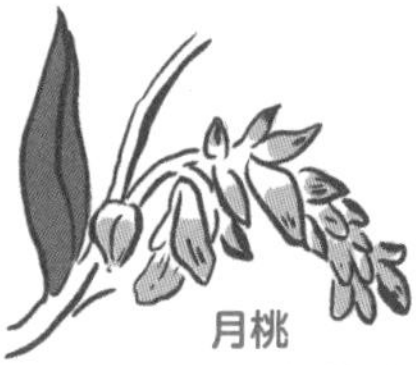

月桃

さわやかな甘さのあるスパイシーな香りが脳を刺激する。

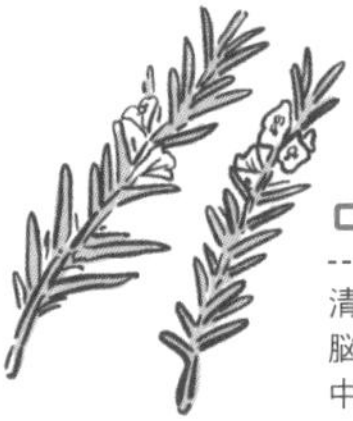

ローズマリー

清涼感あふれる香り。脳の血流を促して集中力を高めてくれる。

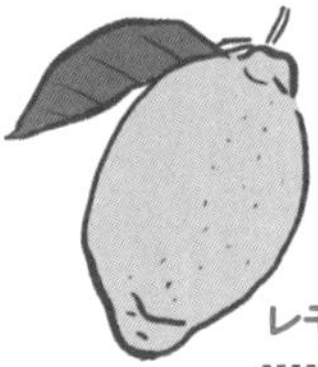

レモン

フレッシュな香りが気分を明るくして頭の働きを活性化。

すっきりした香りで集中力を高めてみる

月経前の気だるさから集中力が落ちているときは、からだに無理をかけずにリフレッシュできるアロマがおすすめ。

集中力アップに効くのは、頭をスッキリさせる柑橘系、脳を刺激して眠気を覚ましてくれるスパイシー系、森林浴のような効果のあるウッディー系など。

香りやアロマ成分が配合されているハンドクリームやリップクリームを持ち歩いたり、手帳やノートに少したらしておけば、外出先でもさりげなく香りで気分転換できます。

対処法 2

STOP! エナジードリンク

[エナジードリンクのデメリット]

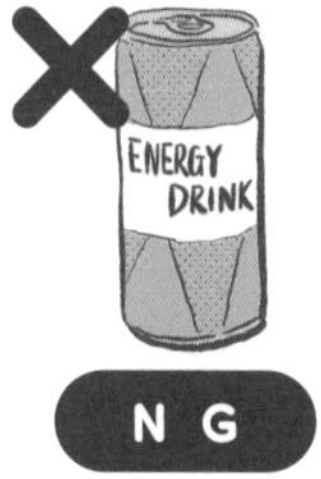

- 鉄分やミネラル分の吸収を妨げるため貧血になりやすい
- 利尿作用があり、からだが冷えやすい
- 大量のカフェインが交感神経を刺激し続けて自律神経のバランスが崩れやすい

MINI COLUMN

栄養剤とエナジードリンクの違い

栄養剤は「医薬部外品」で、滋養強壮などの効果を表記できます。エナジードリンクは「清涼飲料水」に分類され、手軽で飲みやすいため、カフェインを大量にとってしまう可能性があります。

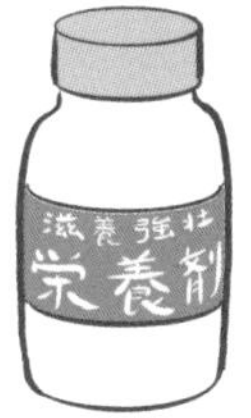

エナジードリンクのカフェインに要注意

集中力が続かないときにエナジードリンクを飲む人も多いですが、こうした元気の前借りは後からドッと反動が出ます。エナジードリンクに含まれるカフェインの覚醒作用で頑張り過ぎてしまうからです。

カフェインには、鉄分などミネラル分の吸収を妨げたり、からだを冷やしたりなど、女性にとってうれしくない作用もあります。依存症の心配もあるのでとり過ぎには注意。コーヒーを飲む習慣がある人はカフェインレスのものを選びましょう。

対処法 3

ハーブティーでほっとひと息

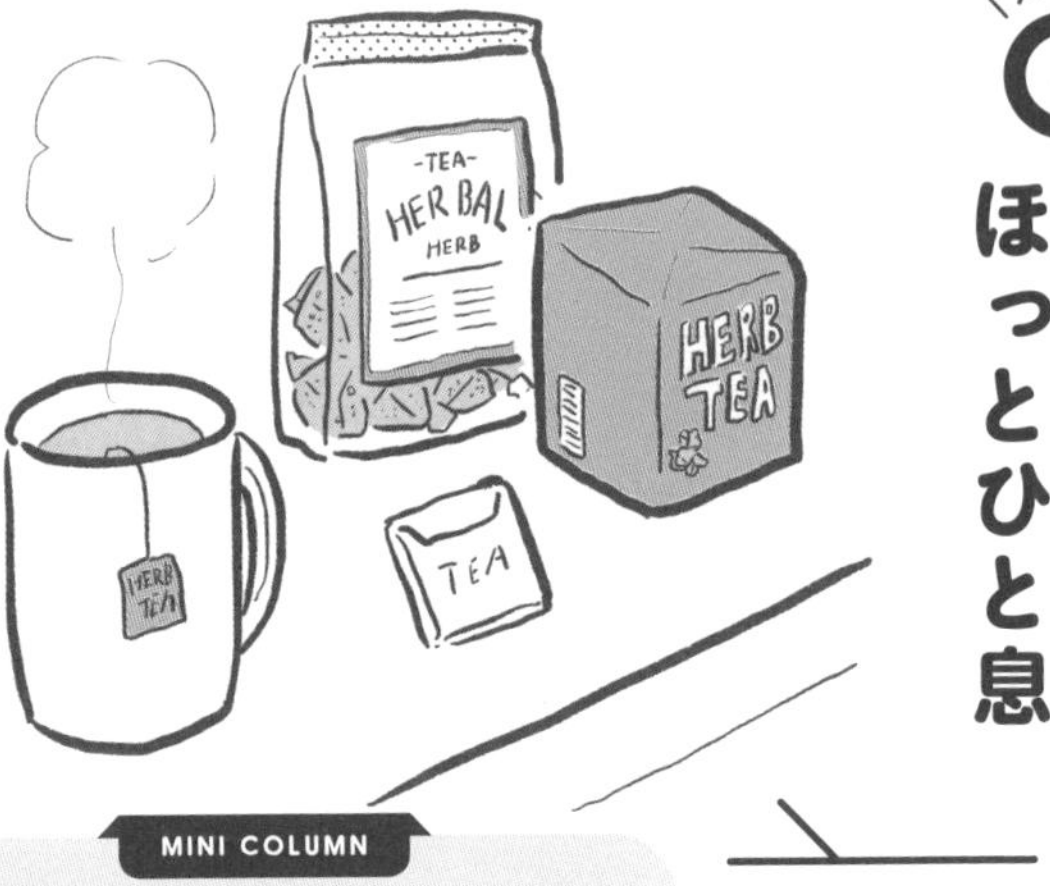

MINI COLUMN

PMSにはチェストツリーが効く？

海外ではメディカルハーブとして使われているチェストツリーは、女性ホルモンのバランスを整える作用があるといわれています。少し苦味があるのでハチミツをくわえて飲むと◎。

GOOD

デスクまわりにいろいろなハーブティーを用意しておけば、気分や体調にあわせてチョイスできてgood!

好きな味と香りで疲れた脳を休ませる

集中力を欠くのは脳が疲れている証拠。しっかり休息をとるのがベストですが、それが無理ならノンカフェインのハーブティーで休憩しましょう。

リラックスしたいときは、効能よりも自分が好きな味と香りを選んで。心地いいと感じることが、脳の休息には大切です。

すっきりした香りと飲み口のミント、りんごに似た甘い香りのカモミール、紅茶のような味わいのルイボスティー、酸味のあるハイビスカスなど。自分好みの1杯を見つけて。

こころのゆらぎ
12
MIND SWING

衝動を抑えられない

【原因】

月経前はホルモンの変動で心が大きくゆらぎます。そのため、なにかの拍子で強い衝動に駆られて判断力を失う人もいるでしょう。これは一例で、月経前はその人その人によって限りない数の症状があるといわれています。

【対処法】

① 深呼吸で我に返る
② おいしくお酒を飲む

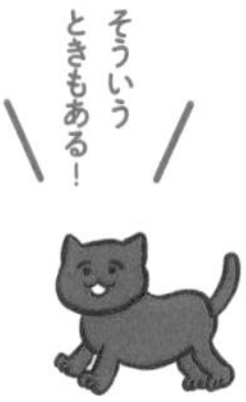

【ポイント】

衝動が起きやすい人は〝引き金〟がどこにあるのかを知っておくこと。そして、月経前はその〝引き金〟からなるべく遠ざかること。この2点を心得て、衝動的な問題行動を防ぎましょう。

対処法 1

深呼吸で我に返る

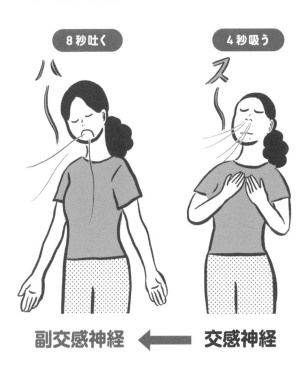

感情が高ぶったら
4秒吸って8秒吐く

つい衝動に駆られて仕事や家庭でトラブルを起こしてしまった。特に欲しいわけじゃなかったのに、高い買い物をしてしまった……。月経前はこういった言動を起こしやすくなります。

気持ちがワァ～ッと高ぶってきたら、ワンテンポ置いてから大きく深呼吸してみて。4秒吸って、8秒かけてゆっくり吐くと副交感神経が優位になって、心にブレーキがかかります。

水を飲んでみるのも◎。これをした後は落ち着く、というマイルールをつくるのがおすすめ。

対処法
2
おいしくお酒を飲む

焼酎・ウイスキー

ウイスキーなどの蒸留酒は糖質ゼロ！　焼酎には血液サラサラ効果も。アルコール度数が高いので飲み過ぎには注意が必要

ワイン

赤ワインにはアンチエイジング効果の高いポリフェノールがたっぷり。東洋医学でいう「肝《かん》」にも働きかけてストレス耐性を高めてくれる

ビール

利尿効果が高く、からだを冷やすので女性には不向きなお酒かも

日本酒

セロトニン（幸せホルモン）の原料となるトリプトファンなど、体内ではつくれない必須アミノ酸がすべて含まれている

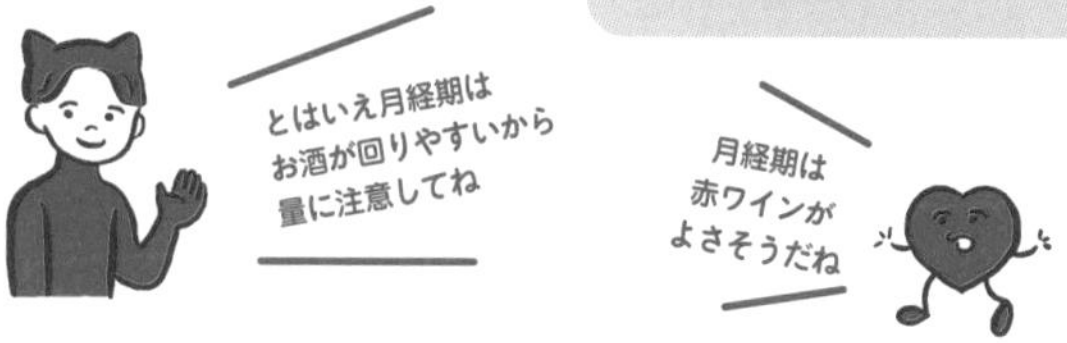
とはいえ月経期は
お酒が回りやすいから
量に注意してね
月経期は
赤ワインが
よさそうだね

やけ酒に注意すれば お酒で気分転換はＯＫ

衝動が抑えられない月経前はドカ食い、爆買いに走ってしまう人もいることでしょう。

そんなときは、気の置けない友だちや家族とお酒を楽しんでみて。ほどよいアルコール摂取は副交感神経を高め、気分をリラックスさせてくれます。心をつくって自律神経を整える効果のあるビタミンやたんぱく質（127ページ）を多く含んだおつまみも用意して。

ただし、お酒そのものが衝動の引き金になりそうな人は、やけ酒を引き起こすのでＮＧ。

[おすすめのおつまみは？]

ビタミンをとれるおつまみ

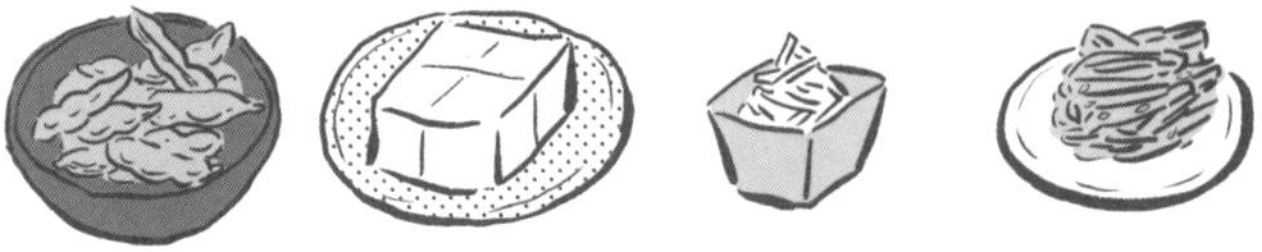

枝豆

冷奴

ごぼうの
きんぴら

ほうれん草の
ごま和え

たんぱく質をとれるおつまみ

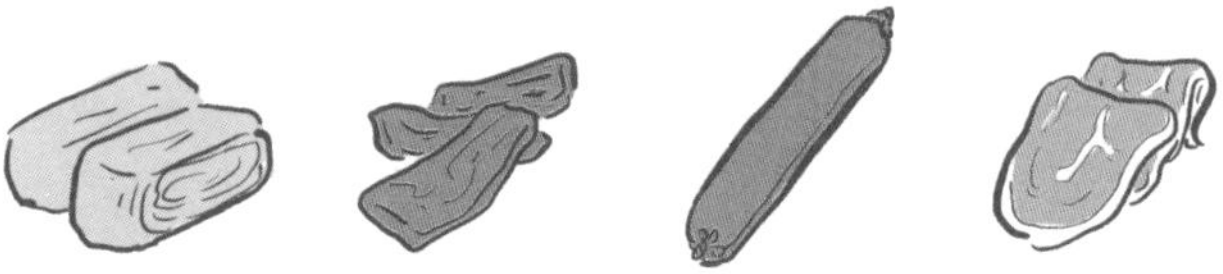

卵焼き

ビーフ
ジャーキー

魚肉
ソーセージ

生ハム

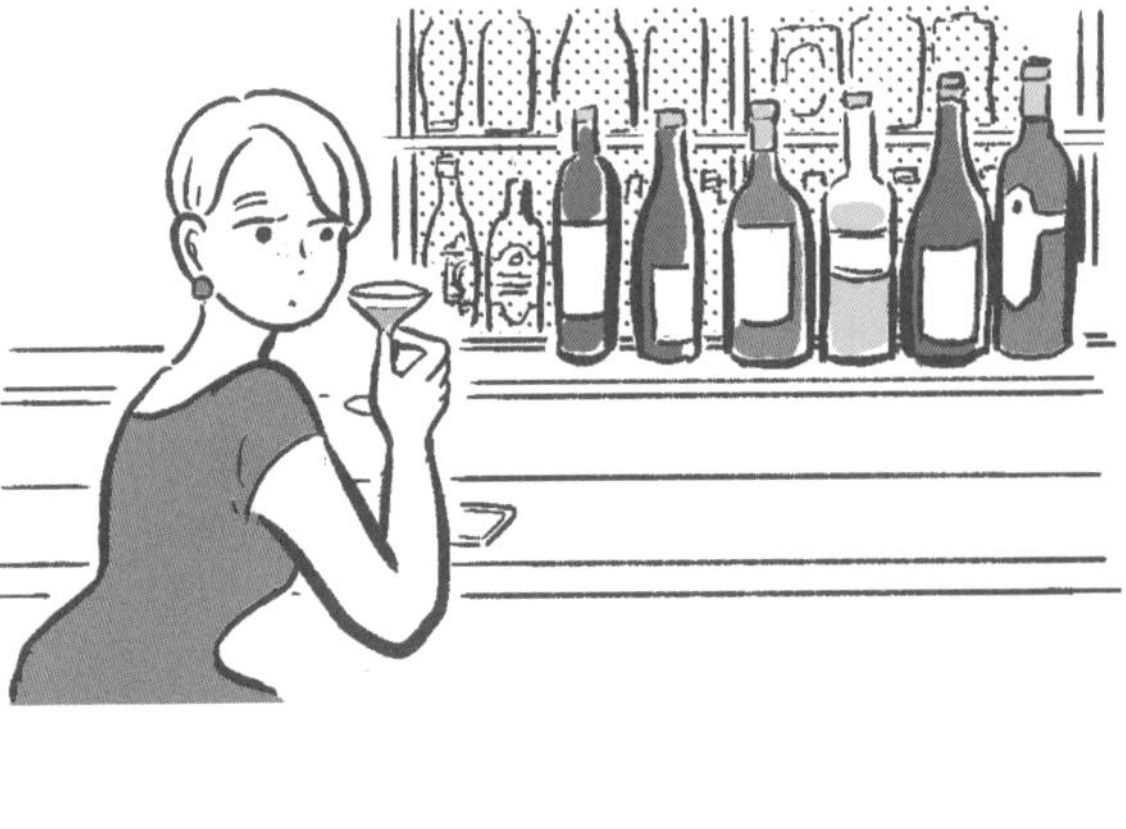

こころのゆらぎ 13 MIND SWING

人肌恋しい

【原因】

セロトニン（幸せホルモン）が減少すると不安な気持ちが大きくなります。人によっては孤独感が強くなるので、そばに誰かがいてほしいと思うかもしれません。エストロゲンが低下する月経前に多い症状でしょう。

【対処法】

① 動物のモフモフに触れる

② マッサージで身も心もリラックス

③ ゆらぎが大きくなる前に眠る

【ポイント】

いくら人肌恋しいからといって、だれかれ構わず温もりを求めるのはやめましょう。人肌が恋しくなったときに、その気持ちを埋めてくれるのは異性だけではありません。どんなときでも理性は失わないで。

対処法 1

動物のモフモフに触れる

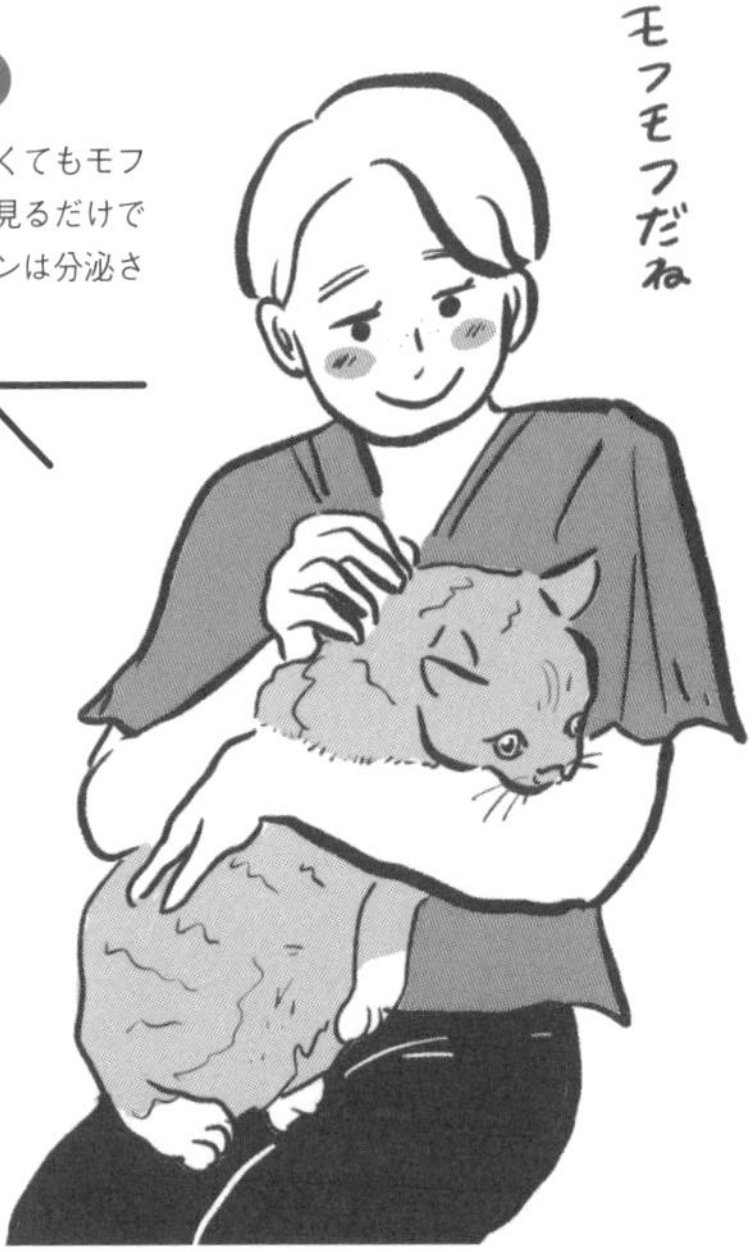

GOOD

直接触らなくてもモフモフ動画を見るだけでオキシトシンは分泌される!

癒しホルモンの力で孤独感をやわらげる

モフモフした犬や猫をハグすると、なんともいえない幸せな気持ちになる……。

かわいい動物やふわふわしたものに触れると、人間の脳はオキシトシンというホルモンを分泌します。オキシトシンは〝癒しホルモン〟〝絆ホルモン〟〝愛情ホルモン〟などと呼ばれ、孤独や不安でブルーな心をやわらげる作用があるのです。

自力で気分を晴らすことができないときは、猫カフェに行ってみたり、ふわふわクッションを抱きしめてみましょう。

対処法

2

マッサージで身も心もリラックス

GOOD

月経前はリンパマッサージも◎。自律神経が整ってつらい諸症状をやわらげてくれる。

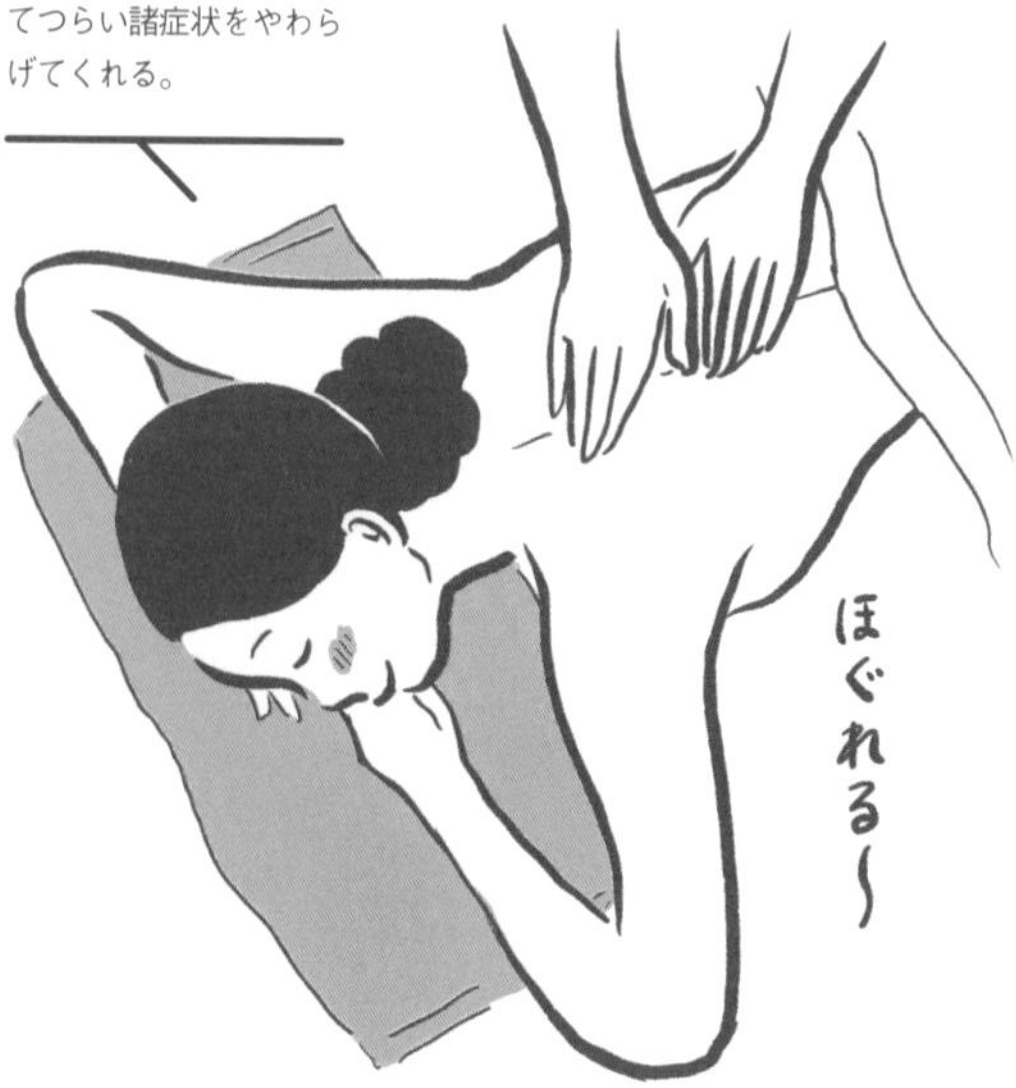

手のひらから伝わる温もりで心をほぐす

病気やケガを処置することを〝手当て〟といいますが、実際に手の温もりは患部の血行をよくして自然治癒力を引き出すそうです。手のひらからは微量の遠赤外線が出ているという説もあるくらいです。

心のバランスが不調なときは、マッサージやリフレクソロジーで肌に触れてもらうのも◎。手指の感触が自律神経に働きかけ、心もからだもリラックスします。ただし、月経前は肌が敏感なのでオイルは低刺激のものにしてもらいましょう。

対処法 3

ゆらぎが大きくなる前に眠る

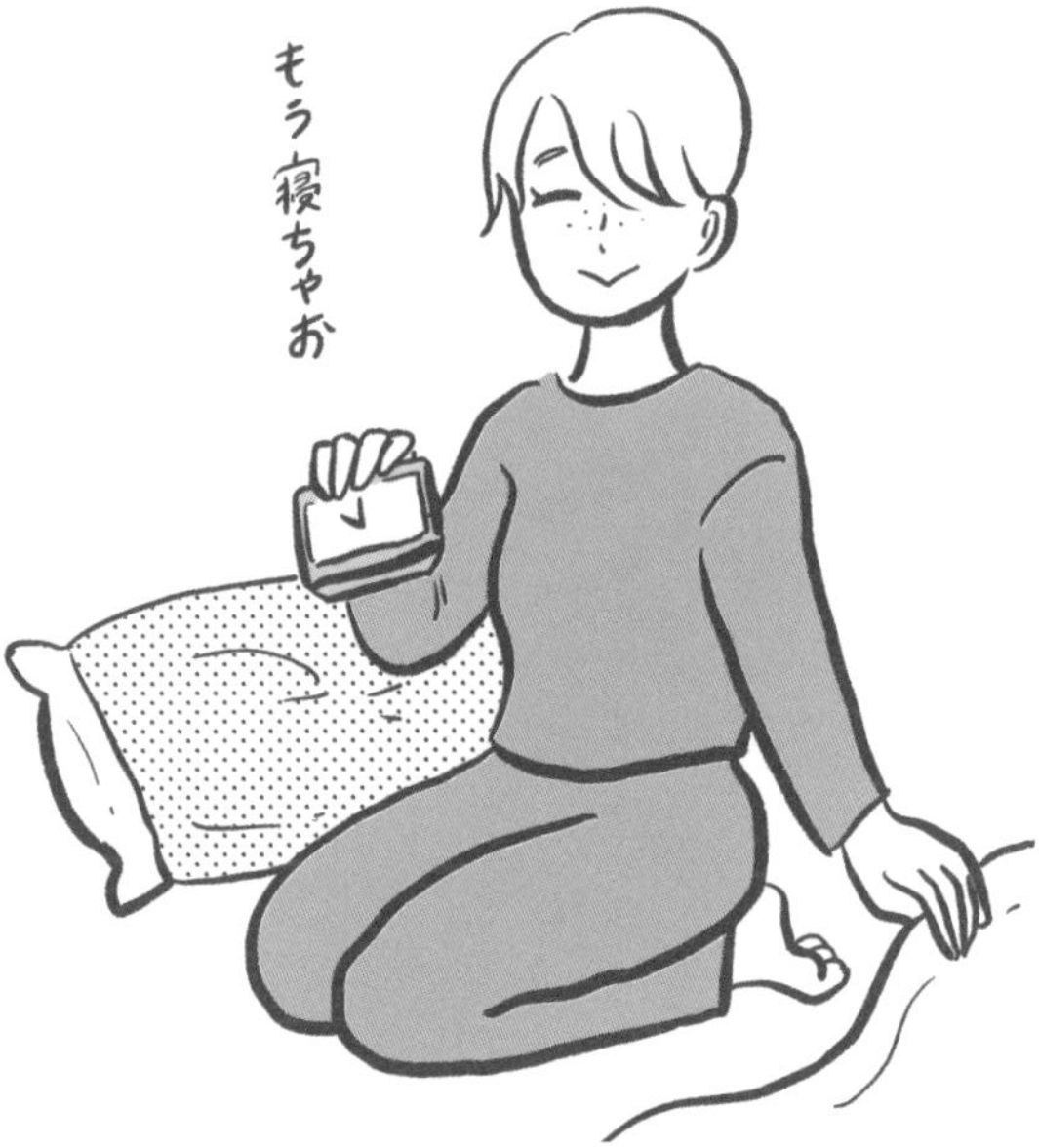

心がゆらぐ月経前は眠って疲れをとろう

月経前は無性に寂しくなるなど、心が大きくゆらいで疲れます。そんなときは無理をせず、早めにベッドに入りましょう。

睡眠に必要なホルモンはメラトニンです。メラトニンはセロトニンがないとつくられません。そのセロトニンの原料はトリプトファン。トリプトファンはたんぱく質の多い食品に含まれています。おすすめは朝食にヨーグルトを食べること。日中しっかりセロトニンがつくられ、夜にはメラトニンが分泌されて心地よく眠れます。

ピル体験記

LET'S TRY!

ピルに怖いイメージを持っている人は多いはず。
でも本当は全然怖くない！　リアルな体験をリポート。

体験者

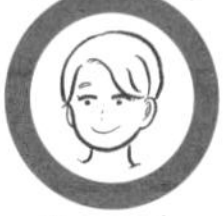

ルリさん

もともと月経痛が重く、仕事や日常生活に支障が出はじめたので婦人科へ。子宮内膜症と診断され、超低用量ピルを飲み始めました。服用後の生理では、血液量の少なさや痛みの軽さに驚きました。いつもは生理前から下腹部痛があるのですが、それも感じず、もっと早く出会いたかったと思う毎日です。

CHECK

【飲んだ薬は？】

ヤーズフレックス

120日間連続投与（その間月経はこない）可能な超低用量ピル。子宮内膜症で起こる痛みや月経困難症に効果があります。

【服薬期間】

半年間

毎日23時に1錠服薬しています。服薬中に3日間連続で出血があれば服薬を中止して、翌日から4日間休薬。出血がなければ120日間服薬し、その後4日間休薬して服薬を再開します。

【かかった費用は？】

月3,000円程度

（診察代含む／保険適用）

【注意点】

毎日およそ決まった時間に薬を飲む必要があるので、自分だけで管理をするのが難しいときもあります。ずぼらな人は服薬管理アプリやスマホのスケジュール機能を使って、同じ時間に通知がくるように設定するのがおすすめ！

CHAPTER

3

For lady

婦人科系にまつわる悩み

EPISODE.04

女性によって悩みはそれぞれ

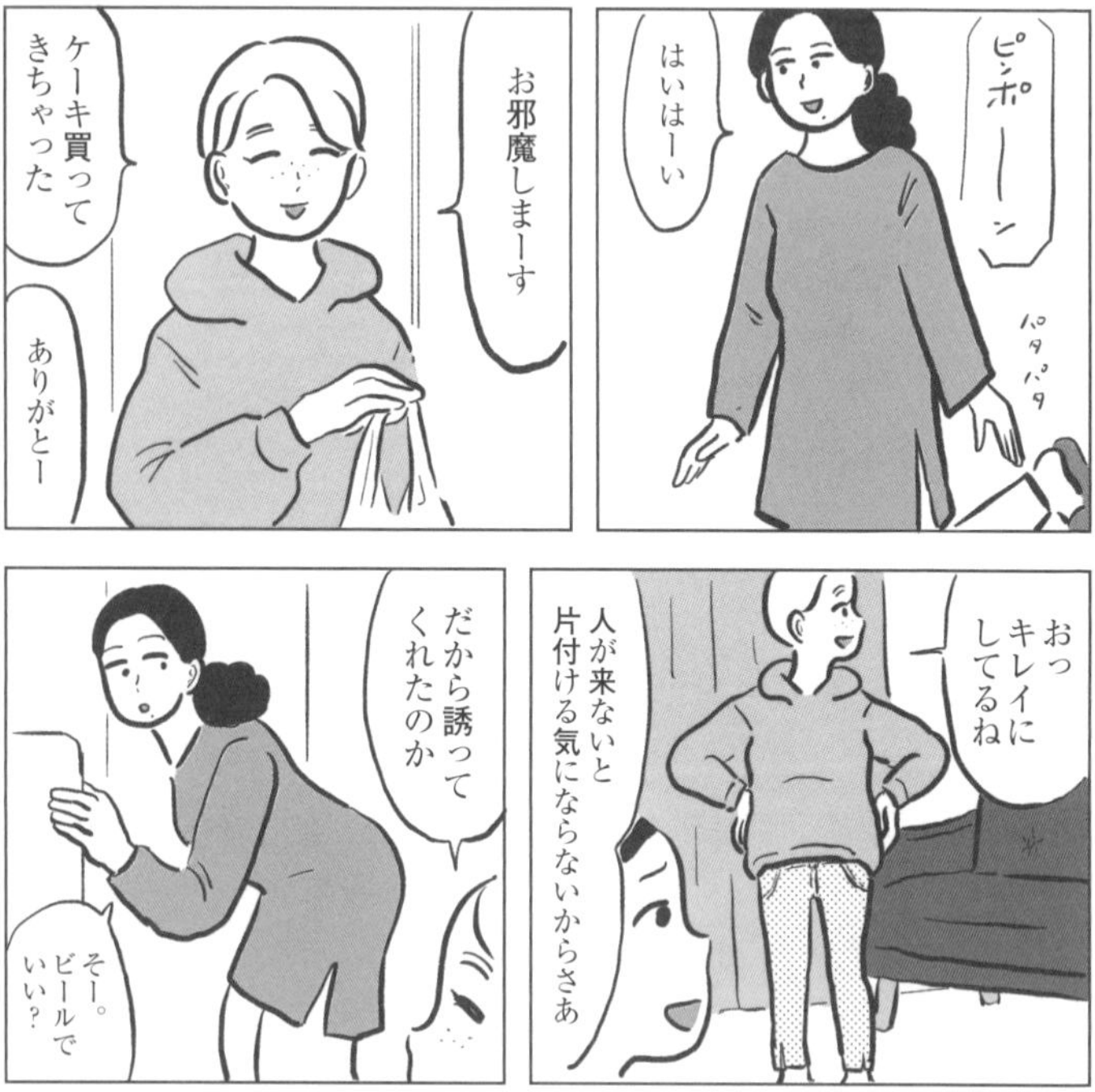
ピンポーン
はいはーい
パタパタ
お邪魔しまーす
ケーキ買ってきちゃった
ありがとー
おっキレイにしてるね
人が来ないと片付ける気にならないからさあ
だから誘ってくれたのか
そー。ビールでいい？
なんか温かいものが飲みたいなー
生理中なので……
あらま
お茶いれよ
ルリちゃん昔から生理痛重かったもんねー
くっ…
うわっ

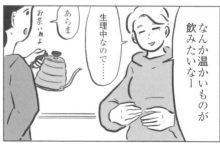

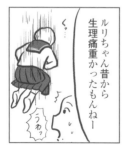

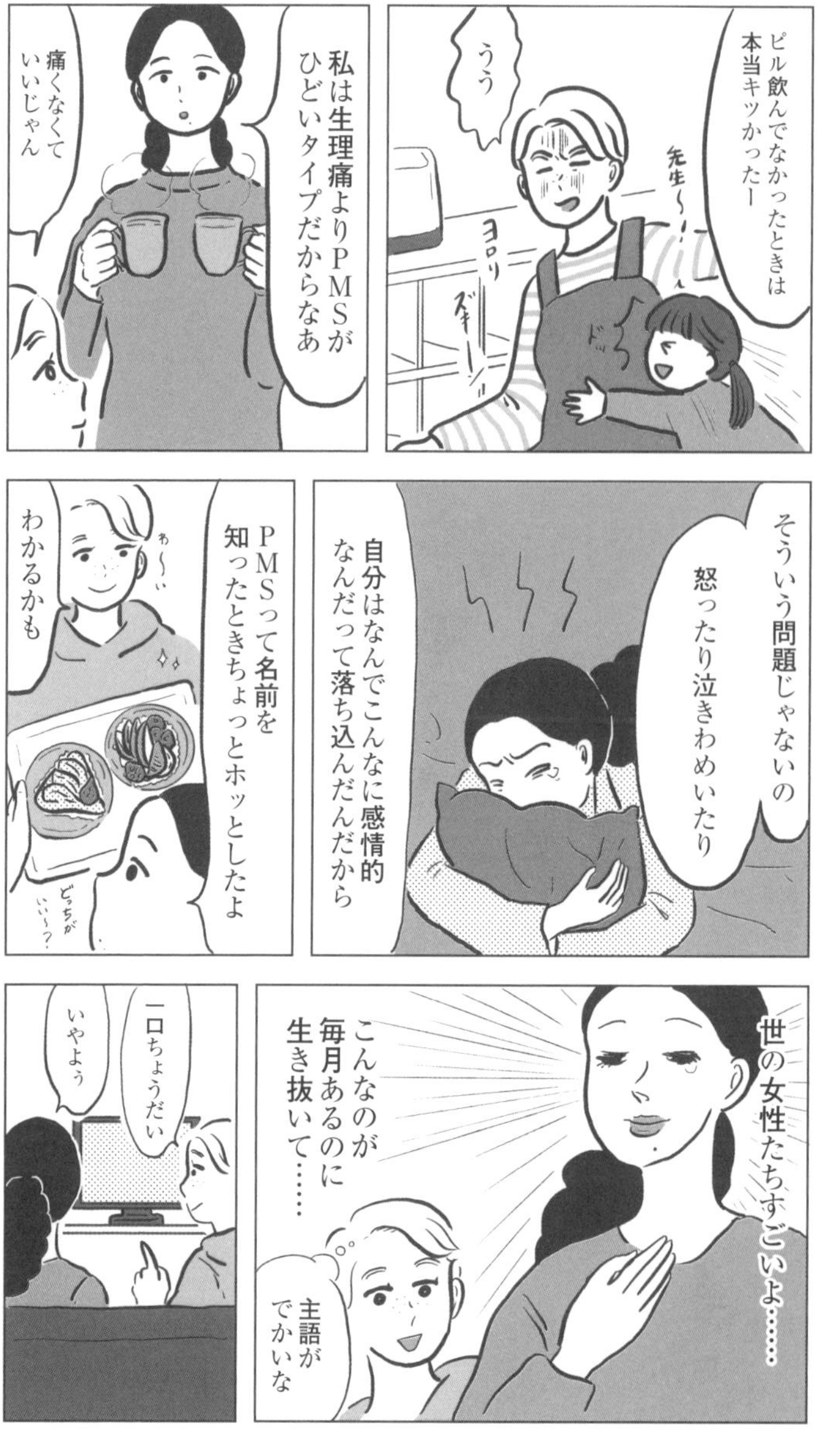
ピル飲んでなかったときは
本当キツかったー
うう
先生〜!!
ヨロリ
ズキーン
ドッ
私は生理痛よりPMSが
ひどいタイプだからなあ
痛くなくて
いいじゃん
そういう問題じゃないの
怒ったり泣きわめいたり
自分はなんでこんなに感情的
なんだって落ち込んだんだから
PMSって名前を
知ったときちょっとホッとしたよ
わかるかも
わ〜い
どっちがいい〜?
世の女性たちすごいよ……
こんなのが
毎月あるのに
生き抜いて……
主語が
でかいな
一口ちょうだい
いやよう

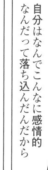

婦人科系
症状

女性ホルモンと婦人科系の症状はどう関係している？

月経痛、月経不順、おりもの、つわり、産後うつ、更年期障害……。思春期に初潮を迎えてから閉経するまで、女性のからだは月経にまつわる不調で悩まされます。ほとんどのケースで女性ホルモンが大きく関わっていることは確かですが、どんな理由から症状が起きているのでしょう。

1つは女性ホルモンのエストロゲンが増えたり減ったりすること。骨や血管を強くしたり、善玉コレステロールを増やしたり、気持ちを明るくしたりと、心とからだの健康を維持するホルモンなので、その分泌量が急激に減るときに不調をきたします。

そして妊娠・出産。心とからだに大きな変化をもたらすため、女性ホルモンや自律神経のバランスを崩しやすくなって、さまざまな症状が出るのです。

不調は自分のからだと向き合えるチャンス

ホルモンなどが引き起こす婦人科系の症状は、人によって強く現れたり、まったく現れなかったりと個人差があります。

遺伝という説もありますが、多くは性格や生活習慣によるもの。症状が出やすいのは悪いことばかりではありません。自分の不調に敏感になることで生活習慣を見直すことができたり、心とからだにしっかり向き合えるともいえるのです。

[婦人科系にまつわる症状]

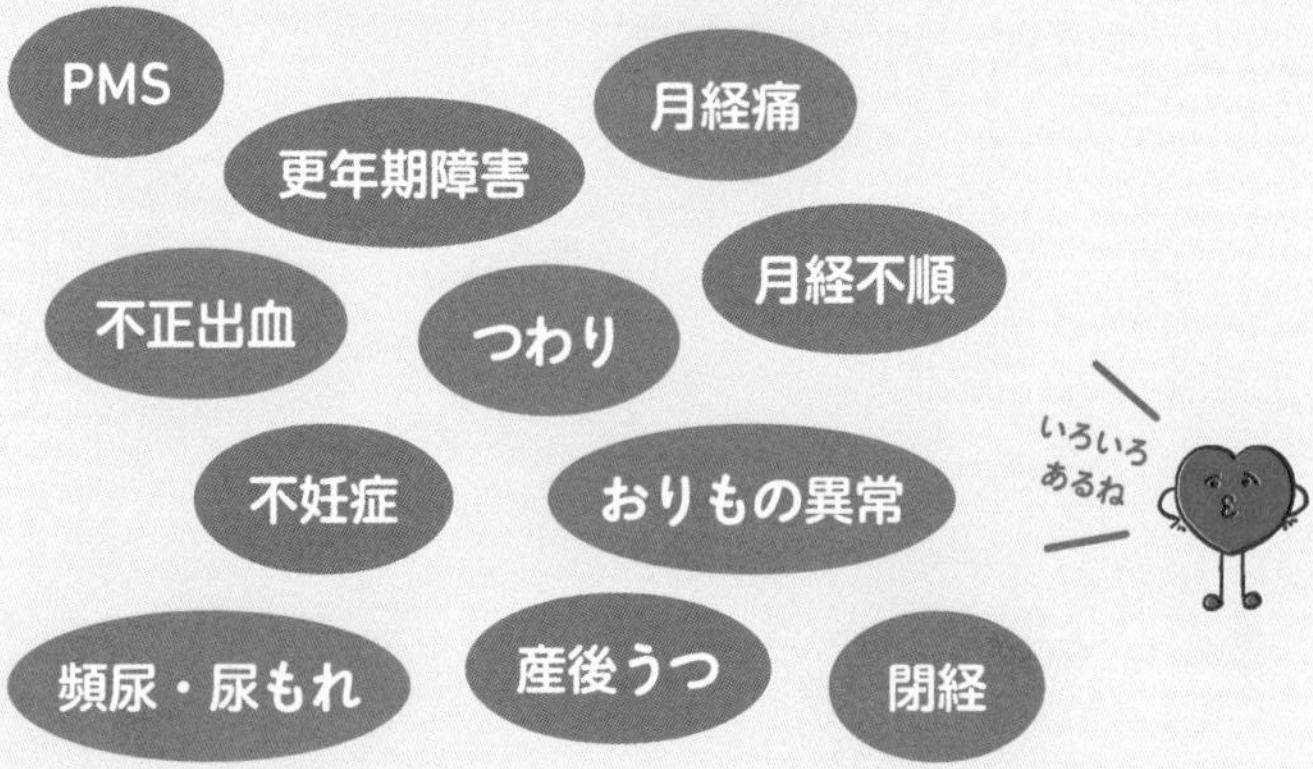
PMS
月経痛
更年期障害
月経不順
不正出血
つわり
不妊症
おりもの異常
頻尿・尿もれ
産後うつ
閉経
いろいろ
あるね

婦人科系症状
01

月経前症候群（PMS）

●PMSとは

月経前症候群とは、月経の3〜10日くらい前に起こる、心とからだの不調の総称。英語表記の premenstrual syndrome を略してPMSとも呼ばれます。20〜30代に多くみられます。

●原因

何らかの理由で脳内のホルモンや神経伝達物質が異常を引き起こすことが原因と考えられています。その何らかの理由の1つとして、月経前に女性ホルモンが大きく変動することが関わっているようです。

●症状

①イライラする
②不安になる
③集中力が落ちる
④食欲不振または過食になる
⑤だるくなる
など多数

[PMSの出る時期とパターン]

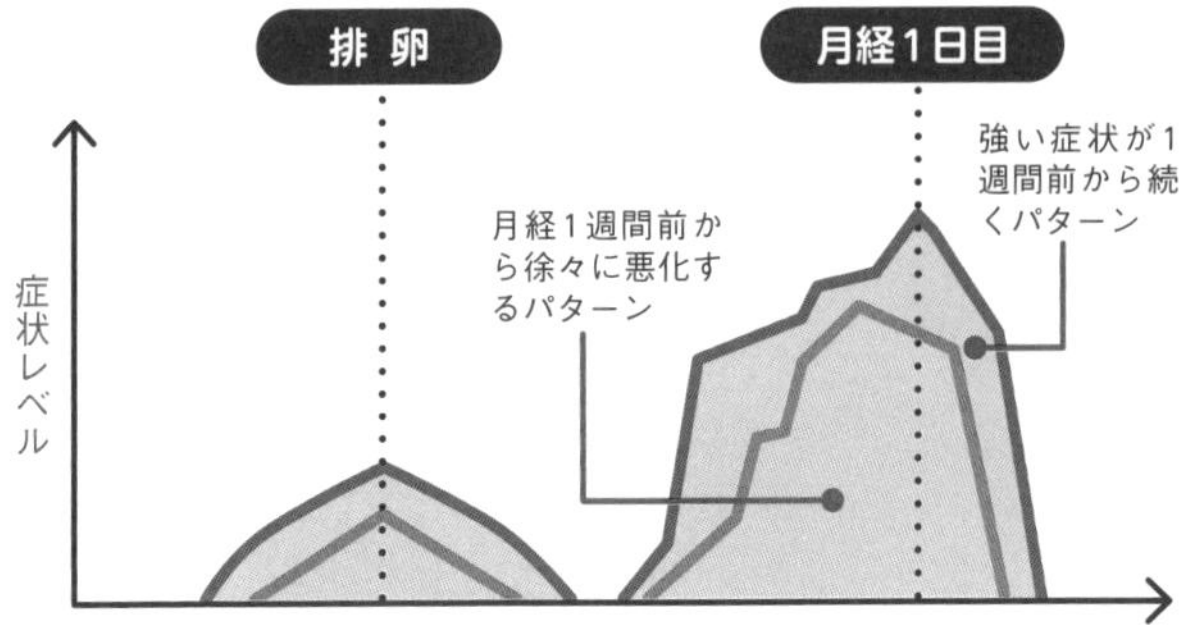

月経の1週間前から症状が現われ始めて少しずつ強くなり、月経期に入るとスッと消えるパターンがほとんど。重症な場合はいきなり強い症状が出て、それが月経期に入るまで弱まることなく続く。

[日記をつけてマイパターンを知る]

日付	／	／	／
●イライラ	★		
●頭痛		★	
●腰痛			
●だるさ			★

最低でも3か月間は日記をつけよう

症状がいつ始まって、どんな症状が出て、いつ消えたかなどを3か月記録して、自分のPMSパターンを知りましょう。パターンがわかれば、症状がつらくなりそうな日に重要な予定を入れないなどの対策ができます。

➡ P.222のゆらぎチェックシートをCHECK!

処方箋

PMS・月経トラブルの強い味方〝低用量ピル〟

卵巣をお休みさせて月経トラブルを回避

日本ではピル=避妊薬のイメージが強いですが、実は婦人科系トラブルを減らす薬としても広く用いられています。

ピルには女性ホルモンのエストロゲンとプロゲステロンが含まれているので、服用すると脳の卵巣へのホルモン分泌の指令を弱めます。すると卵巣が休まって排卵が抑えられるのです。PMSなど月経サイクルがもたらすつらい症状も軽減されます。

卵巣をピルで休ませてあげるのも月経トラブル回避に有効です。

Q ピルを飲むと太るの？

A ピルを飲むと太るというのは、過去に使用されていたホルモン量が多い薬でいわれていたこと。現在使用されている低用量ピルでは心配いりません。

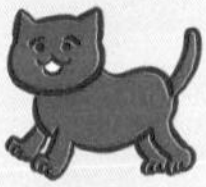

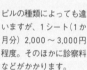

Q どのくらいの女性が飲んでるの？

A アメリカを筆頭に世界で1億3000万人ほどが服用しています。日本では1999年に認可され、約15万人が活用しています。

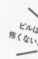

Q 費用はどれくらいかかるの？

A ピルの種類によっても違いますが、1シート（1か月分）2,000～3,000円程度。そのほかに診察料などがかかります。

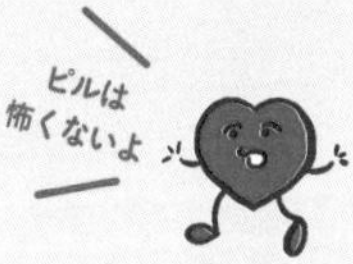

［ 種類はさまざま ］

超低用量ピル

低用量ピルのなかでもエストロゲンの量が特に少ないタイプ。日本では月経困難症の治療薬としてのみ使われる。

一相性低用量ピル

避妊効果を維持しつつホルモン量を減らしたもの。すべての錠剤で2つのホルモンが均一に配合されている。

三相性低用量ピル

2つの女性ホルモンを自然な分泌に近い形で配合したもの。1シートの中でホルモン量が3段階に分けられている。

➡ ホルモンの含有量がそれぞれ異なる

21錠タイプ

21日間服用を続けたのちに7日間の休薬期間を経て、次のシートを飲み始めるタイプのピル。休薬期間を自分で管理する必要がある。

28錠タイプ

28錠のうち7錠分、偽薬がセットされたタイプのピル。1シート飲み終えたらすぐに次のシートに入るため、飲み忘れを防ぐのに効果的で初心者におすすめ。

シンフェーズT28錠

避妊を第一目的として処方されるピル。

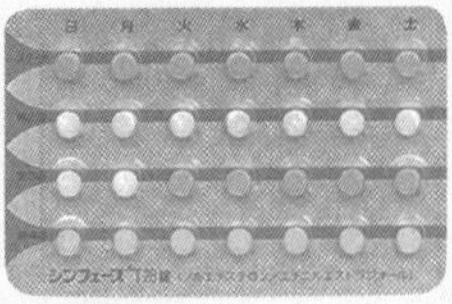

➡「3週間飲んで1週間休薬」が基本

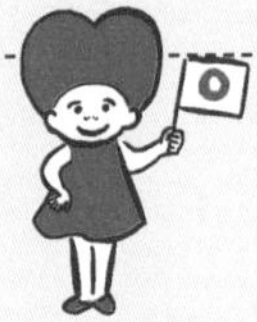

● 低用量ピルには副作用がある？

低用量ピルの副作用として挙げられるのは血栓症です。ただし血栓症発症のリスクは年間1万人に3〜9人と、発生頻度は低いとされています。

※低用量ピルは種類によって保険適用のもの、そうでないものがある。処方を希望する場合は医師と相談の上、服用する薬剤を選ぶこと。

婦人科系症状
02

月経痛

●月経痛が起こるしくみ

［プロスタグランジンが多い場合］

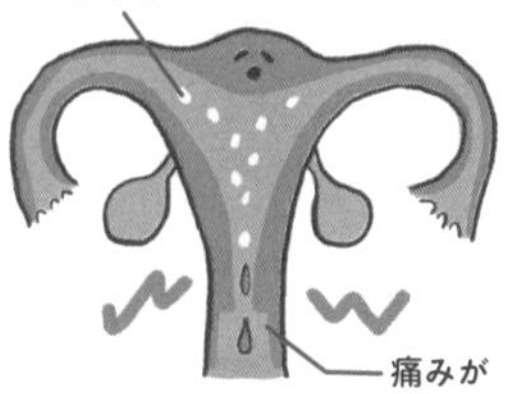

［プロスタグランジンが少ない場合］

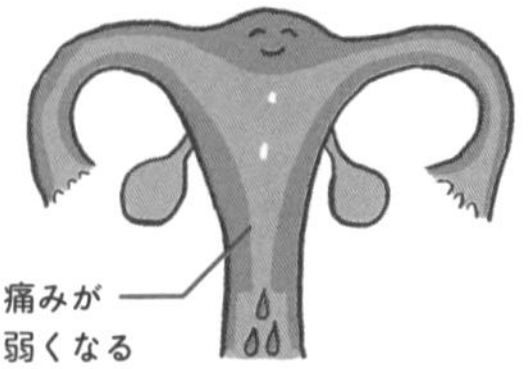

プロスタグランジンの働きが過剰になると子宮の収縮が強まって下腹部痛や腰痛などを引き起こす。

●原因

月経期に分泌される子宮収縮物質（プロスタグランジン）が過剰になると、陣痛のような痛みが起きます。冷えやしめつけによる血行不良、子宮の入り口がせまくて経血がスムーズに出にくいなども月経痛の原因になります。

処方箋

ゆるゆる・ほかほかで痛みを改善

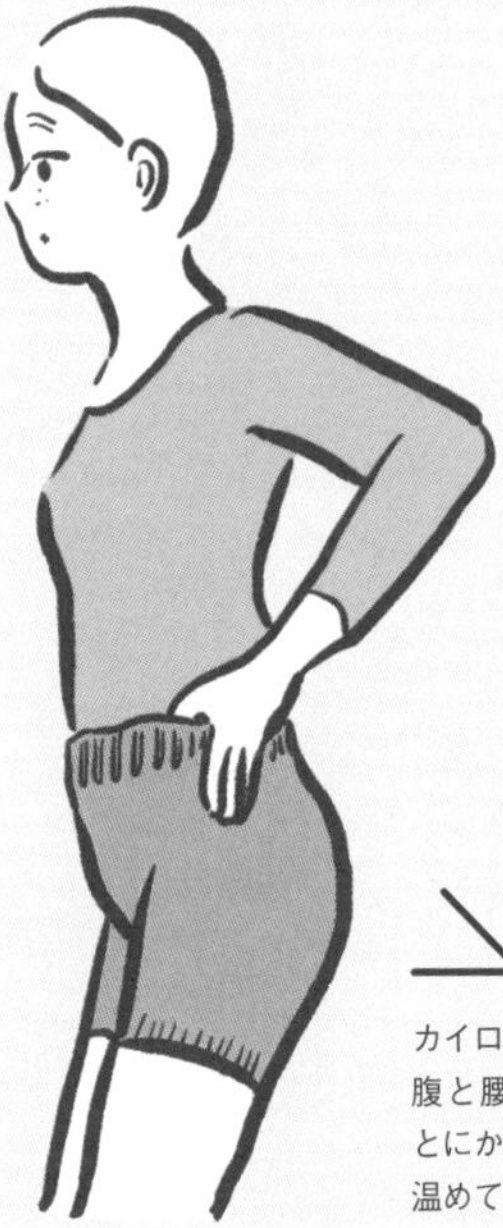

NG

月経中はスキニーデニム、タイトスカート、ガードルなど、からだをしめつける服は血行不良を招くのでNG。

カイロを貼るならお腹と腰の2か所に。とにかく子宮近くを温めて！

冷えとしめつけが月経痛を悪化させる

からだが冷えると筋肉はカチカチに。子宮も筋肉なので、冷えると収縮がうまくいかなくなるほか、月経痛の原因物質であるプロスタグランジンが骨盤内で滞ってしまいます。

月経中は血行をよくして、からだを冷やさないことが第一。毛糸のパンツや腹巻にカイロをセットして、前と後ろから子宮全体をしっかり温めましょう。

からだをしめつける服ばかりを着ていると血行が悪くなるので気をつけて。月経中は腹部をゆったり解放しましょう。

処方箋

ストレッチで痛みをやわらげる

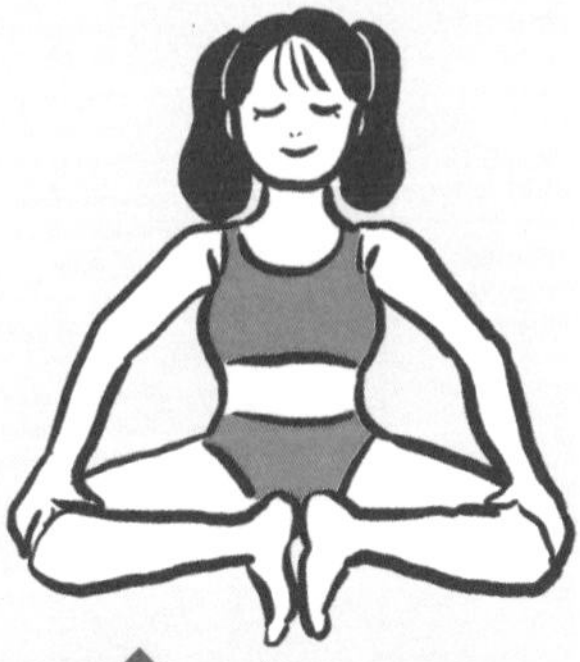

両足の裏をあわせたら、かかとをからだに引き寄せ、股関節を大きく広げる。手はひざの上に置く。

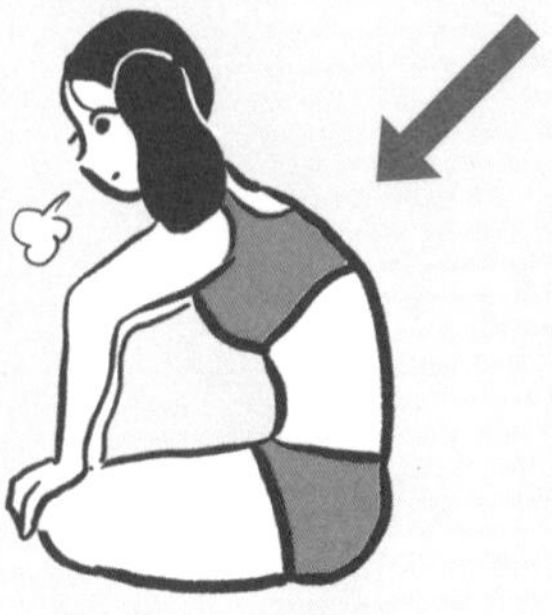

ゆっくり息を吐きながら、できるところまで上体を前に倒して15秒キープ。息を吸いながら元の姿勢に戻す。

骨盤まわりの筋肉をほぐして血流アップ

冷えや運動不足で骨盤内に血液が滞ると、プロスタグランジンも体内に滞って月経痛が起こります。

骨盤内にたまった血液を出すには、股関節を広げてデトックスを促すストレッチがおすすめ。骨盤まわりの筋肉をほぐして血流をよくし、下腹部を温めましょう。血流を促すことで痛みの原因物質プロスタグランジンも排出できます。朝と夜に10回ずつ行うと効果的です。

月経痛

処方箋

ショウガ紅茶でからだを内側から温める

つくり方

1. 温かい紅茶を入れる。
2. ショウガチューブを1cmほど入れる。
3. お好みで黒砂糖やハチミツを入れてもOK。

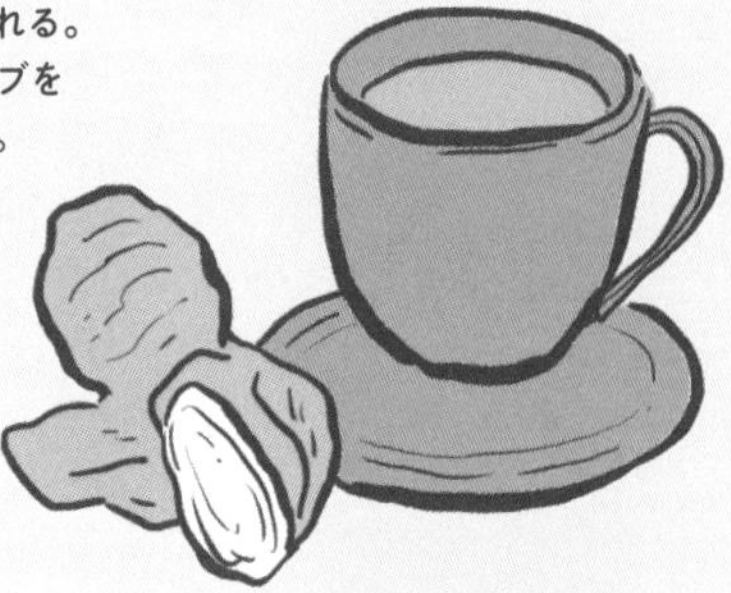

MINI COLUMN

鎮痛薬は痛みが本格的になる前に飲む

あまりに痛みがひどいときは鎮痛薬を使うのも◎。用法・用量を守れば、ほとんどからだに負担はかかりません。ただし、本来は痛みが本格的になる前に服用するのが正解。痛みがひどくなってからでは薬が効きにくくなります。

ショウガ紅茶の力で冷えと痛み知らずに

冷えに悩む女性におすすめの〝ショウガ紅茶〟。いつもの紅茶にショウガを入れるだけという手軽なものですが、その効果は絶大です。

ショウガに含まれるジンゲロールという成分は血流をよくする働きがあり、からだを芯から温めてくれます。茶葉を完全発酵させてつくる紅茶もからだを温め、さらには抵抗力も上げてくれます。

痛みでつらいときはショウガ紅茶でひと息ついて、痛みがやわらぐのを待ちましょう。

婦人科系症状 03

月経不順

●月経不順とは

正常な月経の定義は
●周期24～38日
●出血持続日数3～8日
●経血量20～140㎖
24日未満で月経がきたり、次の月経まで39日以上かかったり、経血量が少なすぎたり多すぎたりすることなどを月経不順といいます。

●原因

急激なダイエット、疲れ、不規則な生活、強いストレスなどによって、ホルモンバランスや自律神経が乱れると月経不順を引き起こすと考えられています。子宮や卵巣、甲状腺などの病気が原因になることもあります。

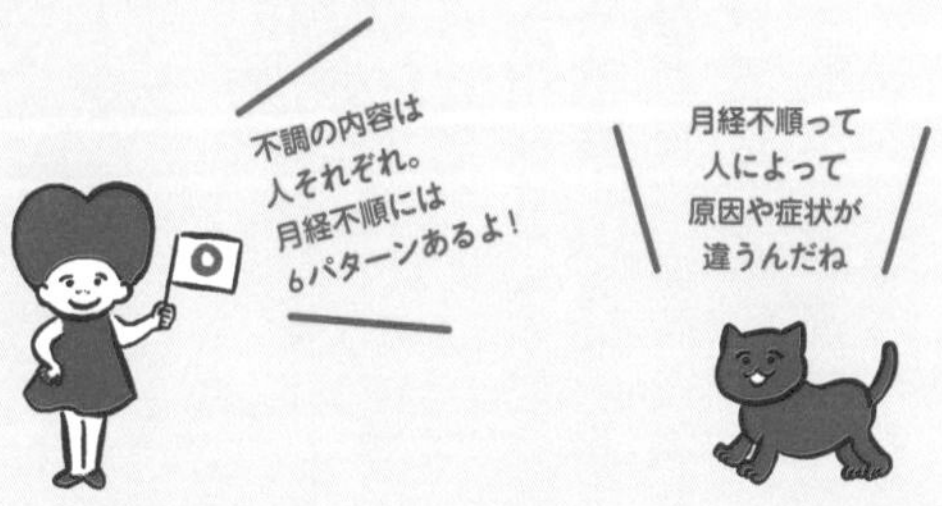
月経不順って人によって原因や症状が違うんだね
不調の内容は人それぞれ。月経不順には6パターンあるよ!

[月経不順の種類]

なかなかこない
稀発月経
39日以上経っても次の月経が始まらない状態。女性ホルモンが順調に分泌されていない可能性が高い。過度なダイエットや食生活の乱れ、大きなストレスなどが原因と考えられる。

すぐにくる
頻発月経
前回の月経1日目から数えて23日以内に月経がくる状態。ホルモンバランスが不安定な思春期に起こりやすい。月経回数が増えるため貧血になりやすい傾向がある。

2日で終わる
過短月経
月経が2日以内で終わってしまう状態。過少月経と同じく、女性ホルモンの分泌量が少ないため子宮内膜が厚くならず、月経がきても1〜2日で終わる。

9日以上続く
過長月経
月経が9日以上続く状態。しっかりした出血が長く続いて貧血を起こす場合がある。排卵しないで出血がだらだら続く「無排卵性月経」になっている可能性も。

量が少ない
過少月経
生理用ナプキンを1日に1〜2回しか換えなくて済むほど経血の量が少ない状態。女性ホルモンの分泌量が少ないため子宮内膜が厚くならず、月経がきても経血が少ない。

量が多い
過多月経
経血の量が異常に多い状態。昼用ナプキンが1時間ももたなかったり、レバーのような血のかたまりが出たりする。子宮筋腫、子宮腺筋症などが原因として多くみられる。

➡ **上記のような症状が2か月以上続くなら異常サインの可能性が。婦人科で相談してみましょう。**

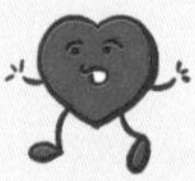

処方箋

漢方でからだを整える

自然の力を借りて からだの底力をアップ

漢方は、自然治癒力を上げることによる症状改善を目的としているため、からだへの負担を少なくしたい人におすすめ。

漢方で使う薬＝漢方薬は、生薬の力で免疫やホルモンの働きを高めて体質を整えます。特別な指示がないかぎり、生薬の成分が腸内細菌に届きやすい空腹時（食前、食間）に飲みます。

月経不順には、当帰芍薬散《とうきしゃくやくさん》、加味逍遙散《かみしょうようさん》、桂枝茯苓丸《けいしぶくりょうがん》が効果的。症状や体質によって使い分けられるので、確実に効果を得たいなら医師に相談を。

[婦人科に効く漢方薬]

当帰芍薬散《とうきしゃくやくさん》

血行をよくしてからだを温め、たまった水分を排出する。冷え、むくみ、貧血、めまいなどに効果的。当帰は免疫力を高め、芍薬には末梢血管を拡張させる作用がある。

桂枝茯苓丸《けいしぶくりょうがん》

月経中に下腹部が痛む人におすすめ。血行をよくして経血を出しやすくするほか、めまい、肩こり、頭痛、のぼせなどを改善。比較的、体力がある人に向いている薬。

加味逍遙散《かみしょうようさん》

精神症状によく効くので、強いストレスで疲れているときに◎。からだにエネルギーをめぐらせて緊張をやわらげる。冷え、のぼせ、動悸、不眠、頭痛、肩こりなどに効果的。

月経不順

処方箋 不順の原因をとり除く

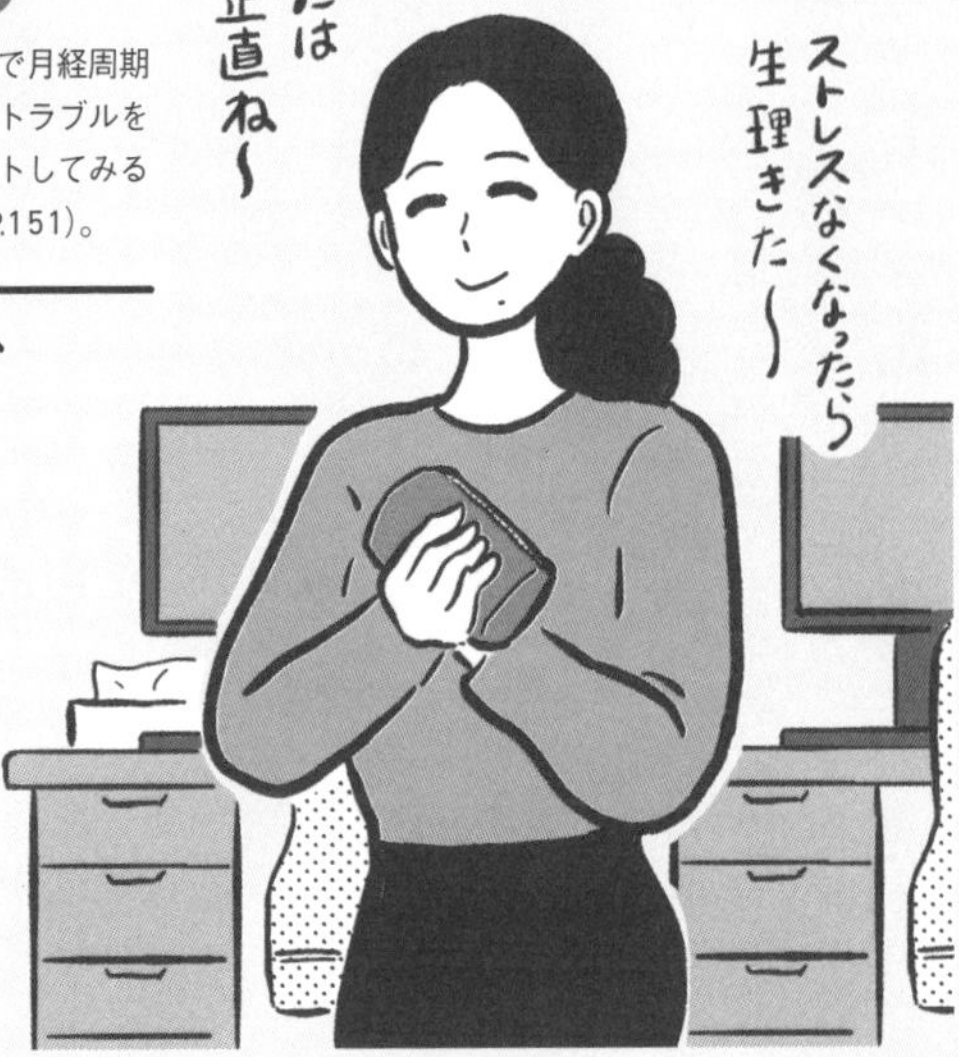
ストレスなくなったら生理きた〜
からだは正直ね〜

GOOD

低用量ピルで月経周期や経血量のトラブルを一旦リセットしてみるのも◎(→P.151)。

からだを守るためにストレスから逃げる

女性ホルモンはとてもデリケート。不安やストレスを感じると、すぐに分泌バランスが崩れます。月経不順になったら、まずはストレス源から離れてみましょう。対人関係、過労、経済的な悩み……ひとりで解決できなければ身近な人に相談を。無理なダイエットもやめましょう。1か月で体重が1割減ったら、いつ月経が止まってもおかしくない状態。からだが危機を感じて、月経をはじめ、生命維持と関係のない機能をストップさせるからです。

婦人科系症状

04

不正出血

●不正出血とは

月経ではないのに性器から出血すること。月経であっても極端に経血の量が多かったり少なかったり、出血期間が長かったり短かったりする場合も、不正出血として考えます。ですが、排卵日前後の出血なら心配いらないことがほとんどです。

●原因

※子宮頸管ポリープや子宮頸管炎などによる子宮からの出血、ただれやかぶれなどで膣や外陰部から出血することもあります。ほかには子宮がん、卵管がん、膣がん、子宮肉腫など、悪性の病気が原因の場合もあります。

●症状

①運動や性行為での刺激による出血
②いきみなどによる出血
③おりものが紅～黒褐色になる
④②～③が排卵日以外にみられる

※子宮頸管の粘膜が増殖することでできるやわらかい突起のこと。

[基礎体温をつけて排卵日を知る]

■ 一般的なグラフ

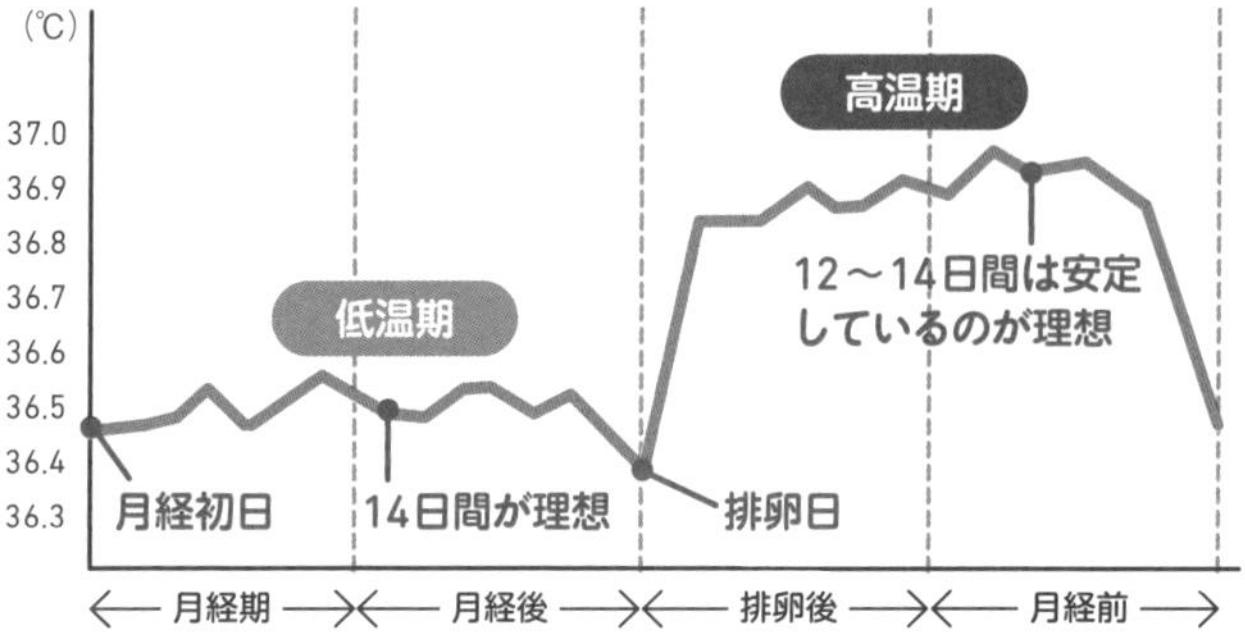

MINI COLUMN

一般的なグラフと違う！ 考えられることは？

上記のようなグラフにならない場合には、下記のような状態が潜んでいる可能性があります。

[基礎体温がバラバラ]
排卵障害／自律神経の乱れ

[高温期が長い]
妊娠している可能性が高い

[高温期がない]
無排卵月経

[低温期が長い]
生殖機能の低下

体温チェックのポイント

- 毎朝できるだけ同じ時間に測る
- 専用の婦人体温計を使う
- データ管理アプリに記録する
- 体調や出来事も一緒にメモする

➡ P.222のゆらぎチェックシートをCHECK!

婦人科系
症状
05

おりものの異常

●おりものとは

おりものは子宮や腟などからの分泌物が混じりあった液体です。腟を潤わせて粘膜を守ったり、雑菌が子宮内に入ってくるのを防いでいます。排卵期には、精子がスムーズに通れるように糸を引くような状態になって量も増えます。

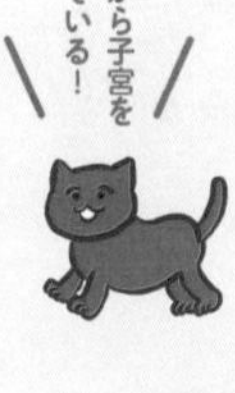

●おりものが出るしくみ

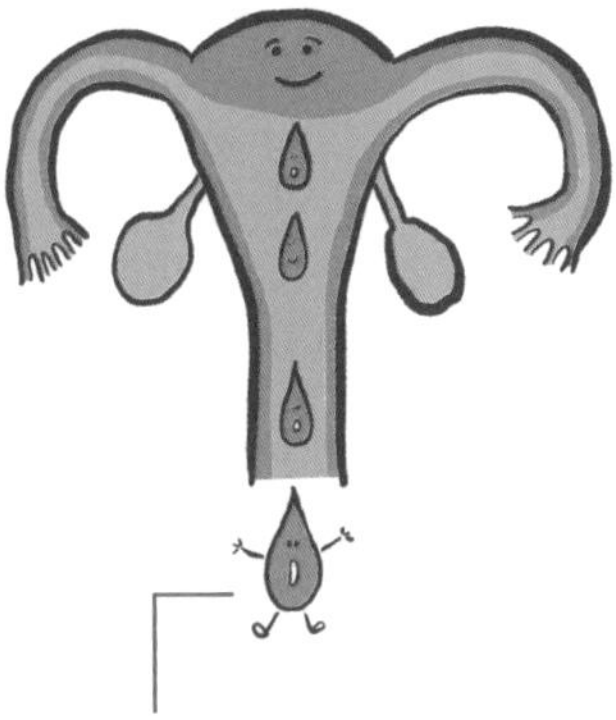

子宮内膜、子宮頸管、腟などから出た分泌液が集合しておりものとなる

[月経周期におけるおりものの変化]

① 月経直後

【量】少ない
【ニオイ】少し強い
【ねばり】さらっとして水っぽい
【色】茶色～褐色

② 排卵期

【量】とても多い
【ニオイ】少ない
【ねばり】卵の白身のようにトロトロ
【色】透明

③ 排卵後

【量】少ない
【ニオイ】少ない
【ねばり】ドロっとしている
【色】白くにごる

④ 月経前

【量】多い
【ニオイ】少し強い
【ねばり】ドロっとしている
【色】白くにごる

[注意したいおりもの異常]

カッテージチーズのようにポロポロしている ➡ **膣カンジダ症**
膣や外陰部がかゆくなる病気。免疫力の低下で、カンジダ菌が増殖して起こる。

黄～黄緑色っぽくて泡が混じる＆悪臭がする ➡ **膣トリコモナス症**
肉眼では見えないトリコモナスという虫が性器内に入り込み、膣などに寄生して起こる病気。おりもの異常だけでなく、膣の猛烈なかゆみや炎症が起こる。

白～黄色っぽくて量が多い＆膿状であることも ➡ **クラミジア感染症**
子宮の入り口に炎症が起こる病気。自覚症状がないことも多い。

婦人科系症状 06

頻尿・尿もれ

●頻尿・尿もれとは

1日の正常な排尿回数は4～7回。日中に8回以上、夜中に1回でもトイレに行きたくなるのが頻尿です。尿もれには、くしゃみなどがきっかけでもれてしまう「腹圧性尿失禁」と、急に強い尿意をもよおして我慢できずにもれてしまう「切迫性尿失禁」、この2つの混合タイプである「混合性尿失禁」があります。尿もれの有無にかかわらず、しばしば強い尿意を感じる場合は「過活動膀胱」になっている可能性があり、その約6割が「切迫性尿失禁」で悩んでいます。

●原因

「腹圧性尿失禁」の原因は、膀胱と尿道を支える骨盤底筋のゆるみ。出産の影響や、閉経後のエストロゲンの減少でも骨盤底筋がうまく働かなくなります。「切迫性尿失禁」は緊張や不安など心理的ストレスがきっかけとなることもあります。

[こんな症状に注意]

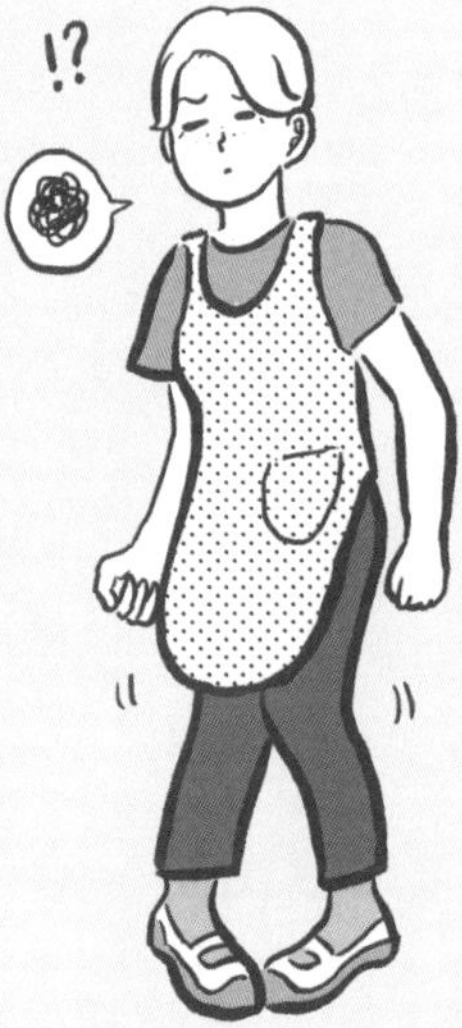

- □ 突然トイレに行きたくなり、我慢が難しい
- □ 朝起きてから寝るまでに8回以上トイレに行く
- □ 尿意で目が覚める

➡ **過活動膀胱**

40歳以上の男女8人にひとりがこの症状をもっている。

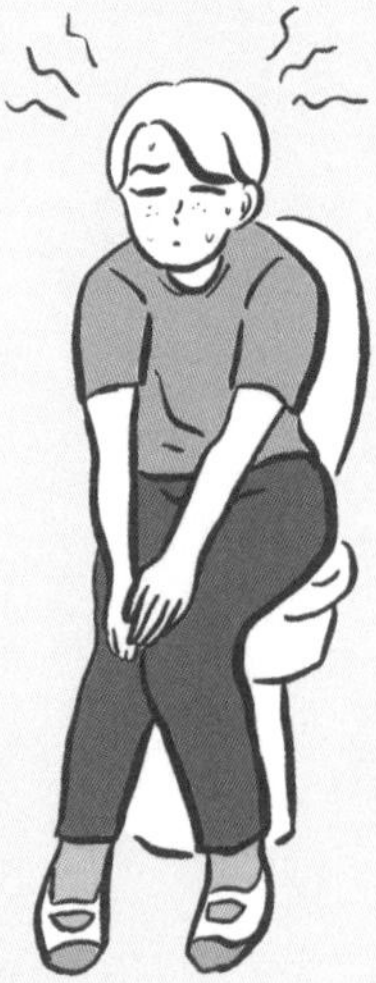

- □ トイレが近い
- □ 排尿時に痛みがある
- □ 残尿感がある
- □ にごった尿が出る

➡ **膀胱炎**

女性に多い疾患のひとつ。5人にひとりが経験するといわれている。

➡ **1度かかると再発しやすいので早めに泌尿器科または婦人科の受診を。**

尿もれ改善！骨盤底筋トレ

［ どこでも、ながらトレ ］

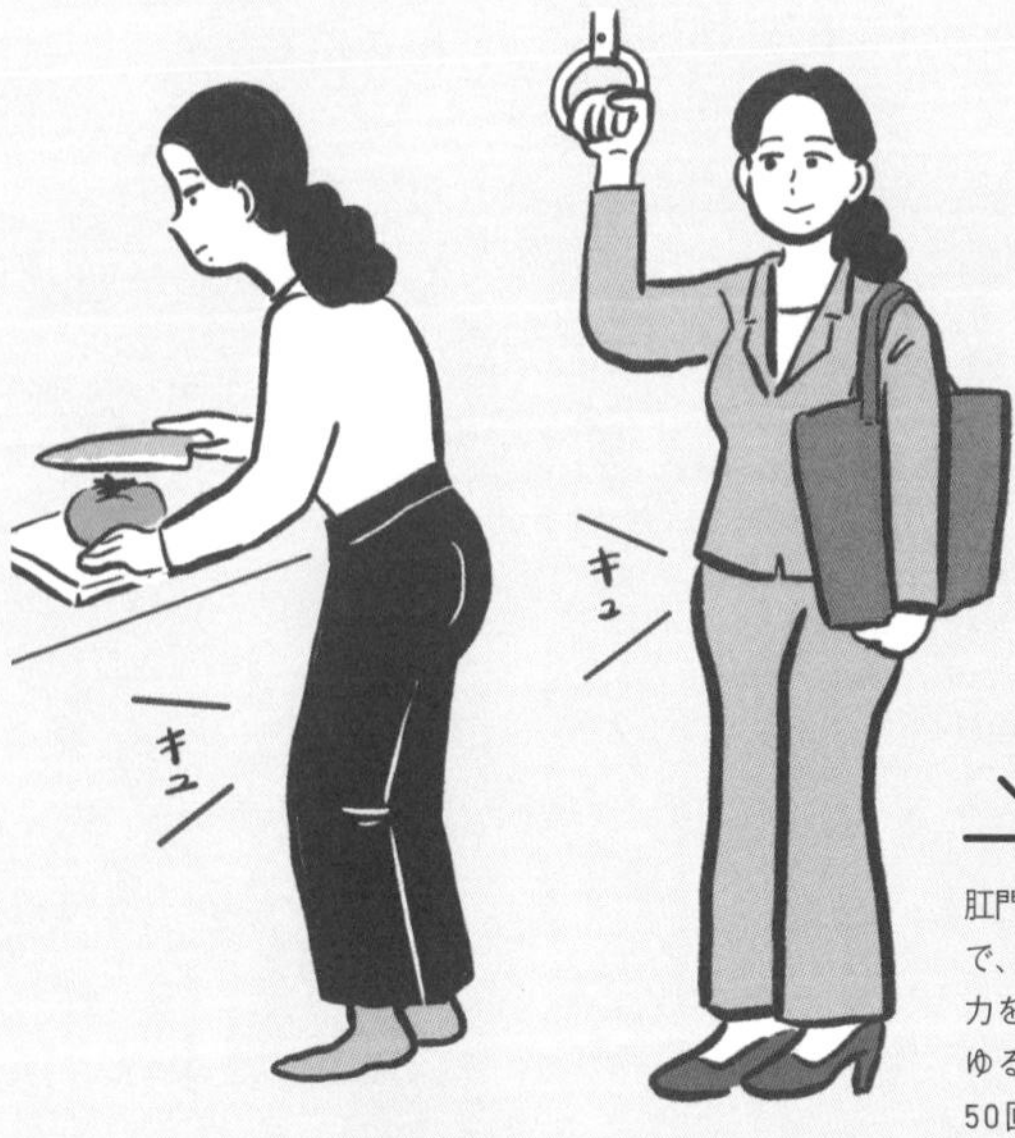

肛門を締めるイメージで、肛門と膣と尿道に力を入れる。締める⇒ゆるめるを毎日30～50回くり返す。

骨盤底筋はいつでも鍛えられる

骨盤底筋のゆるみによる尿もれの場合、骨盤底筋を鍛えることで症状を改善できます。

やり方は簡単！ 膣や肛門まわりをキュッと締めるだけです。尿意を我慢するようなイメージで膣を締めたりゆるめたりすると骨盤底筋を鍛えられます。

この運動は会社への通勤中、信号の待ち時間など、どんな場所でも行えます。また、骨盤底筋を鍛えるとインナーマッスルも鍛えられるので姿勢が改善されたり、腰痛が改善したりと一石二鳥。積極的に行いましょう。

頻尿・尿もれ

[トイレで我慢チャレンジ]

排尿を途中で止め、尿意を我慢することでも骨盤底筋は鍛えられる。排尿をストップしたら5秒間我慢する。

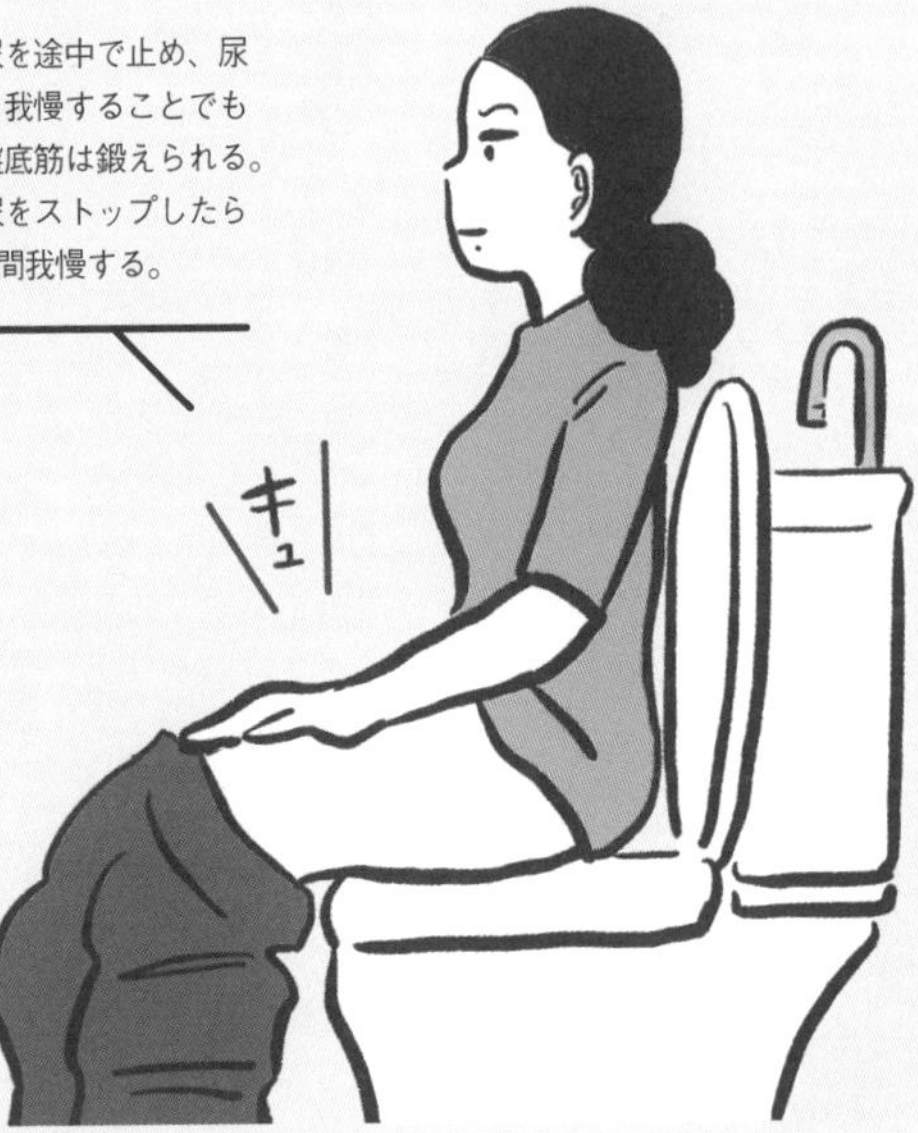

MINI COLUMN

骨盤底筋ってどこの筋肉?

骨盤底(恥骨〜尾骨)にある筋肉のこと。膀胱、子宮、直腸などを正しい位置に保ち、尿道を締めて尿もれを防ぎます。骨盤底筋を鍛えると体幹がしっかりして姿勢も正しくなり、血行がよくなることで代謝もアップ!

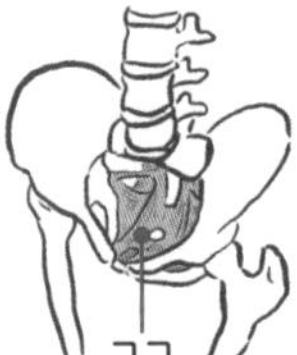

婦人科系
症状
07

妊娠・出産トラブル

●妊娠中のホルモン変化

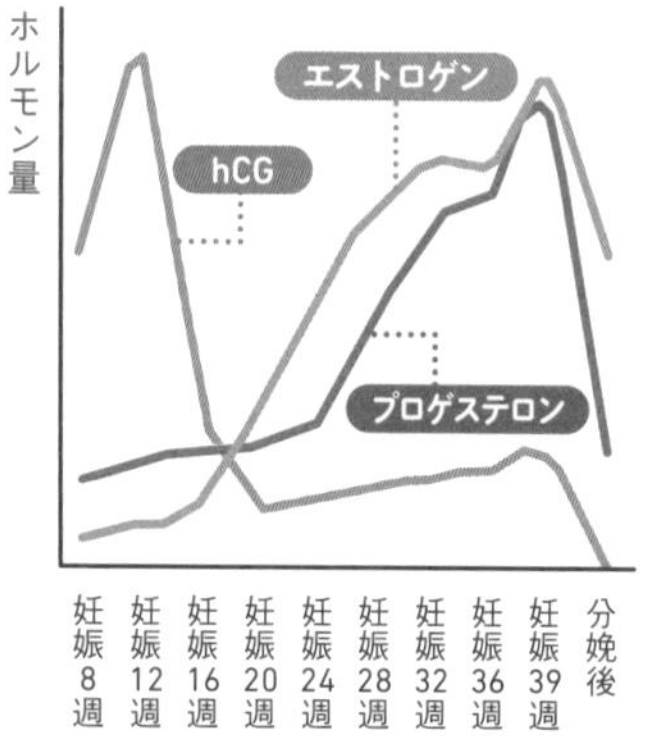
ホルモン量
エストロゲン
hCG
プロゲステロン
妊娠8週
妊娠12週
妊娠16週
妊娠20週
妊娠24週
妊娠28週
妊娠32週
妊娠36週
妊娠39週
分娩後

hCGとは、妊娠初期に多く分泌され、妊娠を維持しようとするホルモンのことをいう。hCGの分泌は8～12週がピークで、以降は減少する。つわりの時期と重なることから、hCGがつわりの要因の1つともいわれている。

●原因

妊娠・出産の時期は女性ホルモンが急変動し、さまざまな不調が起こります。つわりは、hCGというホルモンが急激に増えて脳を刺激する、精神的なストレスが自律神経を乱すなど諸説ありますが、はっきり解明されていません。

［ 妊娠中の母体変化 ］

	状態	変化
初期（0～15週）	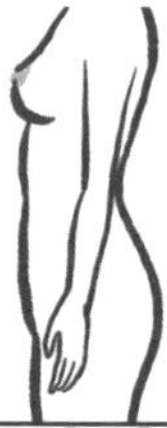	●4～7週：だるさ、乳房の張り、吐き気などが出現 ●8～11週：膀胱や直腸が圧迫され、頻尿などの症状が出る。つわりも本格化 ●12週目以降：つわりがおさまる
中期（16～27週）	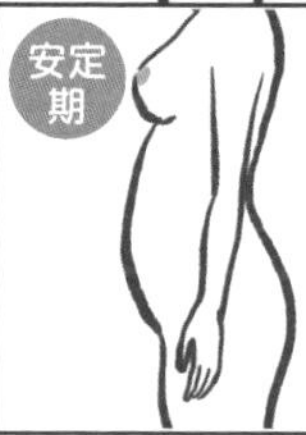	●16～19週：体調が安定し、赤ちゃんの「胎動」を感じるようになる ●20～23週：子宮が大きくなり、むくみやしびれ、腰痛が出現 ●24～27週：貧血、便秘、痔などが出現
後期（28～35週）	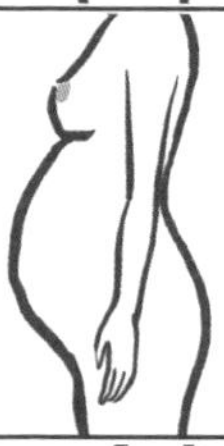	●28～31週：手足のむくみが目立ち、お腹の張りが出現 ●32～35週：胃が圧迫され、胃もたれや食欲不振になる。動悸・息切れも出現し頻尿や尿漏れもみられるようになる
臨月（36～39週）	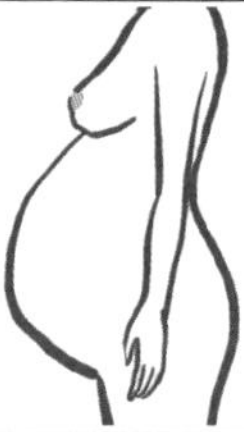	●頻繁にお腹が張るようになる。胃もたれや動悸・息切れは軽減する

処方箋

からだのサインに従う

止まらない吐き気はブドウ糖補充で緩和

つわりで食事ができなくなるとブドウ糖が不足し、蓄えられていた脂肪で肝臓がエネルギーをつくり始めます。このときに燃えカスとして出てくるケトン体は、増え過ぎるとさらに吐き気を招きます。

この負のスパイラルを防ぐ方法はブドウ糖を切らさないこと。フルーツや炭水化物など食べられるものをとりましょう。飴でもOK！　つわりのピークは妊娠12週。それを過ぎたら栄養バランスのとれた食事に戻せば大丈夫。

［ つわりが起こるしくみ ］

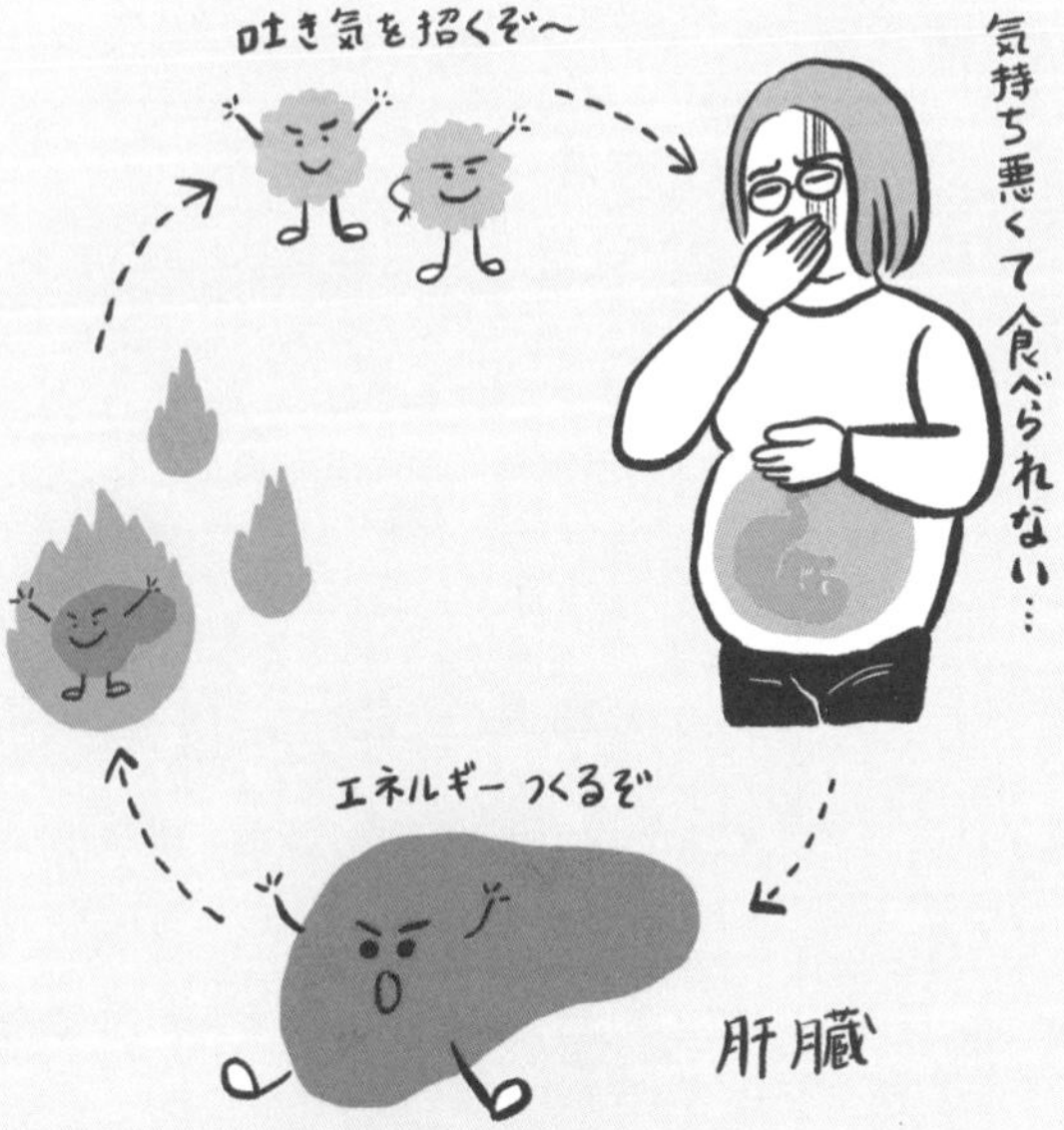
気持ち悪くて食べられない…
肝臓
エネルギー つくるぞ
吐き気を招くぞ〜

[枕元に食べ物を常備する]

NG

空腹を感じると吐き気はひどくなる一方。空腹の時間をつくらないように気をつけて！

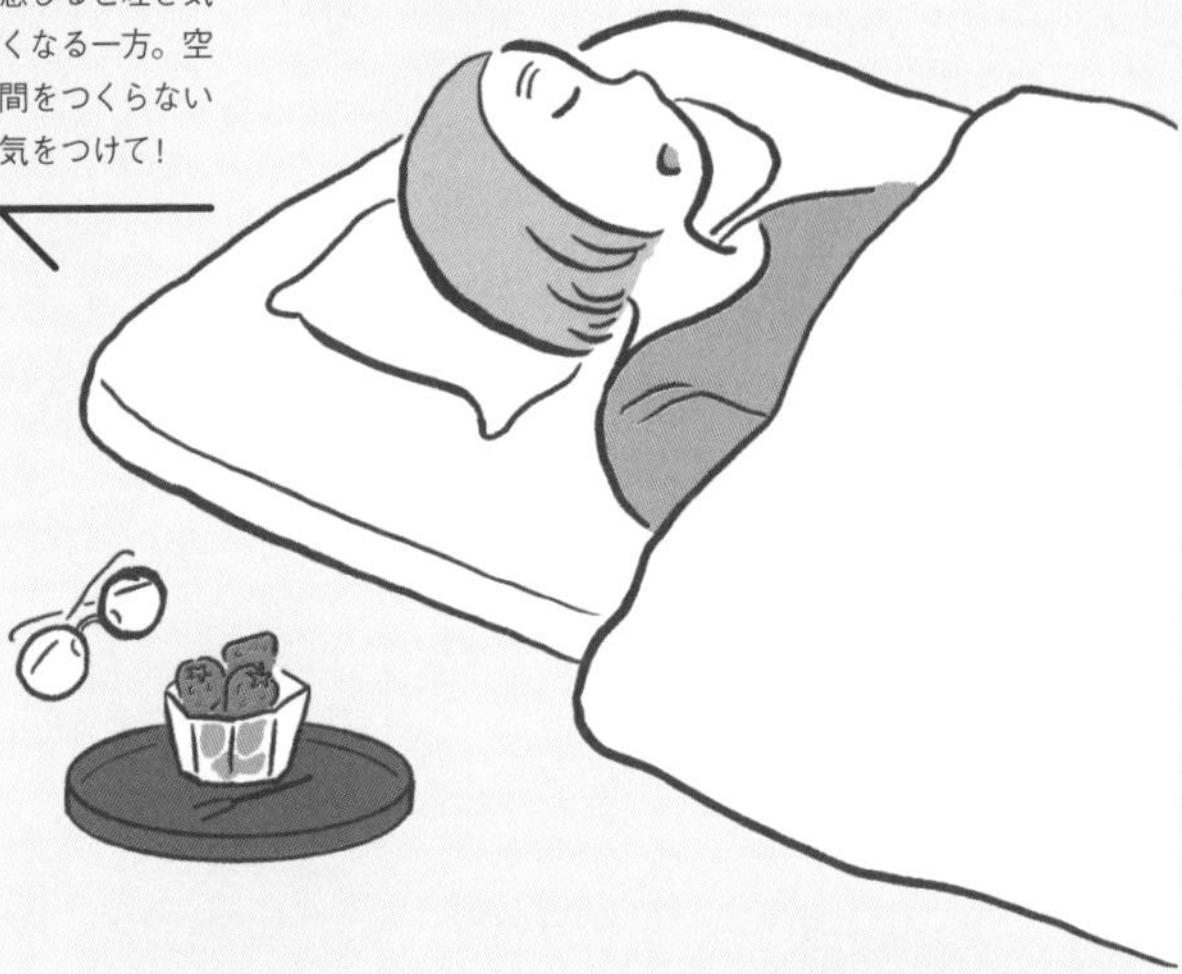

ミニトマト、
フライドポテト、パンなど、
ひとつのものを集中的に
食べたくなることも
あるみたいだよ

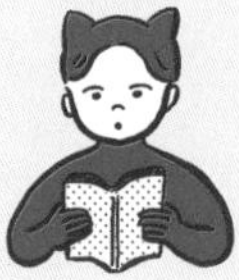

MINI COLUMN

食べ過ぎるつわりもある

つわりには個人差があります。〝食べつわり〟といって、空腹になると気持ちが悪くなるので、なにかを食べ続ける場合も。

婦人科系症状

08

産後トラブル

●産後のホルモン変化

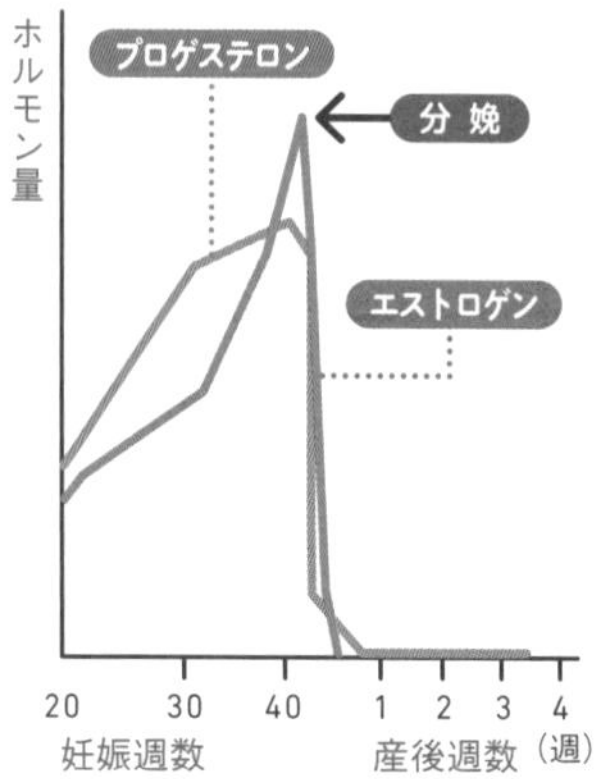

ホルモン量
プロゲステロン
分娩
エストロゲン
20
30
40
1
2
3
4
妊娠週数
産後週数（週）

分娩後は、それまで妊娠を維持しようと頑張っていたエストロゲンやプロゲステロンの分泌が一気に減少する。ホルモンバランスの大きな変化により自律神経も影響を受け、さまざまなトラブルが出現するといわれている。

●原因

分娩直後は心を前向きにするエストロゲンが激減して心が大きくゆらぎます。一般的には10日目くらいに改善しますが、数か月にわたって気持ちがふさぐことも。出産の影響で、体力は底をつき、骨盤も広がり、からだはボロボロの状態に。

[産後うつとマタニティブルーの違い]

産後うつ	⟷	マタニティブルー
● 無気力になる ● 不安や緊張を感じやすくなる ● 自分を母親失格だと思ってしまう ● 食欲がなく、疲れやすい ● 産後2週間以上経っても症状が治まらない		● 情緒が不安定になる ● イライラする ● 集中力がなくなる ● 眠れなくなる ● 産後10日目くらいまでに症状がおさまる

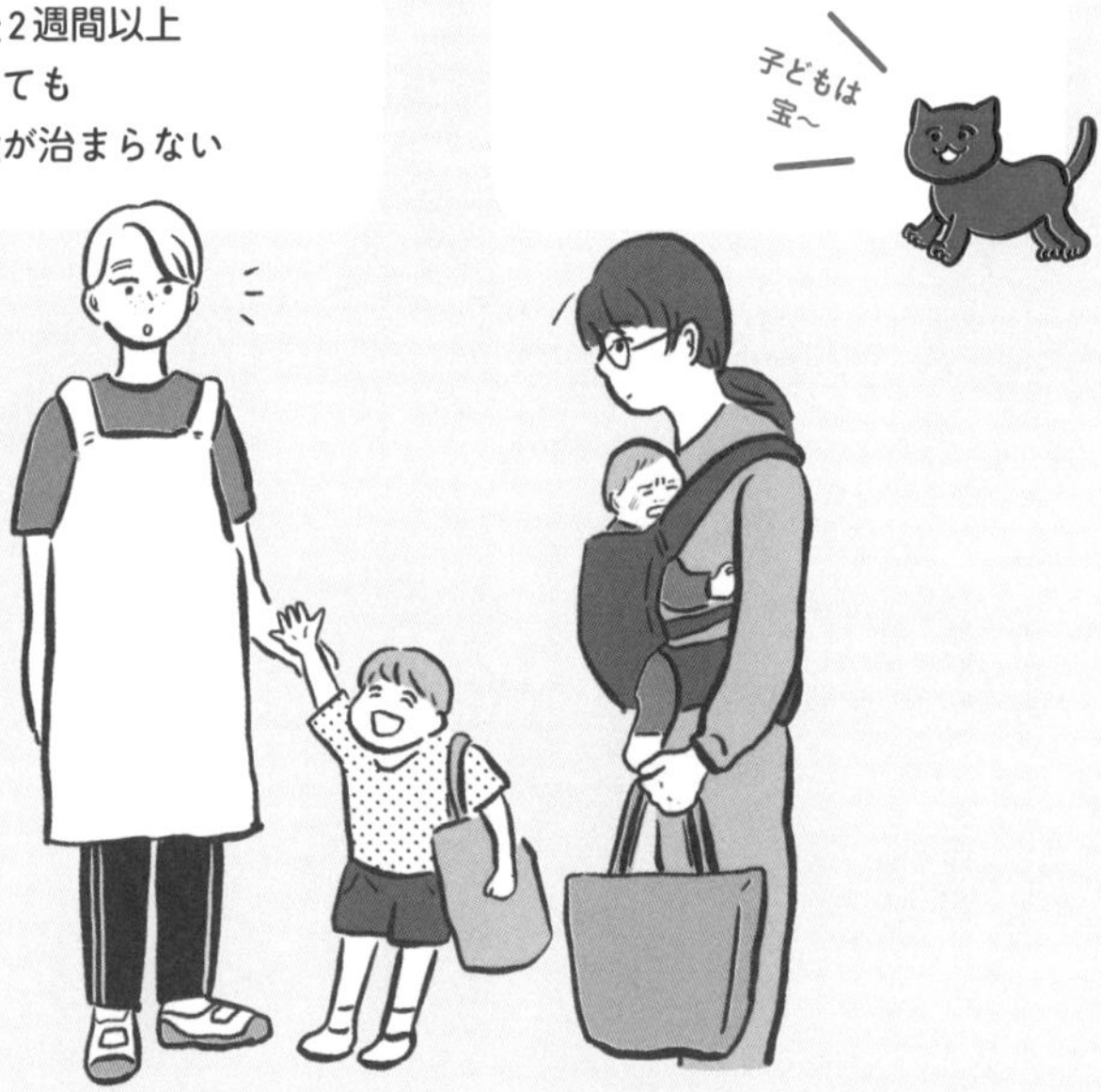

処方箋 8

ひとりぼっちにならない

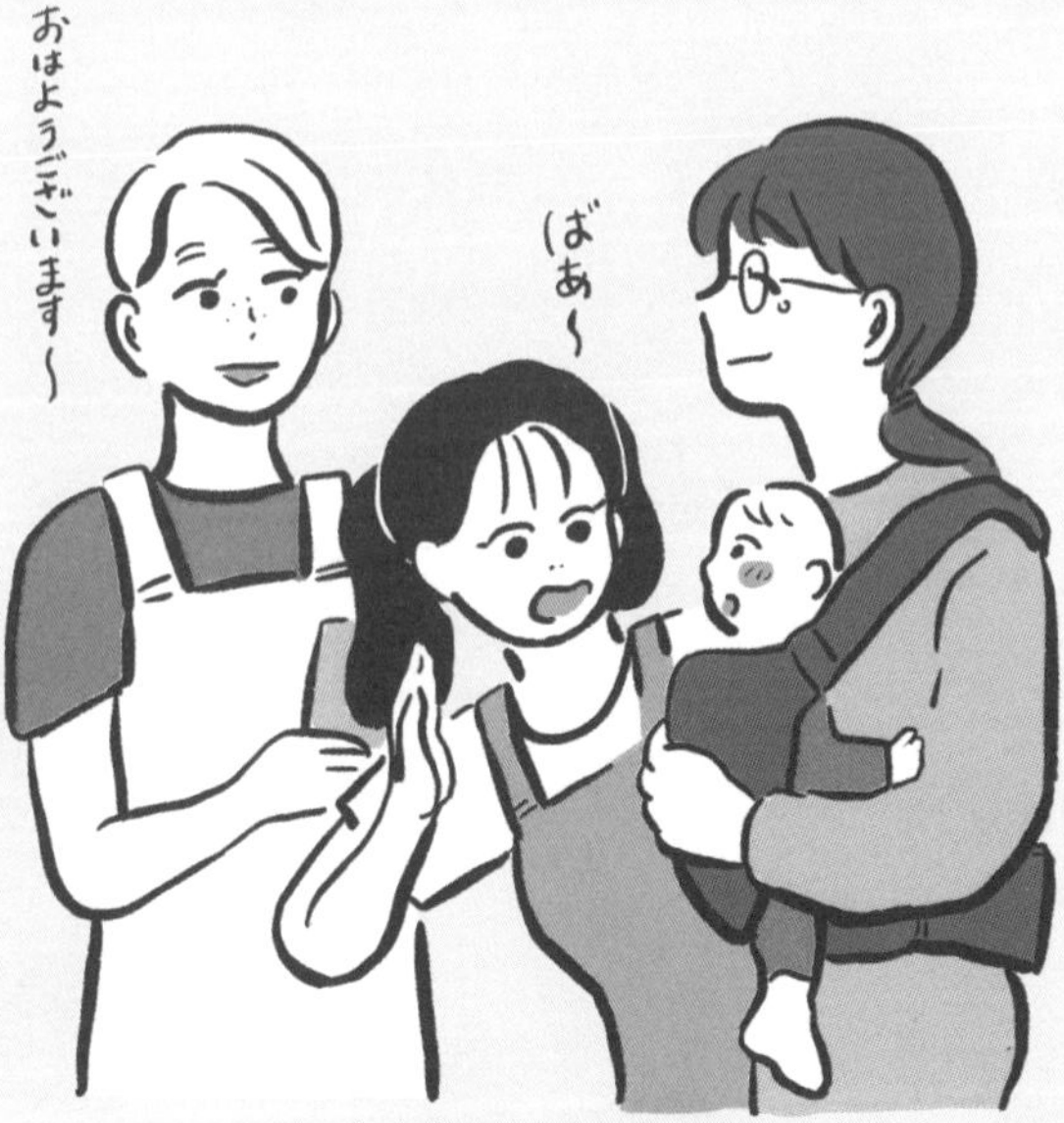

遠慮は捨てて家族やママ友に頼る

産後はエストロゲンの減少で心が不安定になりがち。マタニティブルーがこじれると産後うつになり、深刻な精神症状が長引いてしまいます。不安や悩みに押しつぶされそうになったら、まずは夫や親など身近な人に相談しましょう。

身近な人には逆に相談しづらい……という人は、同じ時期に産院へ通っていたママ友と悩みを共有したり、自治体のサポートを受けて。ひとりで抱え込まず、気分転換できる時間を設けることが大切です。

処方箋

骨盤ストレッチで筋力を取り戻す

NG

痛みやつらさを感じたら中止を。帝王切開の場合は医師に相談してから行うこと。

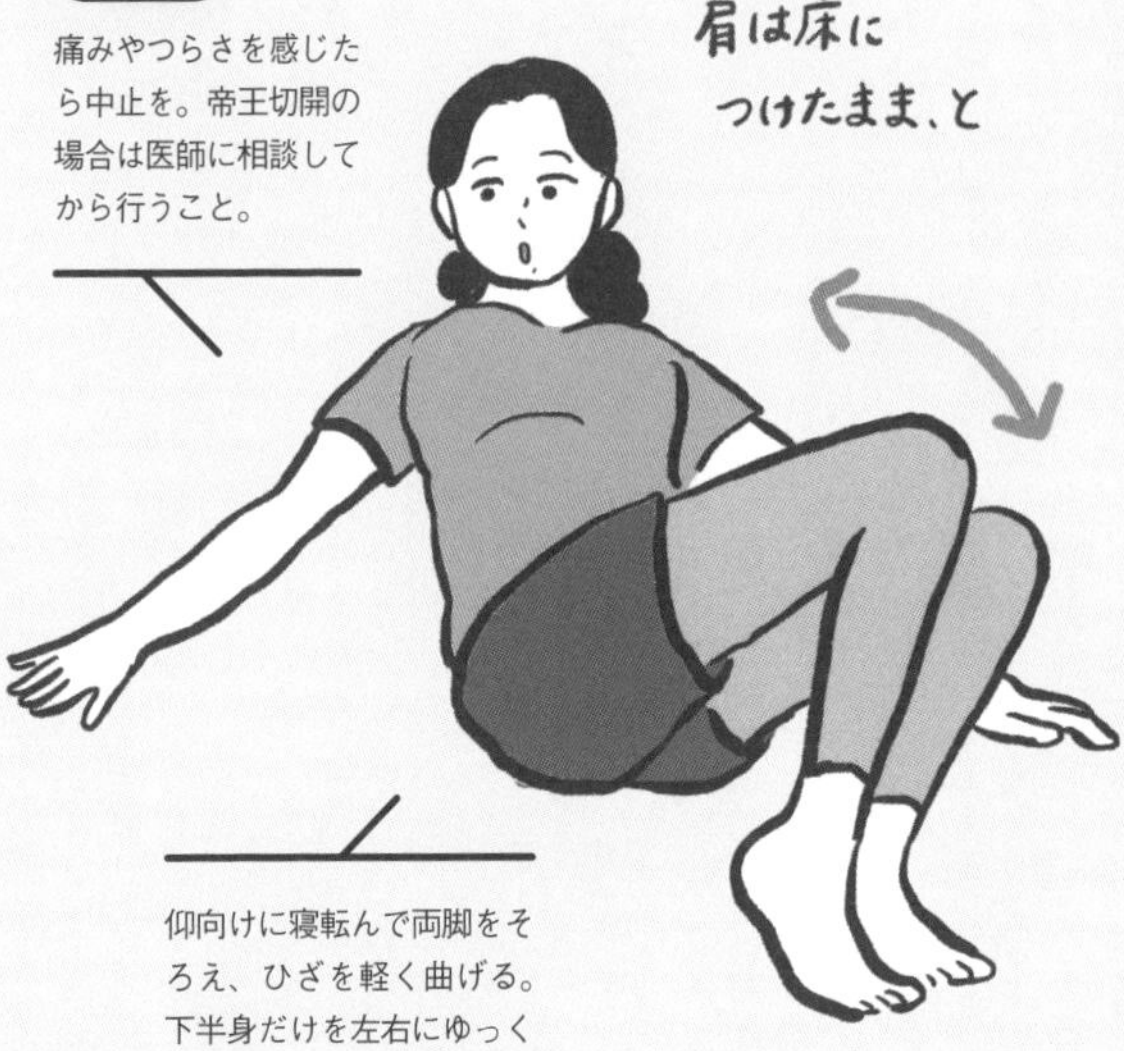

仰向けに寝転んで両脚をそろえ、ひざを軽く曲げる。下半身だけを左右にゆっくり倒し、5～10往復する。

負担の少ない運動で骨盤底筋を鍛える

出産でゆるんだ骨盤や骨盤底筋をそのままにしておくと、腰痛や尿もれを起こしやすくなります。産後1か月くらいまでは骨盤ベルトなどを使うのもありですが、それらに頼りっぱなしだと筋力が落ちるので要注意。

産後3週間を過ぎたら、寝ながらできる骨盤ストレッチで骨盤底筋を鍛えましょう。血流がよくなって腰痛がやわらぐほか、子宮や膣の回復も早まり、下半身のむくみや便秘も改善できます。無理をせず、体調にあわせてマイペースでOK。

婦人科系症状
09

不妊症

●不妊症とは

健康な男女が避妊しないで性交を行っていても一年間妊娠しないことを一般的に不妊症と定義しています（日本産科婦人科学会）。近年は妊娠を考える年齢が上がっているため、※妊娠適齢期を過ぎたカップルの不妊が増えています。

●原因

女性の場合、排卵が起こらない、卵管が炎症などで詰まっている、子宮頸管の粘液が足りずに精子が通れない、子宮筋腫などの疾患で受精卵が着床できないなど。男性の場合、精子の数が少ない、精子の運動性が悪い、過去の炎症で精管が詰まっているなど。男女ともに考えられる原因としては、加齢による卵子や精子の質の低下、ストレスによる活性酸素の増加などが挙げられます。WHOの調査では、原因の男女比率を「女性のみ：41％」「男性のみ：24％」「双方に原因がある：24％」としています。

※妊娠、出産に適した時期のこと。一般的には25～35歳前後とされている。

処方箋

妊活入門はブライダルチェックから

検査を通してからだの状態を知る

妊娠を視野に入れ始めたときに、まず考えたいのはブライダルチェック。ブライダルチェックと聞くと、結婚が決まった人が受ける検査というイメージがあるかもしれません。ですが結婚の有無は関係なく、将来妊娠を考えている女性であれば誰でも受けることができます。

検査内容は「問診」「内診」「血液検査」など。詳細な検査項目や費用は病院によって異なるため、詳しい検査内容を調べ、事前に確認してからの受診をおすすめします。

[検査の流れと内容]

男性の場合

❶問診
↓
❷精液検査

精液と精子の量や状態をみて、精子が自然妊娠可能な状態かどうかを調べる。また、病院によっては尿検査なども行い、性感染症の有無を調べることも

女性の場合

❶問診

初潮の年齢や最後の月経開始日、持病の有無などを問診票に書き込む。月経周期などはあらかじめアプリなどで記録しておくのがおすすめ

↓

❷内診

膣、子宮、卵巣の状態を調べる。エコー検査やおりもの検査を通して、子宮内膜症や性感染症の有無を確認する

↓

❸血液検査

婦人科にまつわる病気の有無だけでなく、B・C型肝炎といった母子感染する可能性のある病気がないかを調べることも

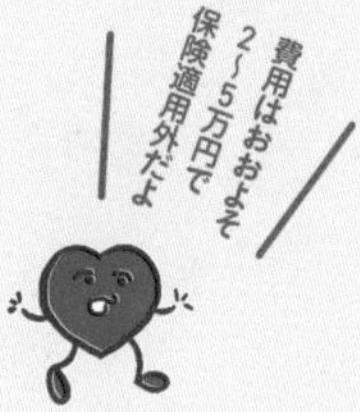

処方箋 3

卵巣にやさしい生活を心がける

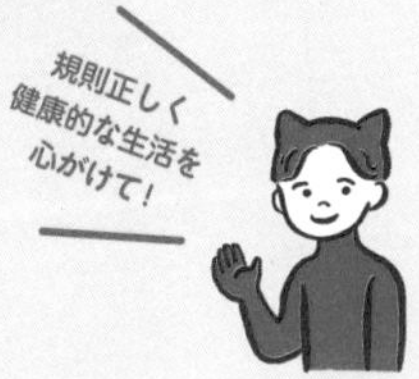

卵巣を守るためにも活性酸素を増やさない

体内で活性酸素（65ページ）が増え過ぎると、卵巣を傷つけて不妊を招く可能性が。

活性酸素を増やす原因はさまざまあるので気をつけましょう。また、睡眠ホルモンのメラトニンには活性酸素をとり除く作用があるので、睡眠をとることも大事です。ビタミンA・C・Eやβカロテンなどの抗酸化成分を含む食材も積極的にとりましょう。

基礎体温を測ることを習慣づけて、妊娠のタイミングを逃さないことも忘れずに。

[心がけたい7つのこと]

- 禁　煙
- 睡眠をとる
- ストレスを発散する
- バランスのよい食事をとる
- 適度な運動を心がける
- からだを温める
- アルコールはほどほどに

処方箋

不妊症の治療について知る

不妊治療の種類

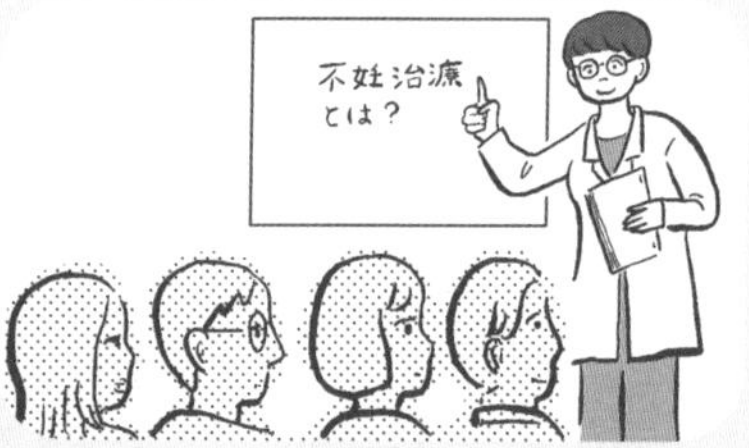

タイミング法	人工授精	体外受精
妊娠の確率を上げるために、妊娠しやすいタイミングにあわせて性行為を行う方法	採取した男性の精子を子宮内に直接送り込むことで妊娠をサポートする治療	女性と男性それぞれから卵子と精子を採取し、人工的に受精させた卵を子宮に戻す方法
【費用】 医師からの指導を受けるだけなので、保険適用での治療が可能	【費用】 保険適用外で1～3万円の費用が必要	【費用】 保険適用外で20～50万円の費用が必要

不妊治療は早めに始めるのが吉

妊娠適齢期を過ぎてから妊娠を望む人も少なくない昨今。今では5～6組に1組のカップルが不妊治療を受けたことがあるといわれています。

それでもなお、不妊についてひとりで悩む女性は多く、「高額な治療費がかかるのではないか」「夫が親身になってくれない」など悩みはさまざまです。

しかし不妊治療はできるだけ早く始めたほうが妊娠率も高く、治療期間も短く済むといわれているので、まずは婦人科や不妊外来に相談してみましょう。

婦人科系症状
10

更年期障害

●更年期障害とは

閉経の前後各5年間を更年期といい、この時期は女性ホルモンそのものが急激に減少することで心とからだにさまざまな症状が出ます。その症状がとても重く、日常生活に支障をきたす状態を更年期障害といいます。

●原因

加齢で卵巣機能が低下すると、脳（視床下部）から「女性ホルモンを出して」と指令がきてもうまく分泌されなくなります。すると脳が混乱し、自律神経にも影響を及ぼします。その混乱がさまざまな症状を引き起こします。

●症状

①ほてり
②のぼせ
③めまい
④動悸
⑤イライラ
⑥気分の落ち込み
⑦不眠

など多数

[更年期障害が起こるしくみ]

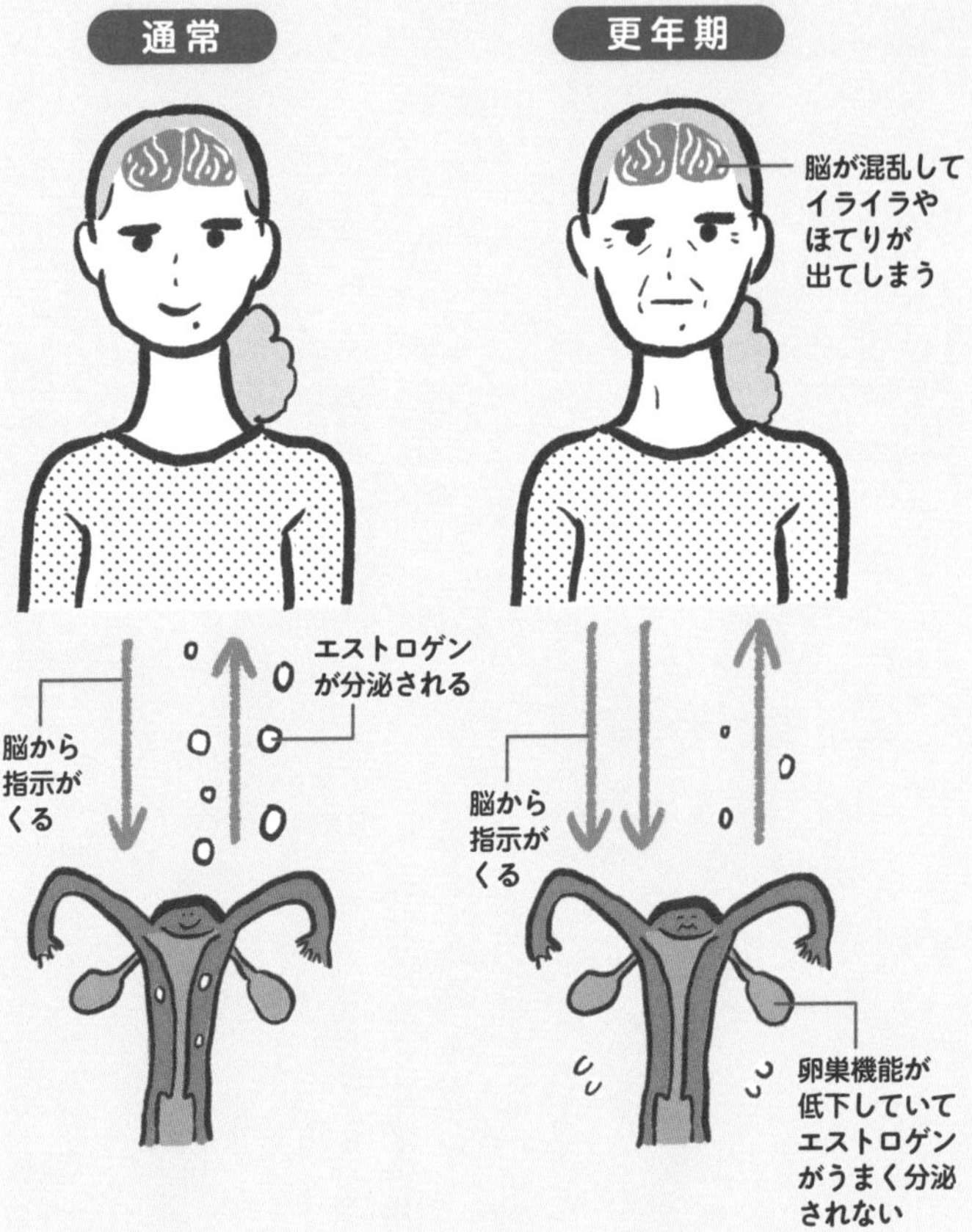
通常
更年期
脳が混乱して
イライラや
ほてりが
出てしまう
エストロゲン
が分泌される
脳から
指示が
くる
脳から
指示が
くる
卵巣機能が
低下していて
エストロゲン
がうまく分泌
されない

処方箋

漢方薬などの力を借りる

[更年期障害に効く5大漢方]

●すべての不調に

加味逍遙散《かみしょうようさん》

自律神経を調整して心を落ち着かせるほか、血行も促進。のぼせ、肩こり、不安やイライラなどに効果的

●体力のない人に

当帰芍薬散《とうきしゃくやくさん》

体力が低下していて、貧血などで疲れやすい人におすすめ。めまい、むくみ、頭痛、肩こり、動悸などに効果的

●体力のある人に

桃核承気湯《とうかくじょうきとう》

気の滞りや血行が悪くなって起こる症状を改善。のぼせ、便秘、頭痛、肩こり、不安、不眠などに◎

●がっちりさんに

桂枝茯苓丸《けいしぶくりょうがん》

血のめぐりをよくすることで、のぼせ、頭痛、肩こり、めまい、冷えなどをやわらげる

●神経の高ぶりに

抑肝散《よくかんさん》

感情が高ぶる、イライラが止まらない、怒りやすい、眠れないなど、神経過敏による興奮や緊張をやわらげる

つらい更年期障害は我慢しないで治療を

以前は更年期障害は単なるヒステリーなどとして扱われ、治療の対象になっていませんでしたが、今や女性のヘルスケアの一環として根本的に解決する治療法が確立されています。

更年期障害の治療には、※ホルモン補充療法、プラセンタ療法、漢方薬などがあります。

さまざまな症状や体質にあわせて、生薬を組み合わせた漢方薬は、人によって症状が違う更年期障害の治療にうってつけ。ホルモン補充療法と併用することも可能。

※加齢で減少したエストロゲンを補うホルモン療法。子宮体がんの治療中や乳がんの既往歴があるとできない場合もあるが、ホットフラッシュなどに速効性があるといわれている。

処方箋

1日1杯1豆乳

大豆イソフラボンで更年期の悩みを解消

更年期はエストロゲンがみるみる減って、とにかくイライラしてしまいます。そんなときは豆乳を飲んで落ち着きましょう。豆乳などの大豆製品に含まれる大豆イソフラボンという成分は、エストロゲンとよく似た分子構造をしているため、からだがエストロゲンと勘違いして落ち着いてくるのです。

セロトニンの原料となるトリプトファンたっぷりのバナナ、抗酸化作用のある黒ごまなどもプラスして、豆乳の効果をさらにアップさせてみて！

ほてりやのぼせに！

黒ごま×バナナ×豆乳

材料

- 無調整豆乳…200mℓ
- 黒すりごま…大さじ1杯
- バナナ…1本

つくり方

耐熱カップにつぶしたバナナと豆乳を入れて電子レンジ(500W)で約1分半加熱し、仕上げに黒すりごまを加えてかき混ぜれば完成！

女性ホルモンを整える

黒ごま×きな粉×豆乳

材料

- 無調整豆乳…200mℓ
- 黒すりごま…大さじ1杯
- きな粉…大さじ1杯
- ハチミツ…適量

つくり方

耐熱カップに豆乳を入れて電子レンジ(500W)で約1分半加熱し、黒すりごまときな粉を入れてかき混ぜます。甘さはハチミツで調整を。

婦人科系症状 11

プレ更年期障害

●プレ更年期障害とは

30代後半〜40代前半の〝プレ更年期〟と呼ばれる年代に、エストロゲンが低下していないにもかかわらず更年期障害のような不調が現れることを指します。20代などで同じような症状を起こす場合は若年性更年期障害とも呼ばれています。

●原因

ストレスなどによる自律神経の乱れが原因とされています。自律神経と女性ホルモンは同じ視床下部からの命令で分泌されるため、視床下部がストレスを受けると共倒れしてしまい、さまざまな不調をもたらします。

●症状

①のぼせ
②動悸
③冷え
④頭痛
⑤イライラ
⑥寝つきが悪くなる
⑦月経不順
など多数

[プレ更年期障害が起こるしくみ]

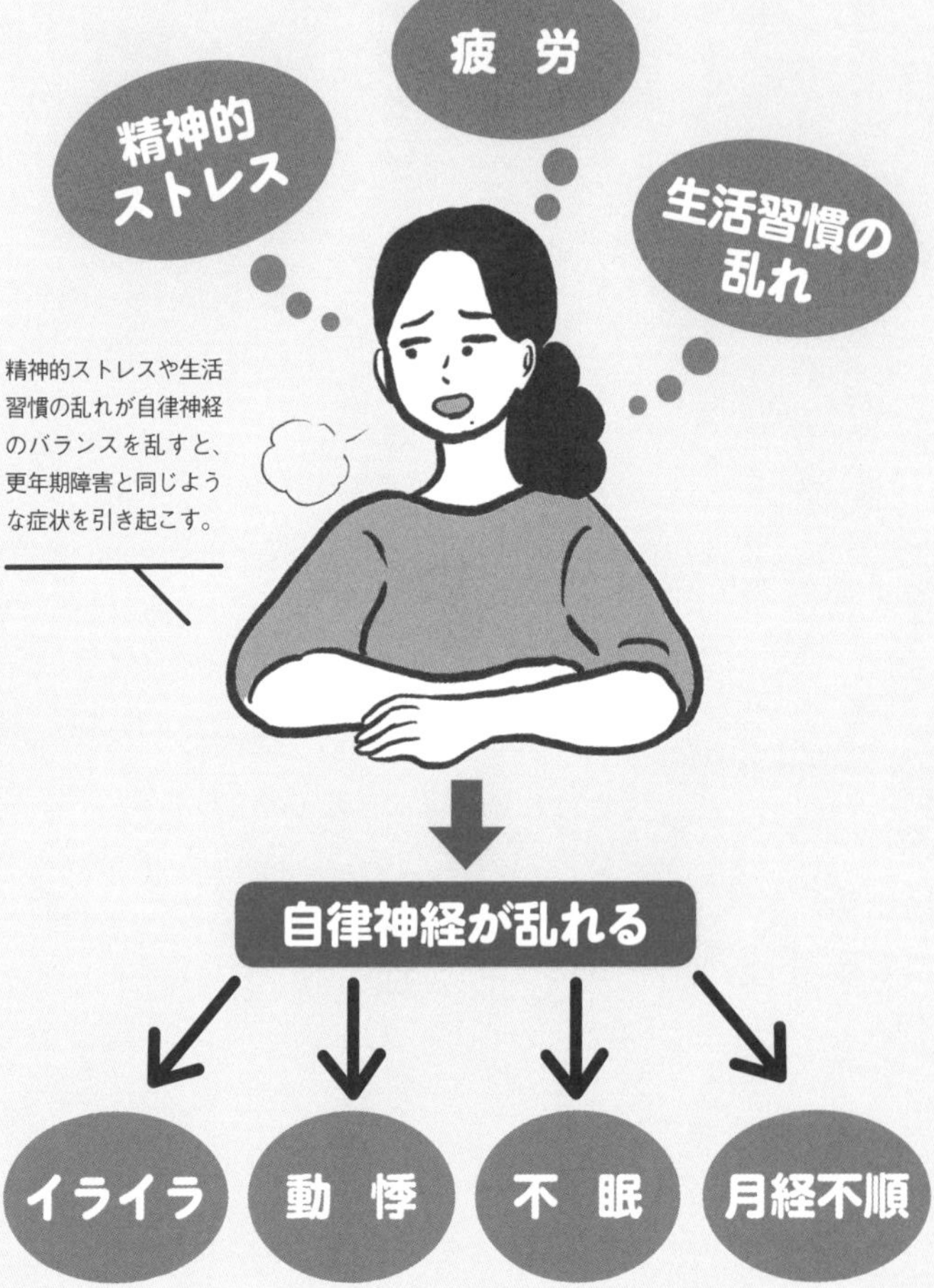
精神的
ストレス
疲労
生活習慣の
乱れ
精神的ストレスや生活習慣の乱れが自律神経のバランスを乱すと、更年期障害と同じような症状を引き起こす。
自律神経が乱れる
イライラ
動悸
不眠
月経不順

婦人科系症状 12

閉経

●閉経とは

卵巣の活動が弱まりながら止まり、月経も完全になくなった状態。月経がない状態が12か月続いたら閉経したと考えます。日本人の平均閉経年齢は約50歳ですが、早い人は40代前半、遅い人は50代後半に迎えます。

●原因

女性は約200万個の※原始卵胞をもって生まれます。それが思春期・生殖年齢の頃には自然消滅で約20～30万個となり、その後も毎月約1、000個のペースで消失。更年期を迎える40代後半～50代半ばでほぼゼロとなり、閉経します。

●症状

①更年期障害
②骨がもろくなる
③肌ツヤがなくなる
④髪が薄くなる
⑤太りやすくなる
⑥血圧が高くなる

※卵子のもとになるもの。卵巣内に存在し、ホルモンなどの影響で段階的に成長。成熟卵胞となり、それが破裂して、卵胞の一部が卵子として卵巣外に排出されることを排卵と呼ぶ。

[閉経を迎えるときの月経パターン]

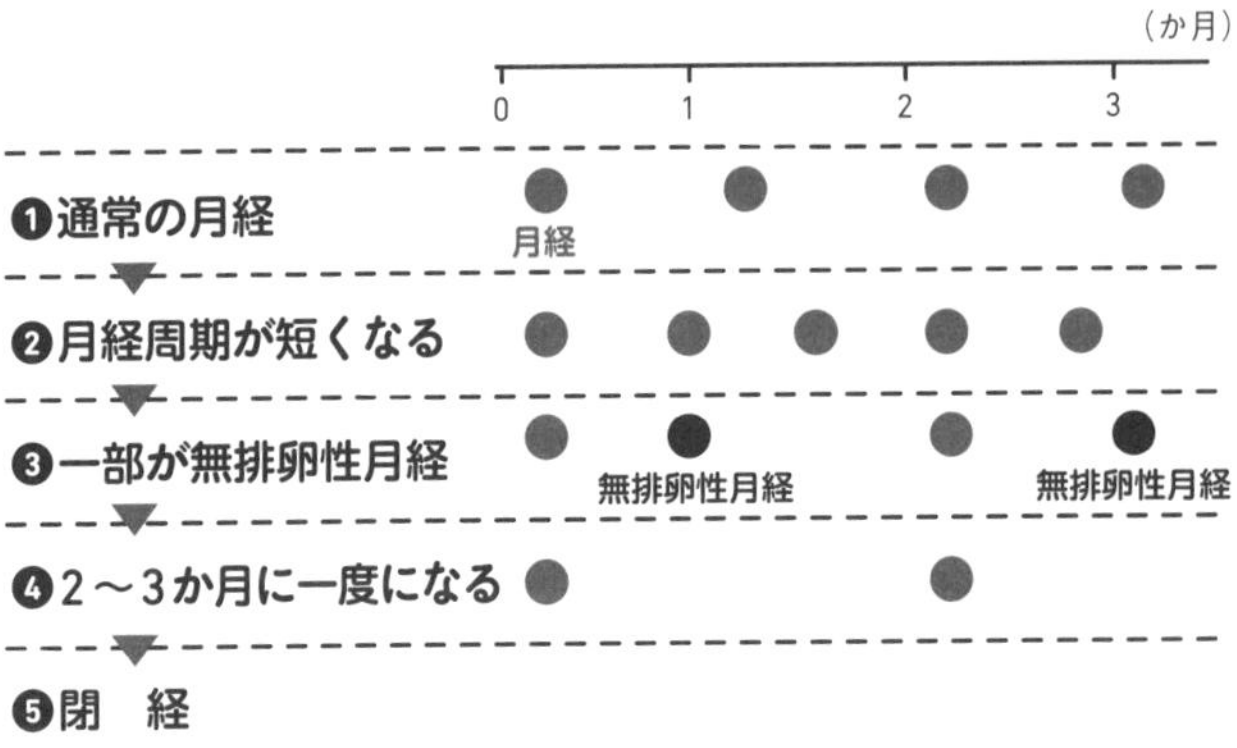
(か月)
0
1
2
3
❶通常の月経
月経
❷月経周期が短くなる
❸一部が無排卵性月経
無排卵性月経
無排卵性月経
❹2～3か月に一度になる
❺閉　経

毎月決まった周期できていた月経の周期が短くなったり、無排卵性月経になったりしながら、次第に2～3か月に1度になり、最終的に12か月間月経がこなければ閉経となる。ただし人によって閉経の迎え方はそれぞれ。気づけば月経が止まっていたという人も。

MINI COLUMN

閉経後に起こりやすい病気

閉経でエストロゲンが激減すると、骨、血管、粘膜が弱くなります。それによって

- 骨粗しょう症
- 動脈硬化
- 脳梗塞
- 心筋梗塞
- 萎縮性腟炎

などのリスクが高まります。閉経期は食生活を見直し、散歩やストレッチなど、日常に適度な運動を取り入れましょう。

老後はただ
筋肉が衰えるだけ
じゃないんだね

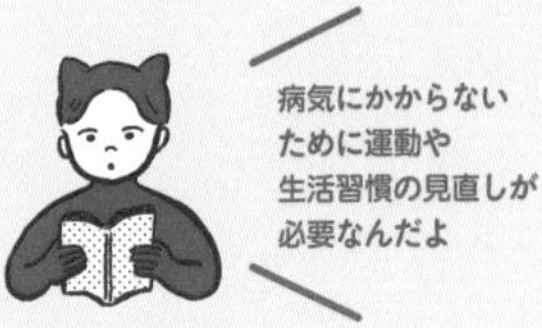
病気にかからない
ために運動や
生活習慣の見直しが
必要なんだよ

処方箋

食事改善で病気予防

〝オサカナスキヤネ〟で血管の老化を防ごう

エストロゲンは女性にとっての〝お守りホルモン〟です。閉経によってエストロゲンを失うと、骨や血管が弱くなったり、代謝が悪くなったり、膣の粘膜が萎縮したりと、老化が進みます。

特に気をつけたいのが動脈硬化。脂質代謝の低下で、血管に悪玉コレステロールがたまりやすくなって、深刻な病気を招きます。

閉経後は血液をサラサラにする、オ(お茶)サ(魚)カ(海藻)ナ(納豆)ス(酢)キ(きのこ)ヤ(野菜)ネ(ネギ)の食材を積極的にとりましょう。

[血液サラサラ食材]

オ お茶
お茶の渋み成分カテキンは、血液の酸化を防いだり、コレステロール値や血糖値を下げる働きがある

サ 魚
サンマやアジなどの青魚にはDHAとEPAが豊富。DHAは血管をしなやかにし、EPAは血栓を予防する

カ 海藻
海藻のアルギン酸は、血糖値が急上昇するのを抑えたり、コレステロールの吸収を妨げる働きがある

ナ 納豆
ナットウキナーゼは血栓を溶かす働きがあるほか、豊富なビタミンB_{12}で貧血を予防

ス 酢
酢や梅干しに含まれるクエン酸は、血小板が必要以上に集まって血栓ができるのを防ぐ

キ きのこ
きのこ類特有のβ-グルカンという成分は、白血球などを活性化させて免疫力を高める

ヤ 野菜
にんじんやピーマンなどの緑黄色野菜には抗酸化作用のある成分が多く含まれており動脈硬化を防ぐ

ネ ねぎ
ねぎ類特有の香気成分アリシンには殺菌効果があるほか、血流アップで血栓をできにくくする

閉経

処方箋

新たな人生を楽しむ

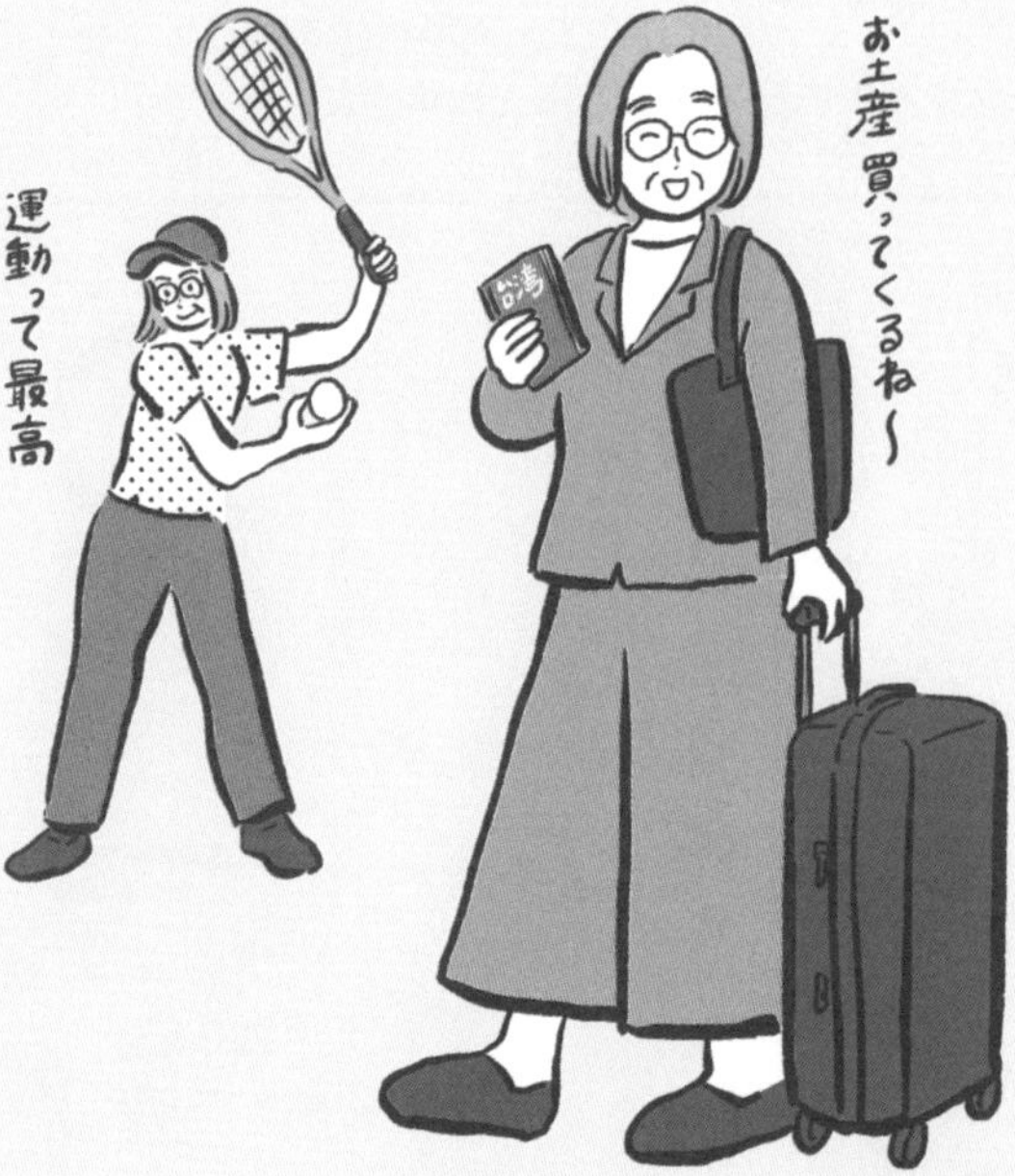

人生の折り返し地点
更年期を幸年期に!

閉経=女性の象徴が失われるとネガティブにとらえるのはもったいない! 今や人生100年時代、50歳は折り返し地点です。ここまで頑張ってきたご褒美として、後半はとことん自分の幸せのために生きましょう。

閉経すれば月経にまつわる不快感や不調から解放され、「生理だから……」とスケジュールを調整する必要もなくなります。閉経後のからだが陥りやすいリスクを把握しながら、栄養をとって、ポジティブに自由に、新たなステージを楽しみましょう。

LET'S TRY!

婦人科体験記

恥ずかしい……。そんな気持ちで婦人科検診を避けてきたホナミさんが勇気を出して婦人科検診にトライ！

EXPERIENCE NOTE.03

体験者

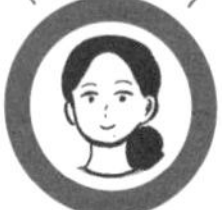

ホナミさん

これまで忙しさにかまけて婦人科検診をスルーしてきました。だけど最近、同世代の知り合いが次々と婦人科系の病気にかかって、さすがに他人事じゃなくなってきたんです。30代になると子宮頸がんにかかりやすいことも知り、一度しっかり調べてみたほうがいいような気がして、今回婦人科検診を受けてみました。

CHECK

［検査の内容は？］

子宮頸がんの有無

私は子宮頸がんの検査と、子宮や卵巣の状態を見るエコー検査を受けました。病院によっては血液検査や尿検査もついていたり、メニューはいろいろあるようです。

［検査費用は？］

10,000円

病院によって料金は違います。子宮頸がん検診だけなら自治体で無料～2,000円くらいで受けられると友だちが教えてくれました。

［準備することは？］

- **スカートを履いていくと診察がスムース**
- **費用は多めに見積もっておくこと**
- **どの病院に行けばいいかわからない人は口コミを調べたり、友だちが通っている病院を紹介してもらうとよい**

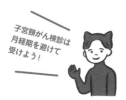

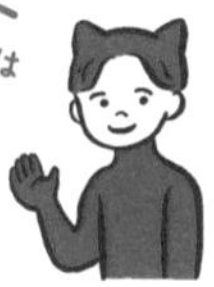

[検査の流れ]

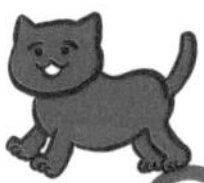

① 問診票に記入

待合室で問診票を渡され、月経周期、直近の月経の様子、月経痛の有無、妊娠歴、体調などを記入しました。

② 診察台に座る

診察室に入って問診票に書き込んだ内容を細かく確認された後、下着を脱いで検診用のイスに座るよう指示されました。

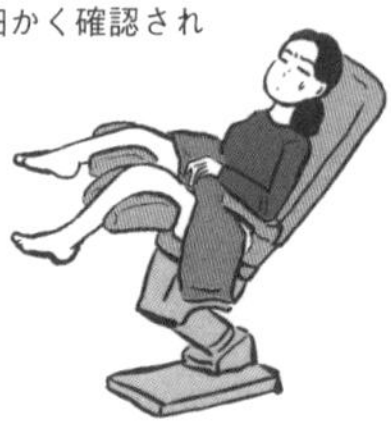

③ 細胞を採取

イスに座ると、座面が高くなるとともに脚がパカーンと広がって笑いそうになりました。膣を広げる器具を入れ、子宮頸部の細胞を採取されましたが痛みは感じませんでした。

④ 内診

医師が膣から指を入れ、もう一方の手をお腹に当てて子宮や卵巣の状態をチェック。

⑤ エコー検査

プローブという直径2㎝くらいの器具を膣に入れて、超音波で子宮や卵巣の様子をモニターに映してチェック。「小さな筋腫があるので、年1回の検診で様子を見ましょう」とのこと。

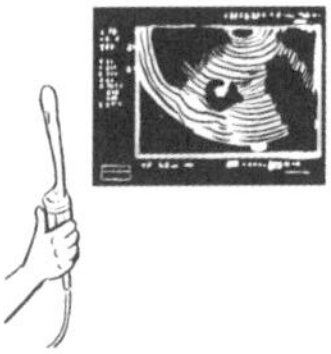

⑥ 結果は後日

1週間後、検査結果が出て「子宮頸がんの心配はありません」とのお知らせ。筋腫は気になるけど、小さいものは過度な心配は不要らしいので、ひとまずホッとした〜！

COLUMN

アフターピルって怖いもの？

"アフターピル"とは、避妊に失敗したときや望まない妊娠を避けるための緊急措置として使われる薬です。服用すると受精卵が着床しにくくなり、100%ではありませんが高い確率で妊娠を防ぎます。こうした緊急避妊薬は、欧米ではドラッグストアでも買えるほど普及しています。望まない妊娠の末、中絶手術を受けることを思えば、心とからだのリスクは各段に低いといってよいでしょう。

● アフターピルの飲み方

ノルレボ錠は性行為があってから72時間以内に1回だけ服用します。ヤツペ法は性行為があってから72時間以内に1回、その12時間後に2回目を服用します。

● どこで買えるの？

日本では市販されていないので、婦人科を受診して処方してもらいます。SNSなどで出回っているアフターピルは偽物もあるので買わないこと。

● アフターピルの種類

[ヤツペ法]

月経移動などに使う中用量ピルで避妊する方法。ノルレボ錠より避妊率が低く、吐き気などの副作用も出るため、処方するクリニックは減っています。

[ノルレボ錠]

日本で承認されている唯一の緊急避妊薬「ノルレボ錠」。副作用はヤツペ法より少なく、ごくまれに吐き気、頭痛、倦怠感などが現れます。

CHAPTER

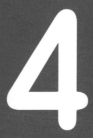

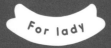

4

For lady

知っておきたい女性の病気

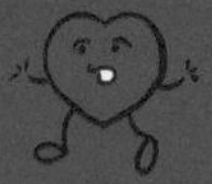

EPISODE.05

婦人科検診はお早めに

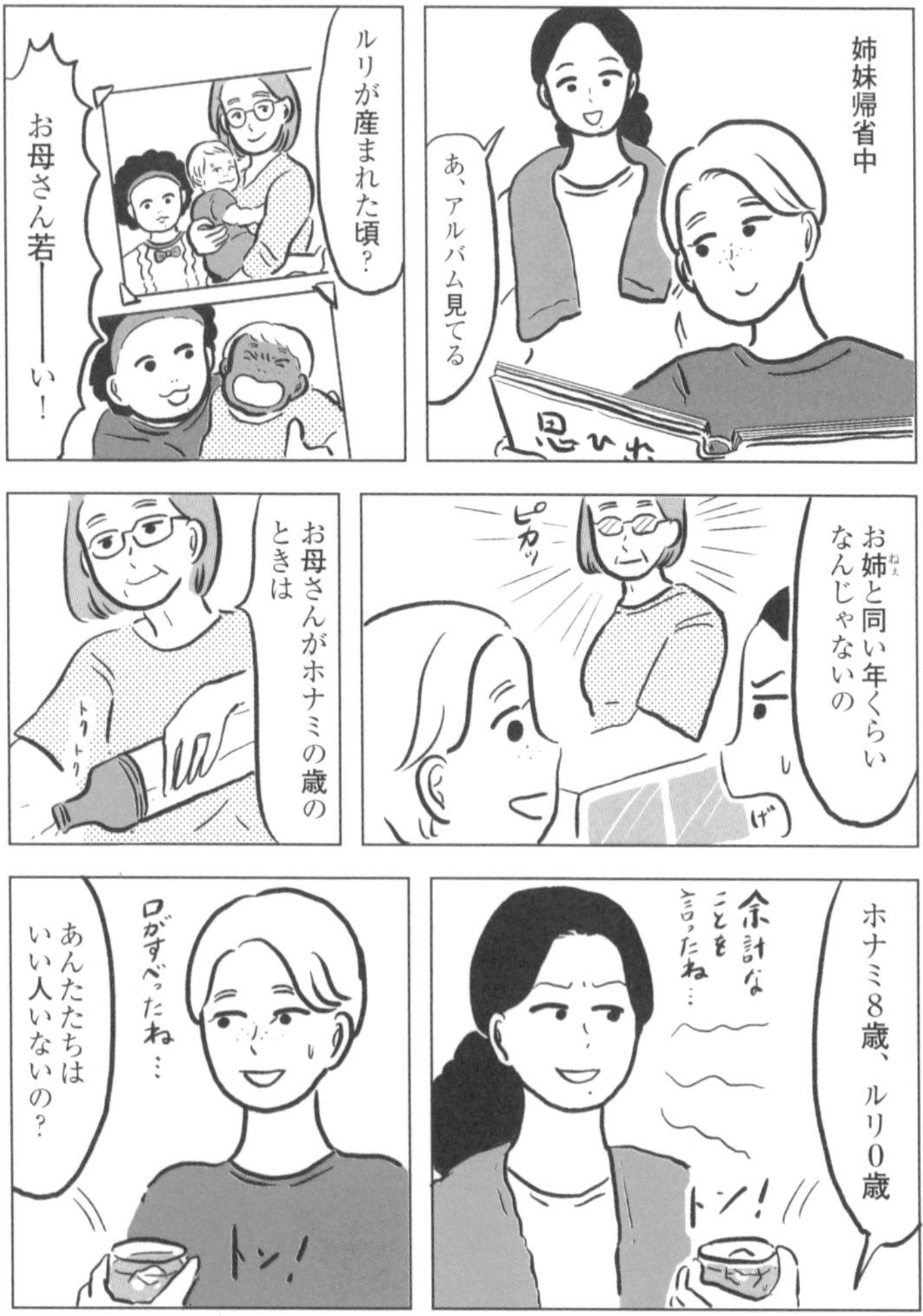

姉妹帰省中
あ、アルバム見てる
ルリが産まれた頃？
お母さん若―――い！
ピカッ
お姉《ねえ》と同い年くらいなんじゃないの
げ
お母さんがホナミの歳のときは
トクトク
ホナミ8歳、ルリ0歳
余計なことを言ったね…
トン！
あんたたちはいい人いないの？
口がすべったね…
トン！

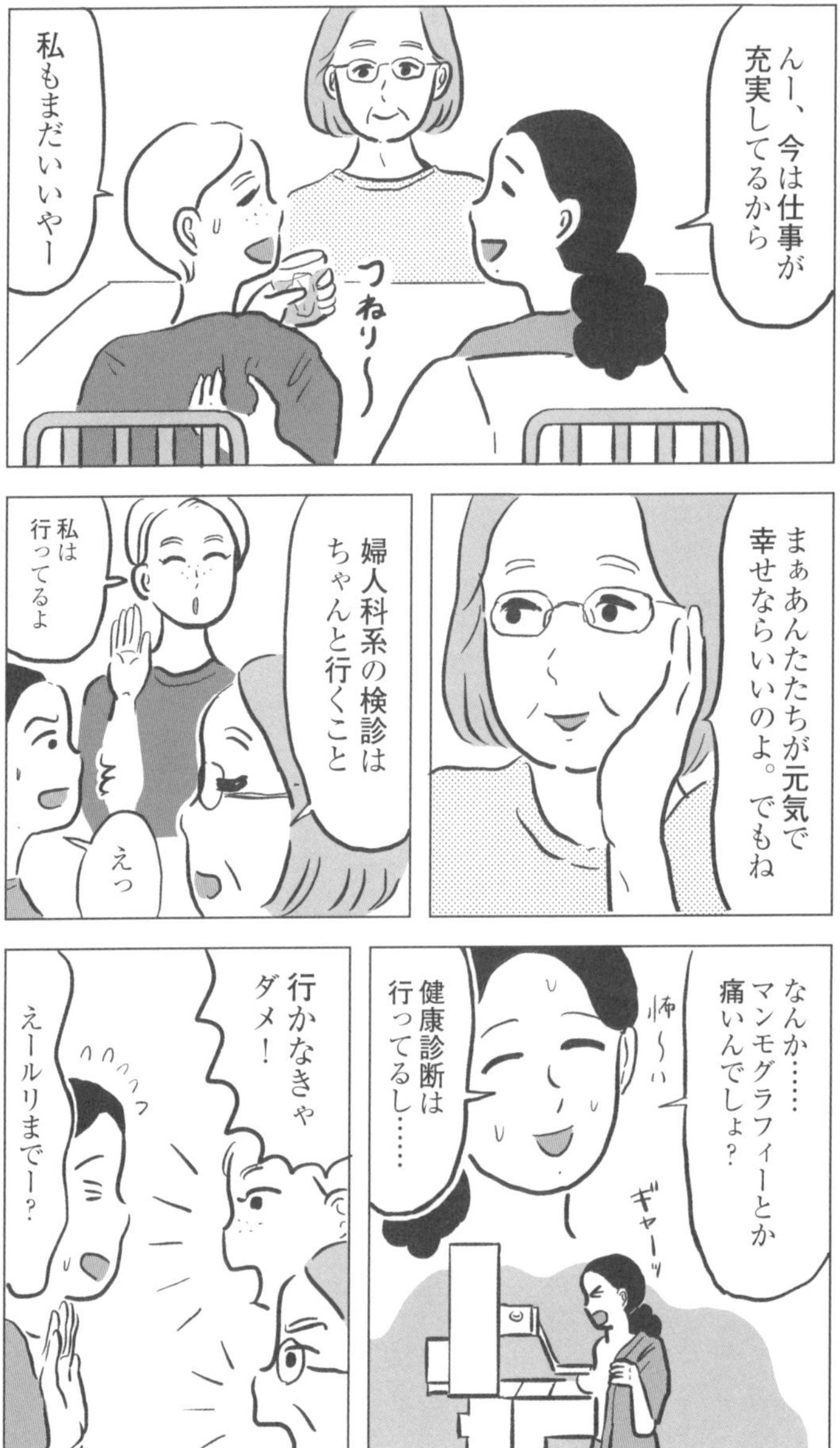
んー、今は仕事が充実してるから
私もまだいいやー
つねり〜
まぁあんたたちが元気で幸せならいいのよ。でもね
婦人科系の検診はちゃんと行くこと
私は行ってるよ
えっ
なんか……マンモグラフィーとか痛いんでしょ?
健康診断は行ってるし……
怖〜い
ギャーッ
行かなきゃダメ!
えールリまでー?

婦人科系

病気

定期的な検診での予防と早期発見が大切

女性ホルモンの分泌量はライフステージで大きく移り変わります。思春期に入る頃から、卵巣からのエストロゲンの分泌が始まります。20代に入って性機能が十分に発達した後、20代後半で分泌量はピークに。その後は徐々に減り始め、更年期に入る40代後半からぐっと減って、分泌がほとんどなくなる50代で閉経……。

こうしたホルモン分泌量の変化と女性特有の病気は切っても切れない関係です。分泌量が多い時期に発症しやすい病気、急激に減る時期にみられる不調や病気、分泌がなくなることで引き起こされる病気と、どのタイミングにおいても病気のリスクがつきまといます。子宮頸がん検診（20歳以上、1年に1回）、乳がん検診（40歳以上、2年に1回）、人間ドックなどで予防と早期発見に努めることが大切です。

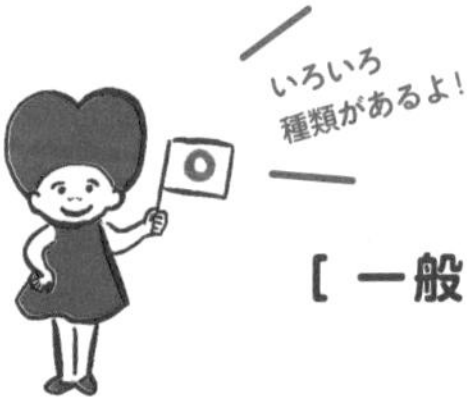
いろいろ
種類があるよ!

[一般的な婦人科検診の種類]

マンモグラフィー

乳房をプラスチック板に挟んで平たくしてX線撮影をする。視触診では確認できないしこりや石灰化した乳がんの発見に適している

乳房視触診

医師が肉眼で乳房を観察してくぼみがないかをチェックしたり、手で触れてしこりやリンパ節の腫れがないか、乳頭から分泌物がないかなどをチェックする

子宮体がん検査

腟から子宮内に専用のブラシなどを入れて子宮内膜の細胞をとり、顕微鏡で異常がないかをチェック。異常があった場合は内膜の組織をさらに詳しく調べる

乳腺エコー検査

胸に超音波(エコー)をあてて、はね返ってくる超音波の形で異常がないかをチェック。マンモグラフィーでしこりがはっきり写らない場合でもしこりの良性・悪性の診断が可能

経腟エコー検査

腟から細い超音波器具(プローブ)を入れ、はね返ってくる超音波で子宮や卵巣の状態をチェック。子宮筋腫、子宮内膜症、卵巣のう腫などを詳しく観察できる

子宮頸がん検査

腟から専用のブラシなどを入れて子宮頸部を軽くこすり、採取した細胞を顕微鏡で観察してがん細胞がないかをチェック。月経中は検査できない

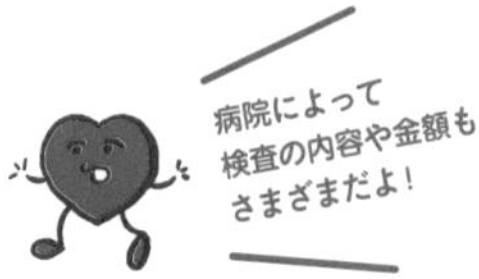
病院によって
検査の内容や金額も
さまざまだよ!

\ ゆらぎは一生のおつきあい？ /

女性のライフステージと病気

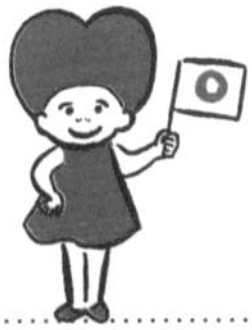

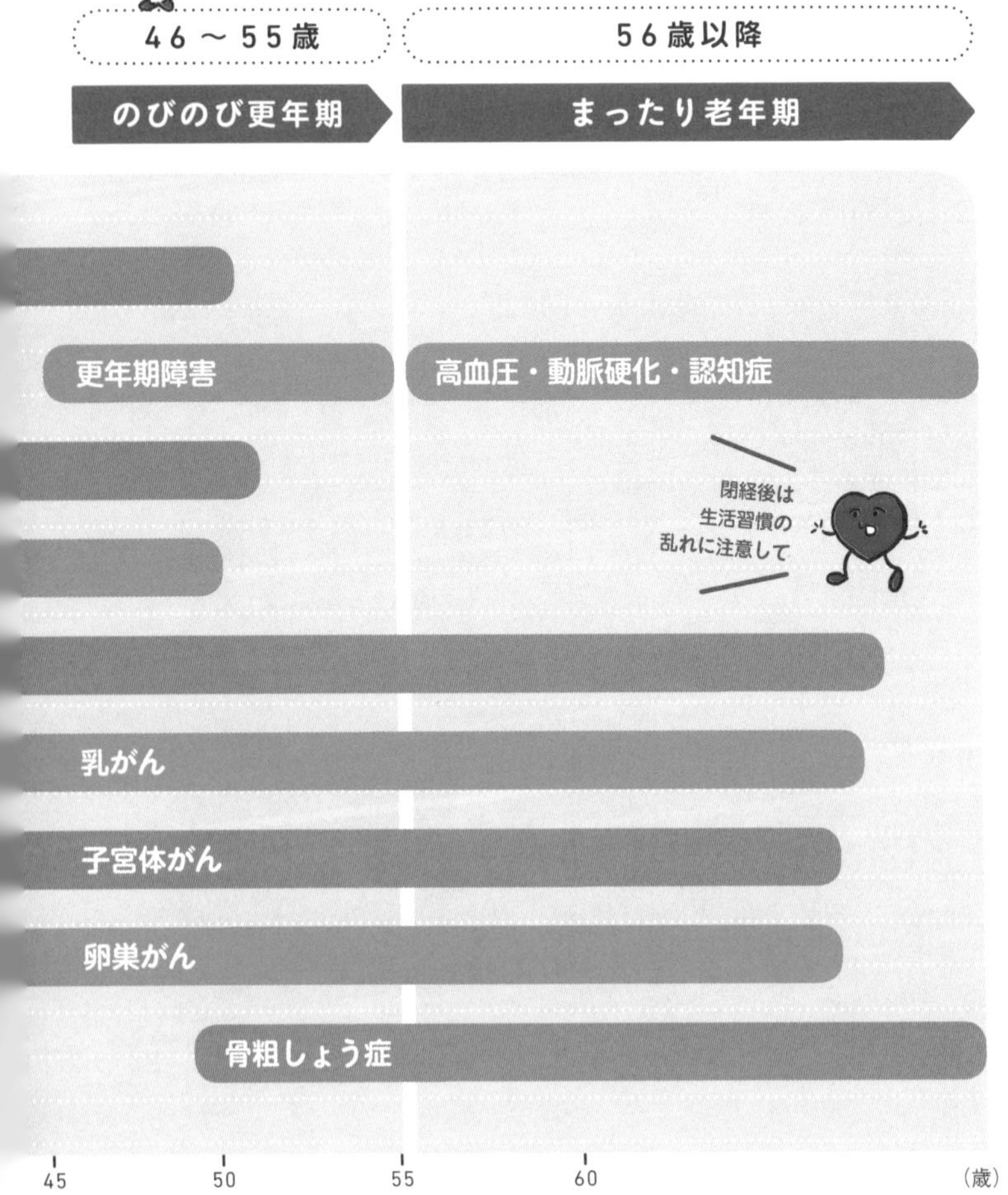

46～55歳
56歳以降
のびのび更年期
まったり老年期
更年期障害
高血圧・動脈硬化・認知症
閉経後は
生活習慣の
乱れに注意して
乳がん
子宮体がん
卵巣がん
骨粗しょう症
45
50
55
60
（歳）

エストロゲンの分泌量が増える時期と減る時期で、
かかりやすい病気は違います。時期によってかかりやすい
病気を知り、予防に役立てましょう。

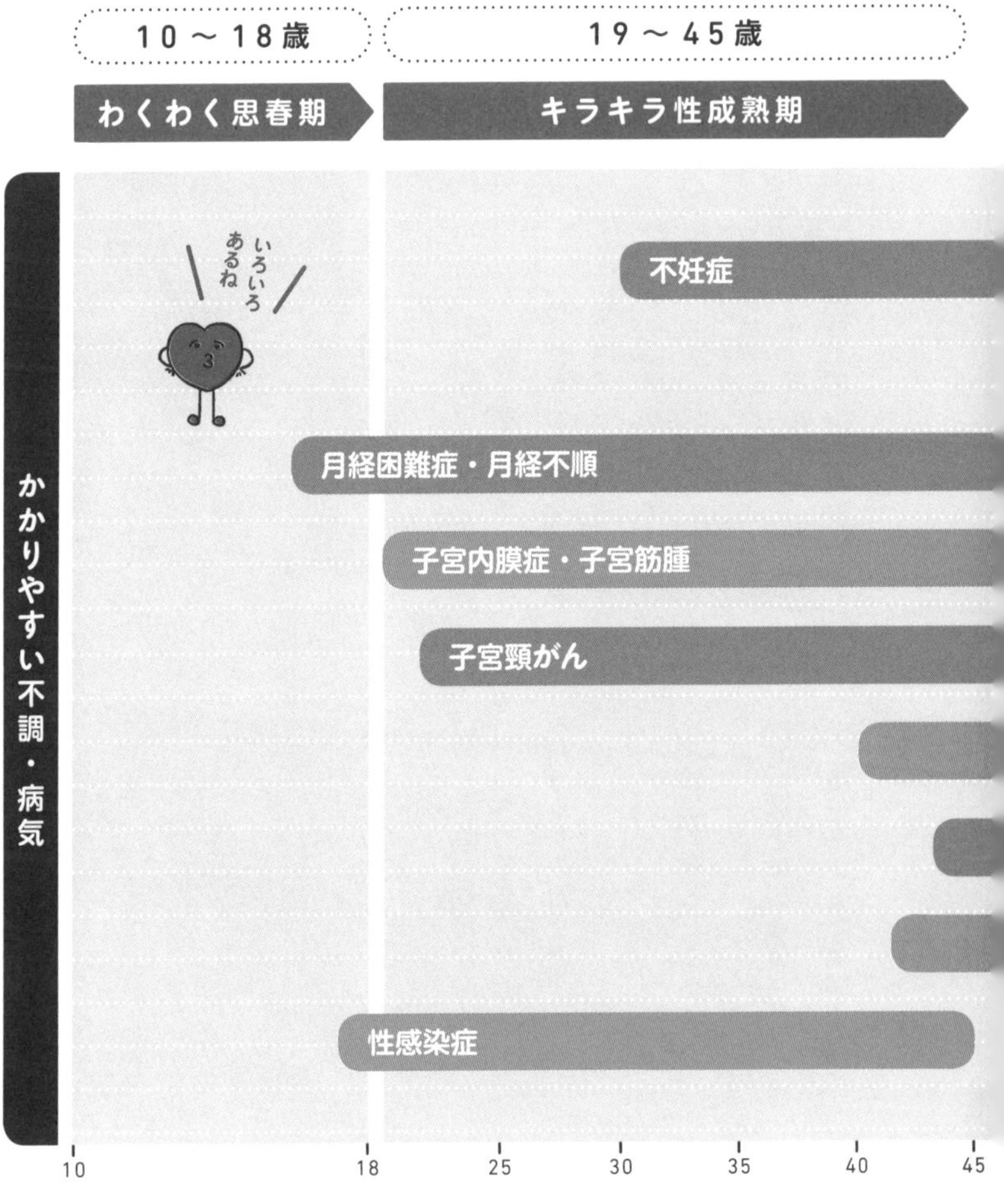

婦人科系病気
01

性感染症

●どんな病気？

性感染症とは、性行為によって感染する病気です。クラミジアや淋病など、種類はさまざまです。感染すると尿道や膣、のど、皮膚などに炎症が現れ、発熱をともなうこともあります。HIV感染症などは免疫力を低下させます。

●原因

性行為で、病原体を含む精液、膣分泌液、血液などが、口や性器の粘膜、皮膚などに接触することで感染します。感染症によっては、疲れなどによる免疫力低下が発症の原因となったり、家族間でのタオル共有などが原因となる場合もあります。

●予防法

① 性行為の前後はシャワーを浴びる
② コンドームを使う

●検査法

① 病院で検査を受ける
② 検査キットで調べる

[代表的な性感染症と症状]

クラミジア

症状

- 自覚症状が少ない
- 白～黄色で量が多く、水のようなおりもの

クラミジアトラコマティスという微生物が原因。子宮頸管、喉の奥に感染する。自覚症状がないことも多いため、妊娠中の検査などで発覚することも。卵管に炎症を起こし、不妊症の原因となることもある

カンジダ

症状

- 腟や外陰部の強いかゆみ、痛み
- 酒かす、ヨーグルト状のおりもの

カンジダ菌によって引き起こされる。性行為でも感染するが、常在菌として普段から腟内に存在する菌なので、免疫力の低下などで菌が増殖して発症することのほうが多い

性器ヘルペス

症状

- 外陰部や腟の強い痛み
- 水ぶくれやただれ
- 発熱

ヘルペスウイルスが原因。ウイルスが皮膚や粘膜に感染する。女性の場合、外陰部や腟の強い痛みで、排尿痛や歩行困難、発熱を引き起こすことも。免疫力の低下で再発をくり返す

淋病

症状

- 自覚症状が出ないことも

淋菌という細菌が原因。女性の場合は無症状のことも多い。症状がある場合はおりものの増加や不正出血など。放置すると病原菌が骨盤内に広がって腹膜炎などを起こす

梅毒

症状

- 感染部位にしこり
- 太ももの付け根の腫れ
- 喉の腫れや脱毛

トレポネーマ・パリダムという細菌が原因。初期には感染部にしこりができ、時間の経過とともに症状が変わっていく。末期には心臓などに重い障害が出る

婦人科系病気
02

子宮内膜症

●どんな病気？

子宮内膜症は子宮内膜組織が子宮以外のところで増殖する病気で、まわりの組織と癒着を起こして痛みをもたらします。子宮内膜症が卵巣にできたものを「卵巣チョコレートのう胞」と呼びます。

●原　因

子宮内膜症の原因にはいくつかの説があり、明らかなことはわかっていません。ただ、月経をくり返すうちに症状が進むことから女性ホルモンが関係すると考えられています。20～30代での発症が多く、ピークは30～34歳とされています。

●症　状

① 激しい月経痛
② 月経時以外の下腹部痛
③ 月経時以外の腰痛
④ 排便痛
⑤ 性交痛
⑥ 不妊

[子宮内膜症のしくみ]

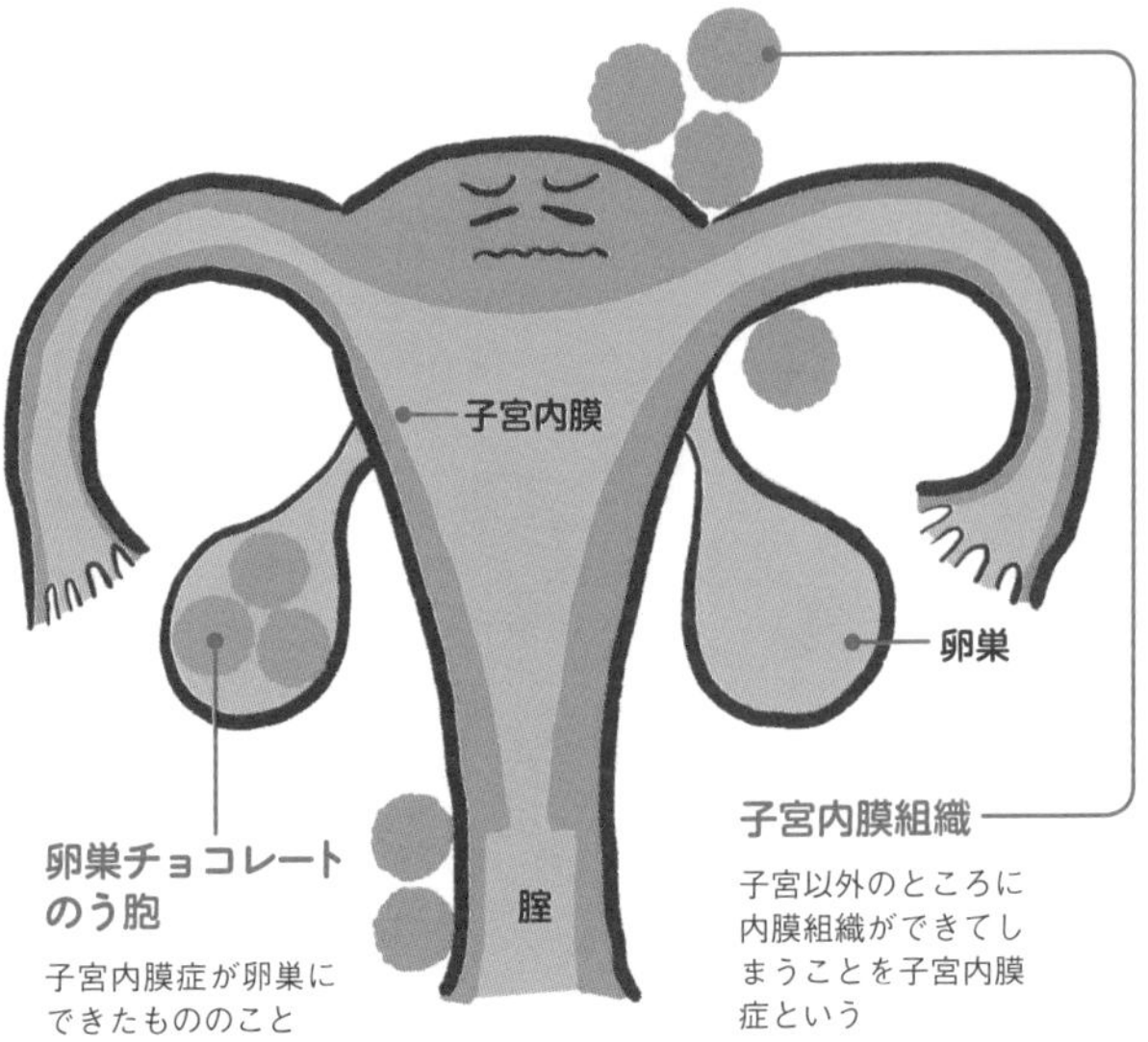
子宮内膜
卵巣
膣
子宮内膜組織
子宮以外のところに内膜組織ができてしまうことを子宮内膜症という
卵巣チョコレートのう胞
子宮内膜症が卵巣にできたもののこと

※卵巣にできる袋状の腫瘍を「卵巣のう腫」という。そのほとんどが良性だが、まれに悪性のものも含まれる。

●検査法

子宮内膜症は手術をしてはじめて確定診断ができますが、実際はまず手術以外の方法で臨床診断を行います。検査法は①問診、②内診、③エコー検査、④血液検査、必要に応じて⑤MRIとなります。

●対処法

手術の必要がない場合、ホルモン剤などを服用して経過観察を行います。

婦人科系病気
03

子宮筋腫

●どんな病気？

子宮の筋肉にできる腫瘍のこと。筋肉が異常繁殖したもので、悪性の腫瘍ではありません。子宮の内側に向かって発育する粘膜下筋腫、筋肉の中にできる筋層内筋腫、外側にできるしょう膜下筋腫に分けられ、女性の20〜30％にみられます。

●原　因

筋腫ができる明らかなメカニズムは不明です。生まれもった筋腫の芽が大きくなる説や、さまざまな細胞に変化することのできる子宮筋幹細胞から筋腫細胞が発生する説も。筋腫の発達にはエストロゲンが影響していることはわかっています。

●症　状

①過多月経／貧血
②月経痛
③頻尿／便秘など

●検査法

①エコー検査
②MRI検査

[子宮筋腫の種類としくみ]

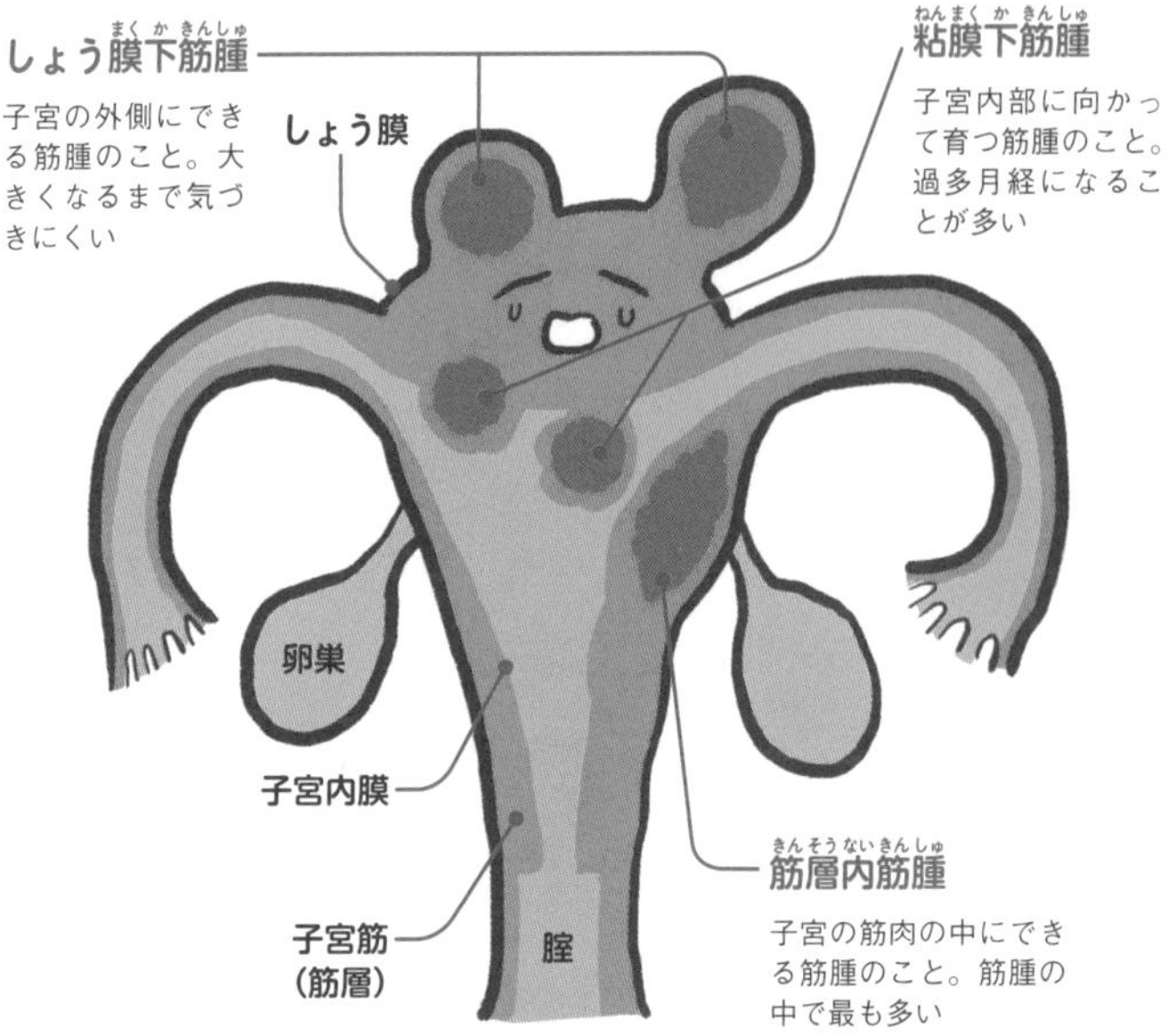
しょう膜《まく》下《か》筋腫《きんしゅ》
子宮の外側にできる筋腫のこと。大きくなるまで気づきにくい
しょう膜
粘膜《ねんまく》下《か》筋腫《きんしゅ》
子宮内部に向かって育つ筋腫のこと。過多月経になることが多い
卵巣
子宮内膜
子宮筋（筋層）
膣
筋層《きんそう》内《ない》筋腫《きんしゅ》
子宮の筋肉の中にできる筋腫のこと。筋腫の中で最も多い

● 予防法

① 日ごろから月経痛や経血の状態を把握する

● 対処法

筋腫が小さくて無症状の場合は治療しません。大きくなった筋腫は手術で切除します。手術が必要なほどではない場合、ホルモン剤で女性ホルモンの分泌をコントロールして症状を抑えるなどの治療をします。

婦人科系病気 04

子宮頸がん

●どんな病気？

子宮下部の管状になっているところ(子宮頸部)に生じるがんのこと。子宮にできるがんの約70%が子宮頸がんといわれています。日本では毎年約1万人の女性がかかり、2017年には1年間で約2、800人が死亡しています。

●原因

性行為で感染するHPVというウイルスが原因とされています。性行為の経験のある女性の過半数が感染するといわれていますが、大半の人は自然にウイルスが体外に排出されます。しかし、時に数年~10数年かけてがんへと進展します。

●症状

① 初期症状がほぼない
② 性交後に出血する
③ おりものが増えるなど

●検査法

① 子宮頸がん検査
② 精密検査

[子宮頸がんのステージ]

進行期		腫瘍の広がり
I期（子宮頸部に限局）	A1	がんの広がり7mm以下で深さ3mm以下
	A2	がんの広がり7mm以下で深さ5mm以下
	B1	がんの大きさが4cm以内
	B2	がんの大きさが4cmを超える
II期（子宮頸部を超える）	A	腟の上2/3までの浸潤
	B	子宮頸部の周囲の組織へ浸潤
III期（腟下部や骨盤壁に浸潤）	A	腟の下1/3までの浸潤
	B	子宮頸部の周囲組織の浸潤が骨盤におよぶ
IV期（遠隔転移）	A	膀胱や直腸に浸潤
	B	遠隔転移（腹腔内、肝臓、肺など）

出典：Medical Note『子宮頸がんとは？原因・症状・治療について解説』より引用
https://medicalnote.jp/contents/171024-013-QL

● 予防法

① タバコを吸わない

② 1年ごとに子宮頸がん検診を受ける

● 対処法

がんの進行度、妊娠や子宮温存の希望、基礎疾患の有無にあわせて、手術療法、放射線療法、化学療法（抗がん剤）の3つを単独または組みあわせて治療します。

婦人科系病気 05

子宮体がん

●どんな病気？

子宮体部（妊娠したときに胎児を育てる部分）の子宮内膜に発生するがんのこと。子宮内膜がんとも呼ばれます。40代後半から増え始め、閉経した50〜60代女性がかかりやすい傾向にあります。閉経後の不正出血に注意したいがんです。

●原　因

エストロゲンの分泌量が多く、子宮内膜が増殖しやすい人がかかりやすいとされます。出産経験がない（月経回数が多い）、肥満、月経不順、エストロゲン製剤だけのホルモン療法を受けている人などがあてはまります。

●症　状

①不正出血
②褐色のおりもの
③下腹部痛／腰痛など

●検査法

①子宮体がん検査
②エコー検査

[子宮体がんのステージ]

進行期	腫瘍の範囲	
Ⅰ期	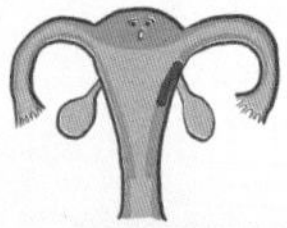	●がんが子宮体部のみに認められる ●子宮頸部や別の部位にがんは認められない
Ⅱ期	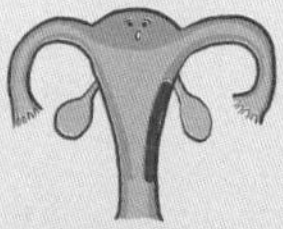	●がんが子宮体部を越えて子宮頸部に広がっている ●子宮の外には広がっていない
Ⅲ期	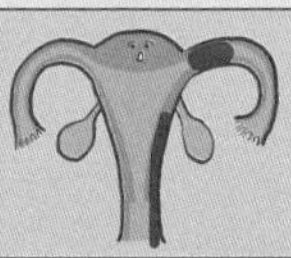	●がんが子宮の外に広がっているが骨盤を越えてはいない、または、骨盤内のリンパ節や大動脈周囲のリンパ節に転移がある
Ⅳ期	●がんが骨盤を越えて別の部位へ広がっている ●腸の粘膜や膀胱に広がっていたり遠隔転移したりしている	

出典：国立がん研究センター がん情報サービスより引用改変
https://ganjoho.jp/public/cancer/corpus_uteri/treatment.html

●予防法

①肥満に気をつける

●対処法

手術で子宮と卵巣を摘出し、がんの進行度にあわせて放射線治療、抗がん剤治療、ホルモン療法などを組み合わせます。初期の場合は腹腔鏡下手術（お腹に数か所小さな穴を開けて行う手術）を行うこともあります。

婦人科系病気 06

卵巣がん

●どんな病気？

卵巣にできるがん。腫瘍の場所によって、表層上皮性《ひょうそうじょうひせい》、胚細胞性《はいさいぼうせい》、性索間質性《せいさくかんしつせい》などに分けられ、90％以上が表層上皮性とされます。妊娠・出産したことがない若い女性にもみられ、初期は自覚症状がほとんどありません。

●原 因

近親者（母、姉妹）に卵巣がんを発症した人がいる場合、そうでない人よりも発症リスクが高くなる傾向があります。排卵回数が多い（妊娠・出産の経験がない）、食習慣の欧米化なども要因と考えられています。

●症 状

①下腹部の張り、違和感
②下腹部痛
③頻尿／食欲不振など

●検査法

①エコー検査
②血液検査

[卵巣がんのステージ]

進行期	腫瘍の範囲	
Ⅰ期	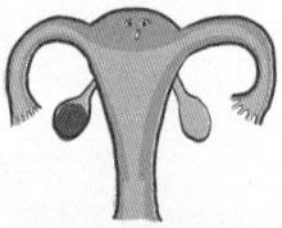	●がんが卵巣だけにとどまっている
Ⅱ期	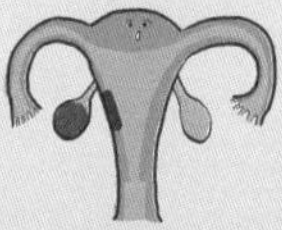	●がんが骨盤内の子宮や卵管、直腸・膀胱の腹膜などに広がっている
Ⅲ期	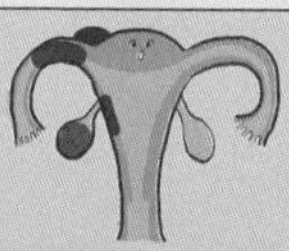	●がんがリンパ節に転移しているか、骨盤腔をこえて上腹部の腹膜、大網《たいもう》、小腸などに転移している
Ⅳ期	●がんが肝臓や肺などに転移している	

出典：MSD製薬 がんを生きる『卵巣がん がんの型と広がり』より引用
https://www.msdoncology.jp/ovarian-cancer/about/type.xhtml

● 予防法

① バランスのよい食事
② 過度な飲酒は控える
③ タバコを吸わない

● 対処法

がんの進行度や合併症の有無などに応じて、手術と抗がん剤治療を組みあわせます。初期のがんの場合は、からだへの負担が軽い腹腔鏡下手術（お腹に数か所小さな穴を開けて行う手術）での対処も増えています。

婦人科系病気

07

乳がん

どんな病気？

母乳を分泌する乳腺にできるがん。日本人女性がかかるがんの中で最も多く、11人にひとりが経験するといわれています。罹患者は30代後半から増え始め、ピークは40代後半。乳管がんと小葉がんがあり、約90％が乳管がんです。

原　因

乳がんの発生や進行にはエストロゲンが関わっています。初潮が早い、閉経が遅い、出産したことがない、授乳経験がない、初産年齢が高いなど、エストロゲンの影響を受けた要因が多くみられます。

症　状

① 乳房にしこり、くぼみ、腫れがある

② 乳頭から血混じりの分泌物が出る

検査法

① マンモグラフィー

② 乳腺エコー検査

[乳がんのしくみ]

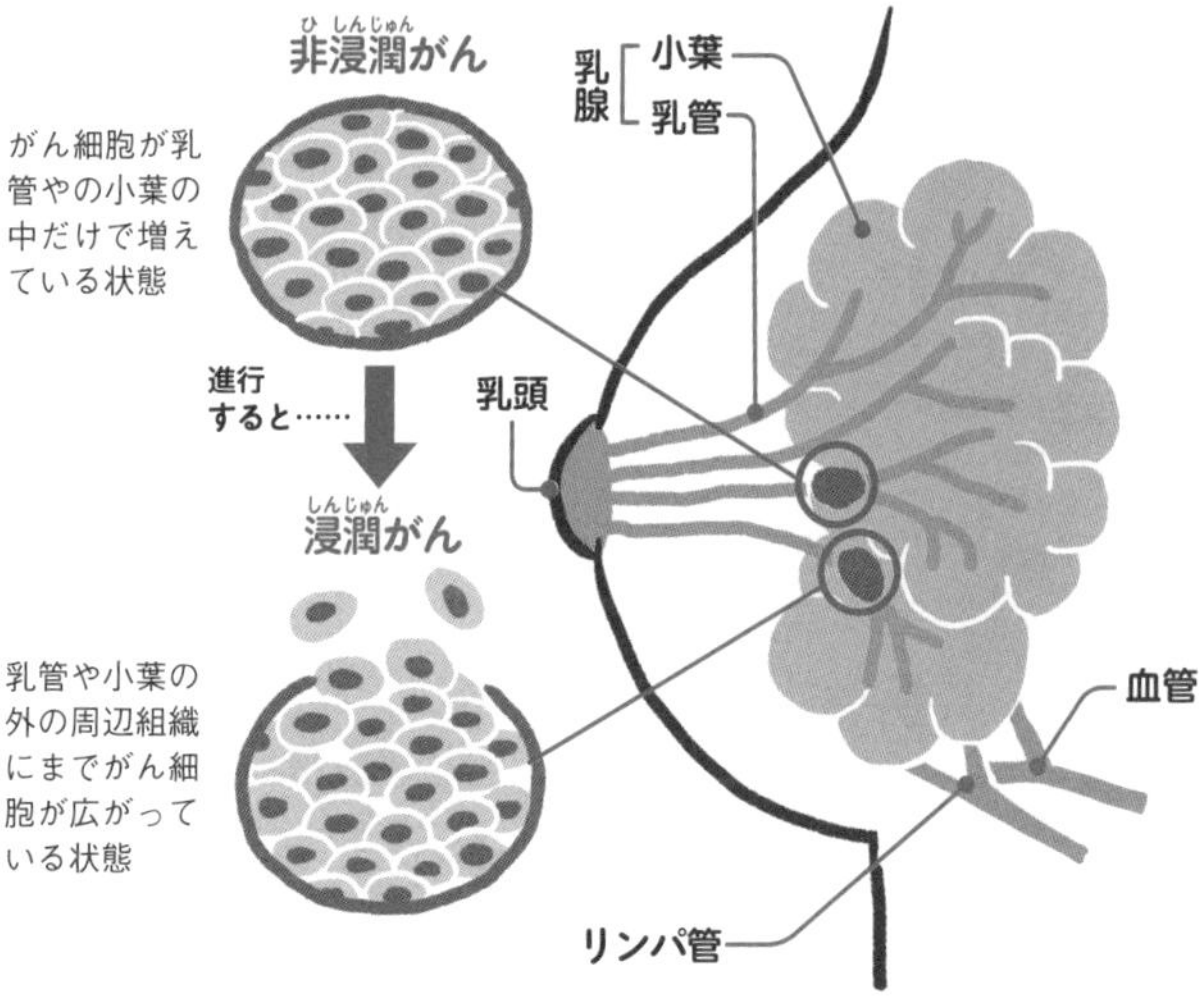
非浸潤《ひしんじゅん》がん
がん細胞が乳管やの小葉の中だけで増えている状態
進行すると……
浸潤《しんじゅん》がん
乳管や小葉の外の周辺組織にまでがん細胞が広がっている状態
乳腺
小葉
乳管
乳頭
血管
リンパ管

● 予防法

① バランスのよい食事
② 過度な飲酒は控える
③ タバコを吸わない

● 対処法

がんの進行度に応じて、手術、薬物治療、放射線治療を行います。初期の段階であれば乳房を温存させる選択肢もあり、近年は乳房再建術も積極的に行われています。

婦人科系病気
08

乳腺症

●どんな病気?

乳腺に起こるさまざまな病変の総称です。乳房が大きく張ったり、乳房の表面に痛みをともなうしこりができたり、乳頭から分泌物が出たりします。30〜40代女性に多くみられ、月経前に症状が強くなります。

●原因

月経周期における女性ホルモンの変動が引き起こします。エストロゲンの分泌が高まると、女性のからだは妊娠の準備として乳管とそのまわりの組織を発達させます。この作用で乳房が腫れた感じになり、痛みや張りが出ます。

●症状

①乳房にしこりがある
②乳房に触れると痛い
③月経前に痛みが増す

●検査法

①マンモグラフィー
②乳腺エコー検査

[乳がんと乳腺症の違い]

	乳がん	乳腺症
かかりやすい年齢	40 ～ 60歳	30 ～ 50歳
腫瘤《しゅりゅう》の状態	●小石のような硬いしこりがある ●しこりに触れても痛みがない ●月経周期に関係なく症状がある	●弾力性のあるしこりがある ●しこりに触れると痛みがある ●月経周期とあわせて症状が出る
乳頭部	血液の混じった分泌物がみられることがある	乳汁のような分泌物がみられることがある
乳房の皮膚異常	乳房の表面にひきつれやくぼみが現れる	特になし

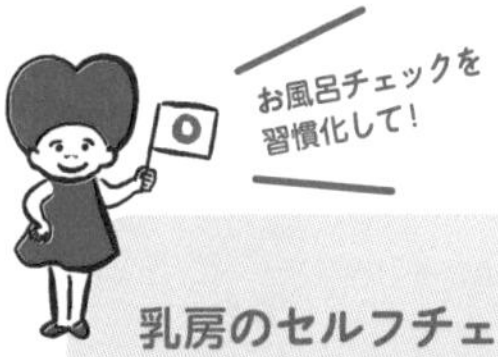

MINI COLUMN

乳房のセルフチェック法

バスタイムなど、セルフチェックを日課にしましょう。方法は①鏡の前で腕を高く上げて乳房にひきつれやくぼみがないか確認する、②指を乳房に押しつけ、「の」の字を書くように動かして乳房とその周辺にしこりがないか確認する、③乳首をつまみ血液が出ないか確認する。

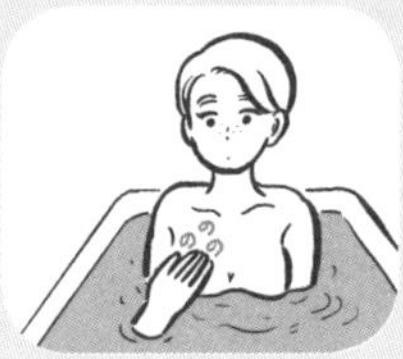

婦人科系病気
09

アルツハイマー型認知症

●どんな病気？

脳の萎縮によって、記憶、認識、判断などの認知機能が低下し、日常生活に支障をきたしている状態。認知症と呼ばれる病気の中で最も多く、全体の約70％を占めます。男性より女性に多くみられます。

●原因

脳にアミノロイドβという特殊なたんぱく質がたまって、神経細胞が壊されてしまうために起こるとされます。女性の場合は閉経後のエストロゲン分泌の減少が、アルツハイマー型認知症につながるのではないかと考えられています。

●症状

① 物忘れの自覚がない
② 善悪の区別がつかない
③ 料理ができなくなる

●検査法

① 身体検査
② 認知症検査

[アルツハイマー型認知症のしくみ]

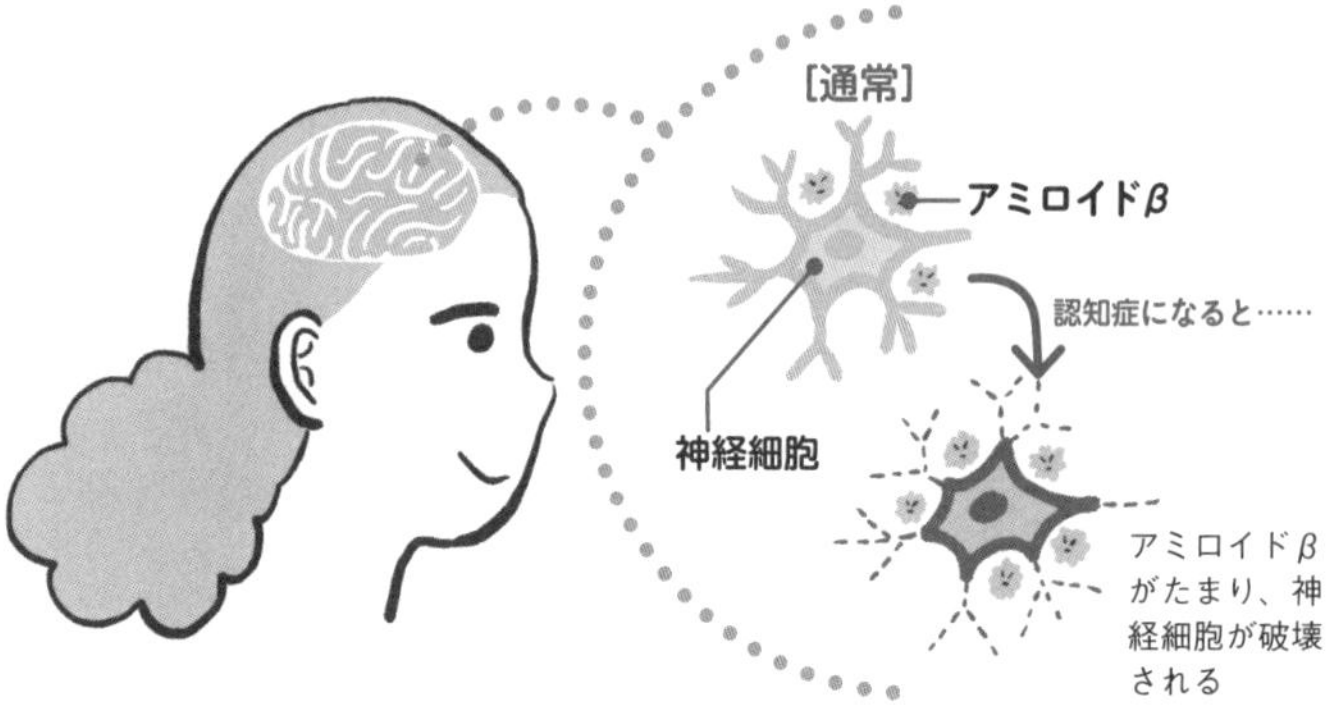
[通常]
アミロイドβ
認知症になると……
神経細胞
アミロイドβがたまり、神経細胞が破壊される

MINI COLUMN

若い人の場合、気づけないことも

64歳以下でアルツハイマー型認知症になることを〝若年性アルツハイマー型認知症〟といいます。年齢的に発覚が遅れることも多く注意が必要です。遺伝率も高いので、家族に同患者がいる場合は早めに検査をしましょう。

● 予防法

① 過度な飲酒は控える
② タバコを吸わない
③ 適度に運動をする

● 対処法

アルツハイマー型認知症を完治させる治療法はまだありませんが、薬で症状の進行を遅らせることはできます。日本国内では4種類の薬（アリセプト®、レミニール®、メマリー®、リバスタッチ®パッチ／イクセロン®パッチ）が認可されています。

婦人科系病気
10

甲状腺疾患

●どんな病気？

甲状腺ホルモンの分泌に異常が出たり、甲状腺に炎症が起きる病気のこと。大きく分けて機能低下症（甲状腺ホルモンの分泌低下）、機能亢進症《こうしんしょう》（甲状腺ホルモンの過剰分泌）、腫瘍の3タイプがあります。圧倒的に女性に多いことが特徴です。

●原　因

はっきりと原因はわかっていませんが、自己免疫異常や甲状腺に指令を出している下垂体の機能不全などが考えられます。代表的な甲状腺疾患の橋本病やバセドウ病は遺伝性ではありませんが、家族や親族に複数の患者がいる場合があります。

●症　状

①全身がだるい
②動悸、息切れがする
③むくみがとれないなど

●検査法

①血液検査
②エコー検査

[甲状腺ホルモンの働き]

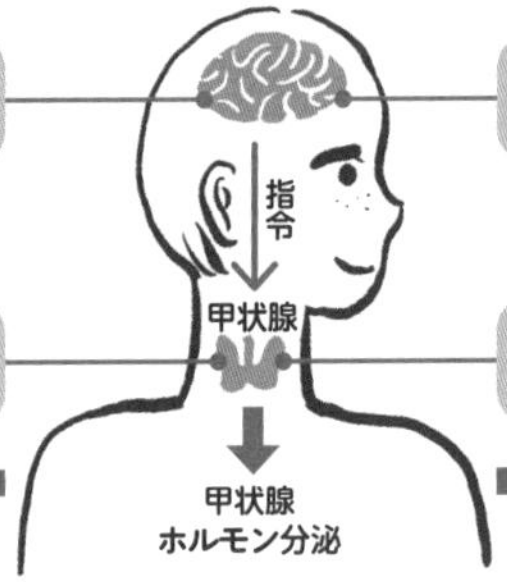
脳の活性化
体温の調節
指令
甲状腺
心臓や胃腸の活性化
新陳代謝の促進
甲状腺
ホルモン分泌

ホルモン分泌が
過剰になると……

バセドウ病

- 動機
- 息切れ
- 多汗
- 手指の震え
- 体重の減少

など

ホルモン分泌が
低下すると……

橋本病

- 抑うつ
- 無気力
- 眠気
- もの忘れ
- むくみ

など

● 予防法

①バランスのよい食事
②ストレスをためない

● 対処法

低下症は、不足している甲状腺ホルモンを薬で補います。亢進症は、薬の服用や甲状腺切除等で甲状腺ホルモンの分泌を抑えます。腫瘍の場合は、良性は経過観察または切除、悪性は手術や放射線治療などを行います。

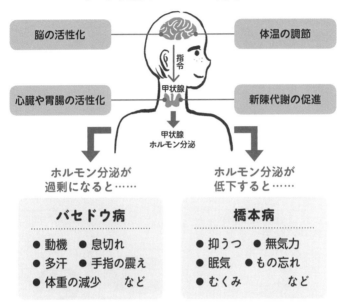

| EPISODE.06 |

ホルモンと一緒にやっていこ～

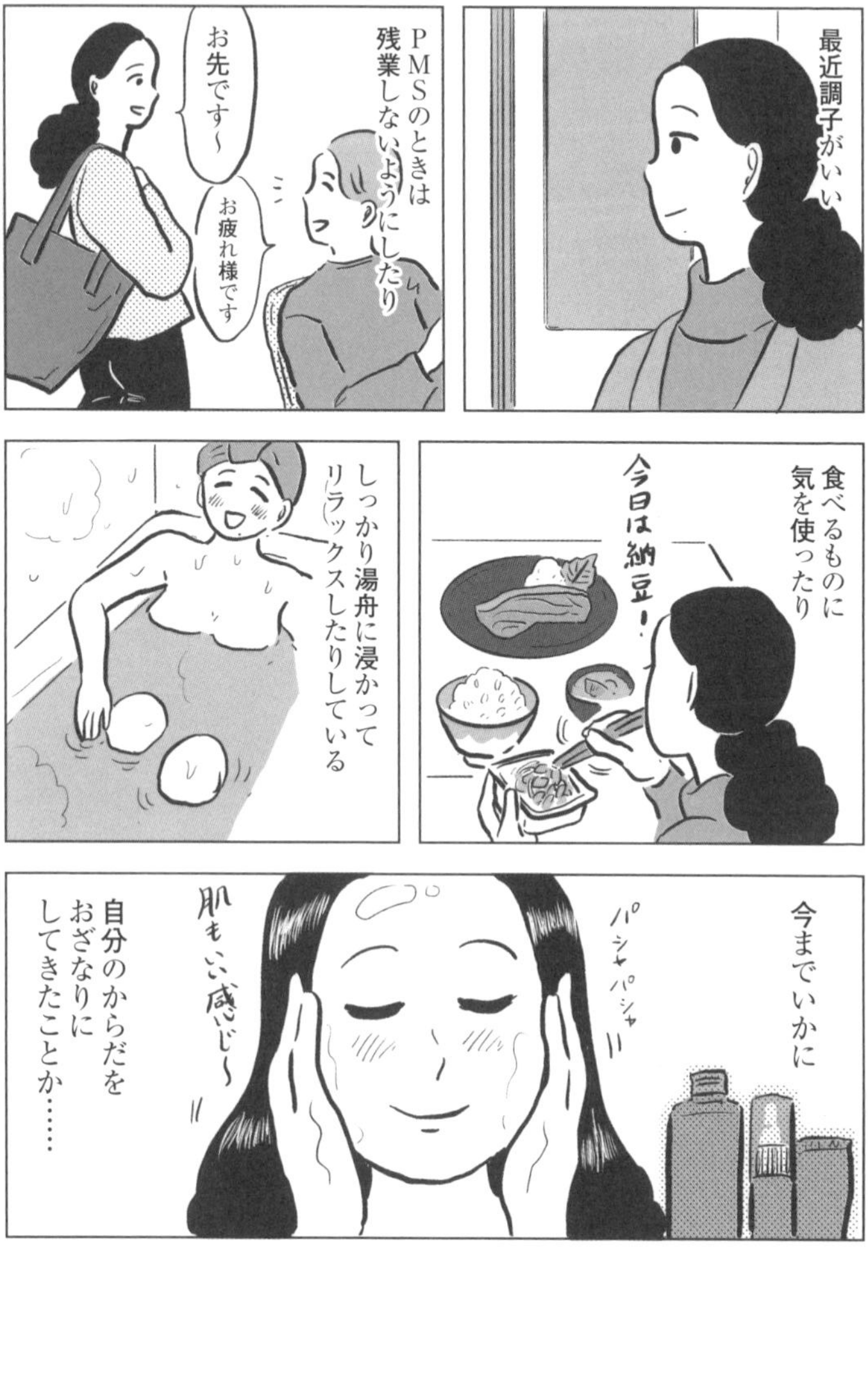
最近調子がいい
PMSのときは残業しないようにしたり
お先です～
お疲れ様です
食べるものに気を使ったり
今日は納豆！
しっかり湯舟に浸かってリラックスしたりしている
今までいかに
パシャパシャ
肌もいい感じ～
自分のからだをおざなりにしてきたことか……

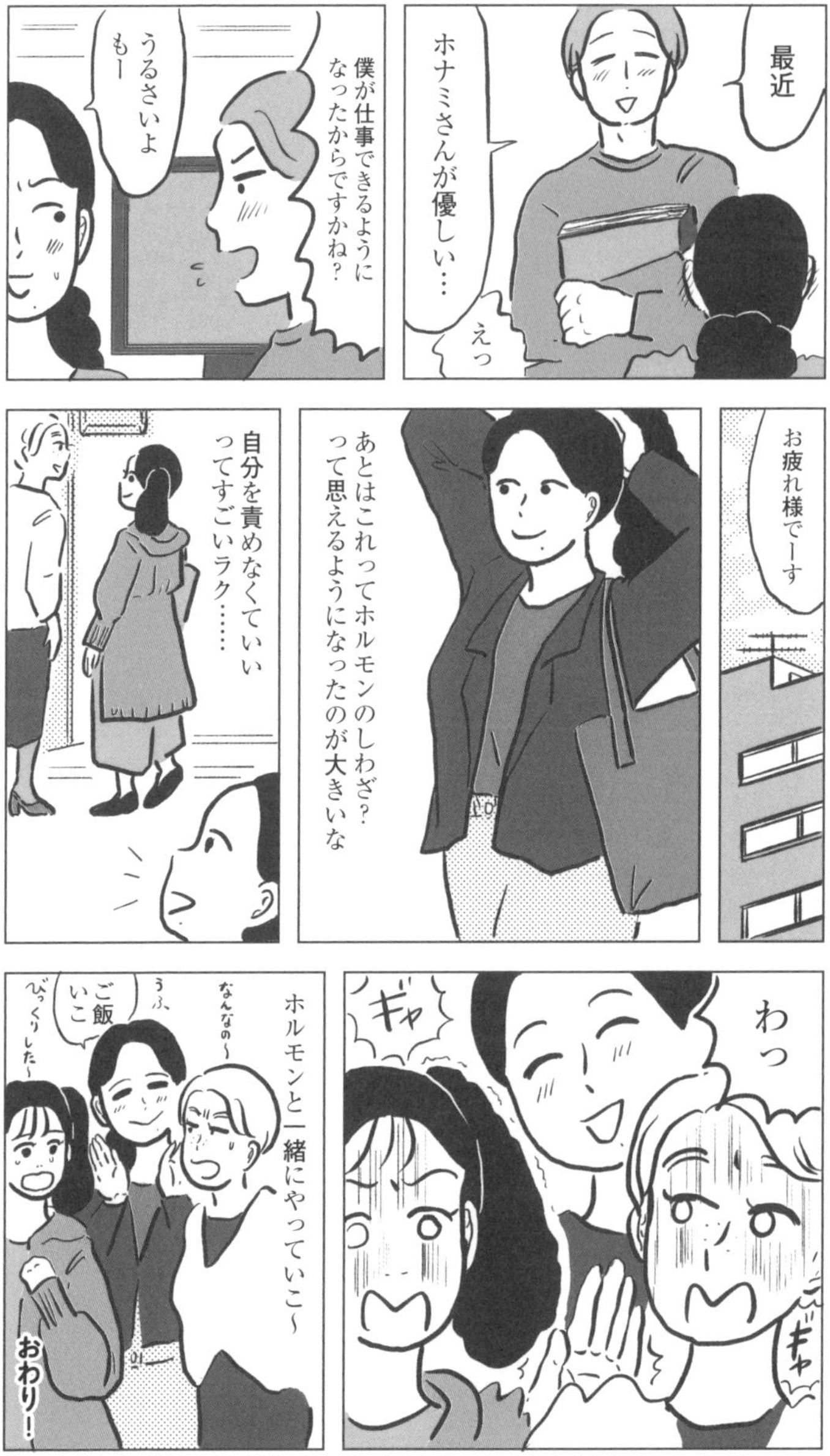
最近
ホナミさんが優しい…
えっ
僕が仕事できるようになったからですかね？
うるさいよもー
お疲れ様でーす
あとはこれってホルモンのしわざ？って思えるようになったのが大きいな
自分を責めなくていいってすごいラク……
わっ
ギャ
ギャ
ホルモンと一緒にやっていこ～
なんなの～
うふ
ご飯いこ
びっくりした～
おわり！

ゆらぎが起こるパターンや時期を知るには、基礎体温と
からだの状態を毎日チェックすることが大切です。
チェックシートに記入してマイパターンをつかみましょう。

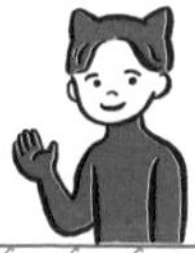

＼ マイパターンを知って不調に備える ／

カレンダー式ゆらぎチェックシート

［記入例］

日付		／	／
生理	量:多い	●	●
	量:普通		●
	量:少ない		
体温	36.8		
	36.7		
	36.6		
	36.5		
	36.1		
	36.0		
	35.9		
	35.8		
体の不調	お腹の張り		
	下腹部痛		✓
	頭痛		✓
	便秘	✓	
	眠気		
心の不調	イライ		
	不安		
	焦り		
	悲しい		
MEMO		鎮痛剤服用	

毎朝基礎体温を測定し、グラフにする

出やすい不調を書き込みチェックを入れる

薬の服用や飲酒状況など、変化を書き込む

日付		／	／	／	／	／	／	／	／	／	／	／
生理	量:多い											
	量:普通											
	量:少ない											
体温												
体の不調												
心の不調												
MEMO												

松村圭子（まつむらけいこ）

1969年生まれ。日本産科婦人科学会専門医。成城松村クリニック院長。広島大学医学部卒業。広島大学附属病院などの勤務を経て、現職。若い世代の月経トラブルから更年期障害まで、女性の一生をサポートする診療を心がけ、アンチエイジングにも精通している。生理日管理を中心としたアプリ・ルナルナの顧問医。西洋医学のほか、漢方薬やサプリメント、各種点滴療法なども積極的に治療に取り入れている。著書に『10年後もきれいでいるための美人ホルモン講座』（永岡書店）など、監修書に『anan SPECIAL 女性ホルモンできれいになる!』（マガジンハウス）など。

アートディレクション	川村哲司（atmosphere ltd.）
デザイン	吉田香織（atmosphere ltd.）
DTP	松田祐加子（POOL GRAPHICS）
マンガ・イラスト	のがみもゆこ
執筆協力	野中かおり
編集協力	岡田直子（ヴュー企画）
校正	聚珍社

これってホルモンの
しわざだったのね
女性ホルモンと上手に付き合うコツ

著　者　松村圭子
発行者　池田士文
印刷所　大日本印刷株式会社
製本所　大日本印刷株式会社
発行所　株式会社池田書店
〒162-0851　東京都新宿区弁天町43番地
電話03-3267-6821（代）／振替00120-9-60072

落丁、乱丁はお取り替えいたします。

ISBN 978-4-262-16586-8

20000008